常用中药八百味精要

贾玉海　主编

U0199884

学苑出版社

图书在版编目（CIP）数据

常用中药八百味精要／贾玉海主编. —2版. —北京：
学苑出版社，2008.8（2019.4重印）
ISBN 978-7-5077-0442-6

Ⅰ.常⋯　Ⅱ.贾⋯　Ⅲ.中药材-简介　Ⅳ.R282

中国版本图书馆CIP数据核字（2008）第119178号

责任编辑：付国英
出版发行：学苑出版社
社　　　址：北京市丰台区南方庄2号院1号楼
邮政编码：100079
网　　　址：www.book001.com
电子信箱：xueyuanpress@163.com
电　　　话：010-67603091（总编室）、67601101（销售部）
经　　　销：新华书店
印　刷　厂：山东百润本色印刷有限公司
开本尺寸：880×1230　1/32
印　　　张：19
字　　　数：476千字
印　　　数：40001—43000册
版　　　次：2001年8月第2版
印　　　次：2019年4月第16次印刷
定　　　价：85.00元

序

中药在我国应用已有几千年历史，源远流长，深受人民喜爱。但随着历史和医疗实践的发展，很多传统中药发现了新的用途，很多临床少用中药逐渐被开发出来而成为常用药，中药的前景正所谓方兴未艾。

贾玉海同志从事中药工作多年，在日常工作中勤于钻研，旁征博引。他所编写的《常用中药八百味精要》，继承了祖国医药学的特点又结合了最新的研究成果和临床经验，集药的功能主治、化学成分、药理作用、临床应用、传统验方为一体，其文字简练、内容新颖，是一部简明、实用、很有价值的参考书，值得广大临床各级医师、药师以及各大专院校的学生一读，又可供社会各中药有关行业的职工参阅。

值此书出版之际，特作序为之介绍，以有利于中药的应用和研究工作。

李维祯

前　言

有史以来，常用中药只在 400 味左右。但随着新中国的建立，党和国家对中医药事业的高度重视，经过广大中医药工作者的几十年辛勤努力，许多以往不常用的中药被大量的开发利用，如人所共知的绞股蓝、三杈苦、两面针等；一些传统中药发现了新的用途，如川芎的抗心绞痛作用、茯苓的抗癌作用等等。以前出版的常用中药书籍《中药学》、《常用中药学》、《中药手册》等其收药多在 400 味左右，且内容有的已经老化、广大临床工作的医药工作者急需一本内容丰富、知识新颖的中药参考书，为适应这种需要，本人编写了《常用中药八百味精要》。

《常用中药八百味精要》共二十四章，第一章中药学概论，概要介绍中药的历史与发展、产地与加工、炮制与制剂、性能、化学成分、药理作用、植物学常识；第二章中医基础概要，简要介绍中医基础理论知识；第三至第二十三章为中心内容，以性味功能为序，着重介绍 802 味常用中药，其内容包括：名称，以《中华人民共和国药典》名称为准（以下简称《药典》），《药典》未收载的以《全国中草药汇编》及《中药大辞典》为准，多数附【别名】以备查，并介绍中药基源、动植物的科属、药用部位、采集与产地、炮制方法；【化学成分】介绍已报的有关化学成分研究；【药理作用】介绍已报的有关药理试验结果，此内容有的尚不全面，仅供参考；【性味与功能】介绍传统的性味、功能、归经、有毒无毒；【临床应用】介绍药物的主治及用法，并附简方；第二十四章常用方剂，共收载古今常用著名方剂310例，以供选用。

本书以广大临床中西医师、药师为对象，因而与临床关系不大的内容均未收载，旨在简明扼要，便于查找，方便临床、利于应用。

限于个人水平，书中错误和纰漏之处，还望中医药界前辈及广大同道不吝指教，以便改正。

本书在编写过程中，蒙医药界老前李维祯教授指导并作序、袁昌鲁教授精心指导，谨致谢意。

编　者

目　录

第一章　中药学概论

第二章　中医基础概要

第三章　解表药类

第四章　涌吐药

第五章　泻下药

第六章　芳香化湿药

第七章　渗湿利水药

第八章　清热药类

5

第九章　温里祛寒药

第十章　理气药

第十一章　消导药

第十二章　活血化瘀药

第十三章　止血药

第十四章　祛风湿药

第十五章 补益药

第十六章　收涩药

第十七章　化痰药

第十八章　止咳平喘药

第十九章　安神药类

第二十章 平肝息风药

第二十一章 芳香开窍药

第二十二章 驱虫药

第二十三章　外用药

第二十四章　常用方剂

第一章　中药学概论

一、中药的历史与发展

中药有着悠久的历史，是我国历代劳动人民同疾病斗争的经验结晶。据记载，早在5000年前中华民族就开始利用中药。传说中的"神农氏尝百草，一日遇七十毒"距今就有4700年，殷商时代的甲骨文中就有关于药用植物的记载。世界上现存的最早的医药专著，就是《神农本草经》，成书于公元2世纪前后，收载药物365种，其中植物药237种、动物药65种、矿物药43种，绝大部分一直沿用到现在。随着历史的发展，被人们认识并应用的中药的数量在逐渐增加。到了梁代，陶弘景编的《本草经集注》收载药物730种，到了唐代，李勋编著的《新修本草》收载药物844种，是我国第一部由国家颁布的药典；清代唐慎微编的《经史证类备急本草》收载的药物已超过1558种，明代李时珍编著的《本草纲目》收载药物1892种，全书共52卷、200余万字，是我国历史上最完善的医药学巨著，一直流传至今。新中国成立后，我国出版的《全国中草药汇编》收载药物2300种，《中药大辞典》收载药物5767种。我国卫生部颁布的《中华人民共和国药典》（一部），1953年版收载中药材78种，1963年版收载中药材446种，1977年版收载中药材882种，1985年版收载中药材506种，1990年版收载中药材509种，1995年版收载509种，2000版收载513种。许多过去不太常用的药物被人们开发出来成为常用药。如三权苦、绞股蓝、穿心莲、满山红等。中药的剂型也由过去的丸、散、膏、丹发展为片剂、冲剂、糖浆剂、栓剂、注射剂等。随着

"人类回归大自然"的倾向，中药在国内外越来越被人们重视，有着十分广阔的发展前景。

二、中药的产地、采集与保存

产地

中药的产地对药的疗效关系十分密切，人参移植到南方就不成其人参，大黄移到北方成分上也要发生很大变化，因而《神农本草经》中就强调"土地所出，真伪陈新，并各有法"的"道地药材"的观念。李时珍也强调"性从地变，质与物迁。"现代科学研究证明，不同产地的药物的化学成分和药理作用的差异非常之大。这是由于不同的地理环境、地质水土条件、气候的影响等诸方面原因造成的。如川黄连、川贝母、广陈皮、广木香、北细辛、北五味、怀山药、怀地黄、杭菊花、长白山人参、东阿阿胶等。由于道地药材品质优良，疗效显著，因而临床上必须重视药材的产地。

采集

中药大部分是植物药，也有一部分矿物药和动物药。对于植物药，采集的季节非常重要。一般地说：根及根茎多在早春或晚秋季节采集，此时植物的精华均在根部，有效成分含量最高；用皮的药物多在4、5月间采集，因为此时植物开始长叶，皮中成分充足，也易剥离；用叶及全草的药物多在花开时采集，此时枝叶最茂；用花的药物多在花蕾长成尚未开放时采，此时花中成分含量最高；果实和种子多在成熟时采集。采药除了注意季节外更注意资源保护，不可滥采，使药材资源合理利用。

保存

采集好的药材除鲜用者外，要立刻进行干燥，其茎、叶、花类宜阴干，风干，其根、皮、种子类宜晒干、干燥后的药材宜低温干燥保存，防潮、防虫、防鼠、防霉变。

动物类药材多数采用焙干方法及烘干方法，以防变质。矿物类药采集时应去尽杂质，分别收放。

剧毒药物，应单独晾晒保管，切不可与其他药混杂。

三、中药的炮制与制剂

炮制

炮制，也称炮炙，是中药材应用前的预加工过程，其目的是去除杂质，减少毒性，提高疗效，降低烈性，改变药物作用，便于制剂和应用等。

炮制的方法很多，《雷公炮炙论》共载有十法：炮、爁、煿、炙、煨、炒、煅、炼、制、度、飞、伏、镑、摋、晒、曝、露。后经不断改革炮制方法演变为水制、火制、水火共制三类方法。

水制法包括洗、漂、泡、渍、水飞等方法。其中洗、漂主要是用于去除药物中的杂质，泡、渍主要用于软化药物以便于切制或加工，水飞主要用于研磨极细的粉末，现多以球磨机代替。

火制法用得较多，大致分为煅、炮、煨、炒、炙、焙、烘。

煅：将药物直接置于火上烧红，如煅磁石、煅牡蛎等，主要适用于矿物药及贝壳类。

炮：将药物直接置于铁锅中炒至焦黄或鼓起，以起烟为度。如附子、干姜等。

煨：将药用湿纸等裹上于火灰中烧、烤，如煨甘遂、煨木香，现已不常用。

炒：比较常用，分为清炒和加辅料炒，清炒又分炒黄、炒焦、炒炭。加辅料炒为麸炒、沙炒等。一般炒黄可以去燥性，炒焦可以健脾胃，炒炭可以收敛止血，麸炒可以健脾和胃。

炙也是比较常用的炮制方法，主要是将药材与蜜、酒、醋等药物共炒，可分为蜜炙、醋炙、酒炙等。一般地讲，蜜炙甘缓益元，酒制提升、姜制发散、盐制走肾而软坚、醋炙入肝而止痛，甘草汤炙解毒致令平和。

焙与烘均为干燥方法。

水火共制方法包括蒸、煮、淬三法。其煮、淬法已不大常用，蒸法主要用于熟地、何首乌的加工。

制剂

药物必须制成一定的剂型，才能临床应用，现常用的剂型有：

汤剂：仍然是目前最常用的剂型，其特点是可以根据病情增减药物或剂量，便于辨证施治，也易于吸收，但有不便服用的特点。

散剂：将药加工成细粉服用，适用于用量小的药物。

丹、丸剂：将药粉和辅科制成圆粒称丸，有时丸也称丹。但在古代丹还有另外的含意：指汞与硫共热产生的汞的化合物，现已不常用。丸剂一般吸收较慢，适于治疗慢性疾病，可长期服用。

片剂：是一种比较新的中药剂型，多数采用提取有效成分、有效部位制片，服用量小而方便，比较受患者欢迎。

胶囊剂：是一种类似片剂的剂型，将中药的提取物装于胶囊内，便于服用，有利吸收。

酒剂：将药物浸泡于酒中所得，适用于抗风湿类药物。

冲剂：将药物的提取物与糖共制成颗粒状粉，服用时以开水冲服，服用方便，受患者欢迎。

糖浆剂：将药物的提取物与糖共制成的液体剂型，便于服用。口服液属于糖浆剂。

针剂：也叫注射剂，将中药的有效成分提纯，用注射用水溶解分装于安瓿内，注入肌肉或静脉给药，一般见效快，剂量准确，抢救急症多用。

栓剂：将药物的成分与基质共制成栓，分肛门栓、阴道栓等。

膏剂：分口服膏、黑膏药和贴膏。口服膏剂为中药提取浓缩液加糖制成用于内服；贴膏为将药物成分溶于橡皮膏类基质中涂于布上，主要用于抗风湿止痛类药。黑膏药为药物成分与麻油共同熬制而成，主要用于疮疡或风湿等。

其他剂型还有：糊丸、滴丸、酊剂、气雾剂、洗剂、涂剂、膜剂等。选用什么剂型，临床上主要视病情而确定。

四、中药的性能与用法

祖国医药学把中药的性质归纳为四气、五味，升、降、沉、浮、归经、有毒及无毒等方面。

四气、五味

四气，也叫四性，就是寒、热、温、凉四种药性，是针对疾病的寒热性质而言的。治疗热证的药物属寒性或凉性，治疗寒证的药物属热性或温性，寒与凉、热与温是程度差别，小寒为凉、小热为温。另外有平性药，平性药包括在微凉、微温之中，所以称为四性。

五味：分辛、甘、酸、苦、咸。另有淡味属微甘，涩味属酸，所以称五味，药的味不同，作用亦不同。一般地讲，辛味药能发散行气血润燥，多用于表证肾燥证，气血阻滞证；甘味药能补益和缓，多用于虚证、急缓疼痛；淡味药能渗湿利水，多用于湿邪水患之证；酸味药能收敛止泻，多用于虚汗泄泻证；苦味药能泻火燥湿软坚，多用于热证、湿证；咸味药能泻下散结，多用于便秘、结核、痞块等证。每种药即有性，又有味。使用时必须综合考虑。

升降沉浮

升降沉浮指药物作用与病势的相对动向。病证常可表现出向上(呕吐、气逆、喘息)、向下(泻利、脱肛、崩漏)、向外(发热、自汗、盗汗)、向内(表邪不解、疹毒内攻)等病势趋向，升浮药主向上向外，有升阳、发表、散寒作用，沉降药主向下向内，有潜阳、降逆、收敛、清热、渗湿、泻火等作用。

药的升降沉浮与药的气味、质地、药用部位有关、也与季节、炮制等因素有关。一般地讲，与气味的关系是：药味薄者升而生，气薄者降而收，气厚者浮而长，味厚者沉而藏，酸咸无升、辛甘无降、寒无浮、热无降；与质地的关系是：质地轻者主升浮如辛夷、升麻等，质地重者主沉降如种子类药及矿物药。与药用部位的关系是：植物的花多升浮，根多沉降；与季节的关系是春升夏浮、秋收冬藏，用药须与四季相配；与炮制的关系是：酒炙升提，姜汁炙发散、醋炙收敛、盐炙下行。

升降沉浮是临床用药的原则之一，病邪在上在表者宜升浮药，不宜用沉降药；病邪在下在里宜用沉降药，不宜升浮；病势逆上者宜降不宜升、病势下陷者，宜升不宜降。

药物和升降沉浮与性味有着密切关系，不可分割，应用时应全面考虑。

归经

归经是指药物对各脏腑及经络疾病的选择作用。每一种药物都有一定的适应范围，同是清热药有的偏于清肝热，有的偏于清肺热，使用时必须注意归经。归经与五味、五色、五臭也有一定关系。与五味的关系是：辛入肺、甘入脾、酸入肝、苦入心、咸入肾；与五色的关系是：色青入肝、色赤入心、色黄入脾、色白入肺、色黑入肾；与五臭的关系是，腥入肺，焦入心、香入脾、臊入肝、腐入肾。当然这些关系都是相对的，不是绝对的。

毒性

"神农尝百草，一日遇七十毒"这里的"毒"指药物对机体的偏胜性质及人体对药物耐受量的大小。大毒药对人体作用峻猛，小剂量可致人死命，用药时要格外慎重；有毒药对人体作用较强，副作用较大，不可久服；小毒药物有一定的副作用。无毒药大多为滋补药，但绝对无毒性的药物很少，即使是滋补药，用之不当也会对人体造成危害，因而用药必须慎重，切不可盲目使用。

品性

古代用药常把中药分成上中下三品。一般地讲，上品药无毒，多为补益药，用于养生延年；中品药无毒或有小毒，用以疗疾，多内服治疗脏腑疾病；下品药有毒或有大毒，多做外用药，一般不内服。

七情

古人把药物配伍的相互作用称为七情：

（1）单行

不与其他药配伍，单味药使用，也称单方。

（2）相须

功能类似的药物配合使用，可以明显增加疗效，如石膏与知母配伍，可增加清热泻火作用。

（3）相使

一种药物配合另一种药物发挥协助作用，如黄芪与茯苓配合使用，茯苓能提高黄芪的补气利水作用。

（4）相杀

一种药物可以降低另一种药的毒性，如生姜能降低半夏天南星的毒性。

（5）相畏

古代对相畏有两种不同的解释：其一与"相杀"意义相近，

其二指两种药物配伍使药物失效或产生毒性，现代用药相畏的意义一般指后一种意义，如十九畏。

（6）相恶

两种药合用时互相牵制，降低或失去作用，如生姜与黄芩同用，则黄芩失去作用；人参与莱菔子同用，人参失去作用。

（7）相反

两种药合用产生毒性或使毒性增加，如"十八反"。

君臣佐使

君、臣、佐、使指处方中每一种药物所处的地位，古代常把用药比做用兵或从政。君药指入方中对知病主证起主要作用的药物；臣药指辅助君药起作用的药物；佐药指对次要证状起治疗作用的药物；使药，指具有信使样作用的药物，多指引经药。

用药禁忌

（1）十八反

甘草反甘遂、大戟、海藻、芫花；乌头反贝母、瓜蒌、半夏、白蔹、白及；藜芦反人参，沙参、丹参、玄参、细辛、芍药。

（2）十九畏

硫黄畏朴硝，水银畏砒霜，狼毒畏密陀僧，巴豆畏牵牛，丁香畏郁金，川乌草乌畏犀角，牙硝畏三棱，官桂畏石脂，人参畏五灵脂。

（3）妊振禁忌

对胎儿有损害作用及有堕胎作用的药物在妇女妊娠期间应绝对禁止使用，如巴豆、牵牛、大戟、斑毛、商陆、麝香、三棱、莪术、水蛭、虻虫等峻猛药。另外对通经化瘀、行气破滞、大辛大热药物也应慎用。

（4）服药禁忌，也称忌口

常山忌葱、地黄；首乌忌葱、蒜、萝卜；薄荷忌鳖肉；茯苓忌醋；鳖甲忌苋菜。

用药禁忌是古人用药治病时总结出来的经验，现代研究证明，多数禁忌是合理的，但现代用药也有不少打破禁忌的例证，这主要应在实践中摸索，不可轻易破禁。

用法用量

（1）煎药注意事项

矿物药及质地坚实的药物先煎，煎煮时间要长；具有挥发性成分的药物不可久煎，在药物煎好前 10 分钟下入；车前子、旋覆花布包入煎、胶类药冲服。

（2）服法

汤剂宜温服，发散风寒药应热服，止汗药及治热病药宜冷服，滋补药饭前服，驱虫药和泻下药空腹服，健脾药及对肠胃有刺激的药饭后服，安眠药睡前服。

（3）用量

成药用量一般包装上均有注明，小儿用量一般按 10 岁服三分之二量，五岁以上减半，五岁以下服四分之一量，两岁以内用十分之一量。

五、中药的化学成分

中药化学成分是应用现代化学知识研究中药的结果，不同的化学成分药理及临床作用不同，相同的化学成分药理及临床作用相同。中药化学将中药的化学成分分成：生物碱、甙类、挥发油、有机酸、鞣质、蛋白质、糖类、油脂、树脂、植物色素、无机盐、微量元素等十二类。

（1）生物碱

是广泛存在于植物中的一种含氮有机化合物，具有弱碱性，所以称生物碱。大多数生物碱味苦，多数呈结晶状。游离生物碱一般难溶于水，易溶于有机溶剂。生物碱与酸形成的生物碱盐易溶于水，如盐酸黄连素、盐酸麻黄素等。含生物碱的植物很多，最常见的有槟榔、常山、黄连、黄柏、乌头、延胡索、曼陀罗、钩藤、麻黄、长春花、喜树、防己等。

生物碱多数有很强的生理活性，如黄连素可抑菌消炎，乌头碱有镇痛和麻醉作用，延胡索乙素有镇静、镇痛作用，钩藤碱有降血压作用，长春新碱和喜树碱有抗肿瘤作用等。

（2）甙类

由糖和非糖两部分物质组成的化合物称甙类，其非糖部分称为甙元。甙类多数是无色、无臭、味苦的结晶物，而甙元部分常显示特殊的颜色。甙按其甙元的结构和作用又可分为黄酮甙、蒽醌甙、皂甙、强心甙等。

黄酮甙的甙元为黄酮类化合物，槐花、陈皮、黄芩、葛根等含有黄酮甙，不同的黄酮甙分别具有解热、降压、抑菌、利尿等作用。

蒽醌甙的甙元为蒽醌类化合物，多数显黄色或橙红色，大黄、虎杖、何首乌、决明子含蒽醌甙。

皂甙可分解出两种甙元，具有甾体甙元的称甾体皂甙，含三萜甙元的称三萜皂甙。皂甙多数为白色粉末，味苦而辛辣，其水溶液可产生与肥皂相似的泡沫，所以称皂甙。人参、甘草中的皂甙有滋补强壮作用，远志皂甙有镇咳作用，柴胡皂甙有镇痛解热作用等等。皂甙水溶液有溶血作用，因而不能做静泳注射剂。

强心甙：这是按作用命名的甙类，具有强心作用，主要用于心力衰竭及心律失常。强心甙易溶于甲醇、乙醇，难溶于其他有机溶剂，在水中溶解度因不同的强心甙而不同。含强心甙的中药有夹竹桃、福寿草、罗布麻、万年青等。

其他甙类：甙元为香豆精的为香豆精甙，甙元大多具有香气、能挥发，含香豆精的中药有白芷、补骨脂、茵陈等；甙元为氰化物的叫氰甙，杏仁、桃仁、枇杷仁中含氰甙；甙元分子上含酚基的称酚甙，含酚甙的中药有丹皮、虎杖、柳皮等；含硫的甙元称含硫甙，白芥子中含有含硫甙。其他还有生物碱甙、树脂甙、苦味甙、木质素甙等，各种甙在医疗上有不同的作用。

（3）挥发油

挥发油是一类具有特殊芳香气味的油状物，也叫精油。挥发油大多有刺激辣味，可随水蒸气蒸馏出来，在水中溶解度很小，多数比重小于水，挥发油在低温下可析出结晶（也称脑）。挥发油的结构非常复杂，主要含醇、酯、醚、醛、酚、烃、萜等结构。挥发油多数有防腐、消毒抗菌、局部麻醉等作用。含有挥发油的中药很多，一般具有特殊芳香气味的药均含挥发油类。

（4）有机酸

有机酸具有弱酸性，可与钾、钠、钙等金属形成有机酸盐，也可与生物碱形成盐。有机酸溶于乙醇、丙酮等有机溶剂，也不同程度的溶于水，有机酸有降血脂、抗菌、解热镇痛等作用，以未成熟果实类药含有机酸量高，多数植物均含有机酸。

（5）鞣质

鞣质又称单宁或鞣酸，是多酚羟基化合物，常为无定形粉末，有涩味，能溶于水及乙醇，可与蛋白质、重金属类结合形成沉淀。鞣质有明显的收敛止血作用。五倍子、儿茶、大黄、诃子中含有丰富的鞣酸。

（6）蛋白质类

蛋白质类物质除存在于动物体内、植物种子内，植物的其他部位也含有蛋白质类成分。蛋白质又可以分解成氨基酸，有时氨基酸单独存在于植物组织中。使君子、南瓜子中的氨基酸可以驱虫，蓖麻毒蛋白具有抗癌作用，天花粉中的蛋白质用于引产。

（7）糖类

糖类可分为单糖、双糖、三糖、多糖。单糖有葡萄糖、果糖、鼠李糖；双糖有蔗糖、麦芽糖、乳糖；三糖有棉子糖、龙胆三糖；

多糖有淀粉、纤维素、黏多糖等、茯苓、银耳中就含有大量的黏多粮，这些多糖，这些多糖有抗肿瘤作用。

（8）油脂

是油和脂肪的总称，常温下为液体的为油，常温下为固体的脂肪、硬的脂肪称腊，三者无明显区别界限。油脂一般不溶于水而溶于有机溶剂。油脂有皂化、氧化、酸败特性。油脂可作软膏基质，有缓泻作用，薏苡仁油有抗癌作用，大风子油可治麻风病。

（9）树脂

为一种复杂化合物，多与其他化学成分共存于植物组织内，多为药物提取过程中的杂质成分，乳香、没药中的树脂有活血抗血凝作用，树脂常温下为无定形固体，多数不易溶于水。安息香、松香的主要成分是树脂。

（10）无机盐类

植物中的无机成分主要为钾、钙、镁、碘的盐类，以晶族形式存在于植物组织内，有的与有机成分结合存在。大黄中的草酸钙结晶存在的，无机盐成分易溶于水。含无机盐的植物有附子、夏枯草、海藻、泽泻等。另外矿物药石膏、芒硝、寒水石等药的主要成分均为无机盐，无机盐成分有降压、消炎、利水强心等作用。

（11）微量元素

药物中的微量元素成分是近年的研究成果。人们将人体中含量在万分之一上的元素称宏量元素，宏量无素有：氢、氧、氮、钙、钠、钾、氯、碳等。把含量在万分之一以下的元素称微量元素，有的微量元素在体内虽含量甚微，但却不可缺少，所以又把这一类元素称人体必需微量元素。中药中的微量元素成分多指这一类必需微量元素，其中包括：铁、锌、铜、碘、锶、锗、硒、锰、钴、汞、砷、磷、硫、锡等。几乎所有的中药中均含有微量元素成分，这些微量元素成分与药物的疗效关系密切。例如人参、黄芪中的硒的成分的含量高低对其补益作用有明显的影响。

（12）植物色素

几乎每种植物都含有不同的植物色素，如叶绿素、花青素、胡萝卜素等等。植物色素大多数与疗效无关，在药物提取过程中作为杂质被除去。但叶绿素、胡萝卜素为人体必需的营养成分，当人体缺少这类成分时，这类成分就成为有效成分。

中药的化学成分非常复杂，常常一种中药中含几十种成分，有时几种不同的中药同含一种成分，中药的一些成分还可以互相转化，而每一种成分又各有不同的生理活性，因此，很难确定哪种成分是中药的有效成分。中药的临床疗效多数是综合作用，但与某些成分的含量密切相关。例如黄连素是黄连、黄柏的主要化学成分，但黄连素不能代表黄连、黄柏的全部作用。中药的化学成分还与中药的产地、品种，采收季节、炮制方法等有关。本章对中药的化学成分只作简单介绍，以便初步了解。

六、中药的药理作用

药理学主要研究药物效应动力学（简称药效学），药物代谢动力学（简称药代动力学）及影响药物作用因素三方面内容，中药药理学除研究以上三方面内容外，还研究中药药性、功能主治与以上三方面内容的关系。中药的药理作用主要指中药的药效学内容。

具体地说，中药药理作用是阐述中药对神经系统、消化系统、循环系统、呼吸系统、内分泌系统、生殖系统以及机体各个器官的作用。

影响中药药理作用的因素很多，如中药的品种、产地、采收季节、贮藏条件、剂量、剂型、给药途径以及个体差异等。

按中药功能主治区分为：

（1）解表药

凡发散表邪、解除表证的药物为解表药。解表药的药理作用为：

发汗作用：使血管扩张、促进血液循环，因而有发汗或促进发汗作用，如麻黄、生姜等。

解热作用：可使实验性致热动物体温降低，如柴胡、桂枝、防风、葛根等。

镇痛作用：对动物的机械或物理致痛反应有明显的抑制作用。如细辛、柴胡、桂枝等。

抗菌、抗病毒作用：解表药对金葡菌、溶血性链球菌等细菌及流感病毒有一定抑制作用。

（2）清热药

口干、咽燥、面红、目赤、大便干燥、小便短赤、五心烦热、舌红苔黄、脉数等都属热证，凡清解里热的药物叫清热药，清热药又分为清热泻火、清热凉血、清热燥湿、清热解毒等，其药理作用为：

抗菌作用：清热药大多数有一定的抗菌作用，如金银花、连翘、蒲公英等对多种细菌有较强的抑制作用，有的对部分细菌有抑制作用，有的体外有抑菌作用，临床疗效却无抑菌作用，而有抗毒素作用。

抗病毒作用：部分清热中药可以抑制某些病毒，延缓病毒引起的细胞病变。

解热作用：清热泻火药犀角、石膏、知母等对实验动物有明显的退热作用。

提高机体免疫功能，增强白细胞和网状内皮系统的吞噬作用，提高非特异性免疫力。

抗炎作用：可抑制炎性渗出，加速炎症消退，对动物实验性炎症有对抗作用。

其他作用：有的清热药有抗惊厥、降血压、止血、抗肿瘤作用。

（3）泻下药

凡能通利大便的药称泻下药。泻下药一般具有：

泻下作用：通过不同的机理刺激胃肠道黏膜增加蠕动致泻。

利尿作用

有利胆作用

抗感染作用、对多数细菌和部分病毒及真菌有抑制作用。

（4）祛风湿药

人体肌表经络遭受风寒湿邪侵袭后使血运不畅、肌肉与关节痠痛、麻木、屈伸不力等中医称痹证，西医称风湿性关节炎和类风湿性关节炎，凡能祛除风湿、解除痹痛的药称祛风湿药。抗风湿药的药理作用主要为抗炎和镇痛作用。

抗炎作用：祛风湿药多数可以对抗或减轻大白鼠甲醛性、蛋清性、右旋糖酐性关节炎，可抑制肿胀、加快消退。

镇痛作用：对因热刺激和电刺激的小鼠可以提高痛阈。如秦艽、独活、五加皮、汉防己等。

（5）利水渗湿药

中医的湿有两个意义，一为水肿，二为痰饮，可解除水肿和痰饮的药物称渗湿利水药。利水渗湿药的药理作用主要有三方面：

利尿作用：通过利尿、消除水肿，主要为治疗泌尿系炎症的药物，如茯苓、泽泻等。

抗菌作用：多数利尿药体外试验有抗菌作用，有的对致病真菌有抑制作用。

利胆作用：可增加胆汁排泄、降低其黏度、减少胆色素含量，可用于胆囊炎及胆石症，如茵陈、玉米须、金钱草等。

其他作用：有的利尿药具有降血压、降血脂、降血糖作用。

（6）温里药

凡能温里散寒的药称温里药。中医的里证包括两个方面，一是寒邪入里、脾胃阳气受抑，二是指心肾阳气虚弱、寒从里生。温里药的药理作用有：

强心及抗心律失常作用：使心律加快，心肌力增强，如附子、乌头等作用。

抗休克作用：可扩张血管、促进血液循环、升高试验动物体温、提高动物对缺氧的耐受力。

健胃作用：使胃分泌增加、胃黏膜局部循环改善、提高胃蛋白酶的活力、兴奋消化功能、缓解胃及脘腹疼痛。

镇吐作用：有的温里药可抑制动物呕吐，如姜、丁香等。

镇痛作用：有的有镇痛作用，如附子、细辛等。

（7）理气药

凡疏通气机、调节脏腑功能的药物称理气药，理气药对平滑肌有不同的作用：

对胃肠平滑肌的作用：可缓解胃肠平滑肌痉挛、增加胃肠运动节律、促进排除肠腔积气积物，对胃病、肠梗阴及腹部术后恢复肠蠕动有较好效果。

对消化液分泌的影响，可调节中枢性胃酸分泌，缓解胃溃疡、促进溃疡愈合、有助于消化。如木香、厚朴、陈皮等。

利胆作用：可促进胆汁分泌、使胆汁流量增加，松弛奥犹氏括约肌和降低胆囊压力，有助于消除黄疸，也可防止胆固醇结石发生。

对支气管平滑肌有松弛作用。因而可以止咳平喘，如陈皮等。

升压、抗休克作用，如枳实、壳等对麻醉动物有明显的升压效应。

（8）止血药

促进血液凝固、阻止出血的药物称止血药。止血药的药理作用为：

使局部血管收缩

缩短凝血时间、增加血小板数、增强血小板第Ⅲ因子的活性、有抗肝素作用。

降低毛细血管通透性、增加血管对损伤的抵抗力。

抑制纤维蛋白酶的活性。

（9）活血化瘀药

用于治疗血瘀证的药物称活血化瘀药，活血化瘀药的作用机理与血液流变学、血流动力学有关。

改善血液流变学、抗血栓形成：活血化瘀药多数能改善血瘀者血液的黏、聚状态；对抗血栓形成、抑制血小板聚集、增加纤维溶酶的活性，对心肌梗塞、脑血栓有效。

改善血流动力学：可扩张外周血管、增加器官血量、改善心肌缺氧、对冠心病、心绞痛有效。

改善微循环。

对子宫有收缩作用，对痛经、闭经、难产、产后恶露不净有效。

活血化瘀药有抗肿瘤作用。

有止痛和抗炎作用。

（10）化痰止咳平喘药

本类药的药理作用为：

化痰作用，可使呼吸道分泌物增加，因而有祛痰作用。如贝母、款冬花、桔梗等。

可扩张动物的支气管平滑肌、缓解支气管痉挛，而有镇咳平喘作用。

有的化痰药有利水、杀菌、抗肿瘤作用。

（11）安神药

安神药的药理作用主要对中枢神经系统有镇静、催眠、安定、抗惊厥作用。

有的安神药有镇痛作用(枣仁)、缓泻作用(柏子仁)、降体温作用等。

（12）平肝息风药

平肝息风主要针对"肝阳上亢"和"肝风内动"而言。阴不制阳多出现眩晕、头痛、耳鸣、心烦等高血压症状称肝阳上亢；肝风内动则包括热极生风和中风等神经内科疾病。其药理作用为：

降血压作用：可使实验性高血压动物血压降至正常，如天麻、钩藤、地龙等。

镇静、抗惊厥作用：对动物由戊四氮、咖啡因、士的宁或电刺激造成的惊厥有明显的对抗作用，天麻、钩藤可制止实验性癫痫的发生，可增强巴比妥类药物的作用。

解热镇痛作用：可使实验动物体温下降，提高动物的痛阈。如天麻、羚羊角。

抗炎作用：本类药物多数有抗炎作用，可促进炎症吸收、减少炎症损害，如羚羊角。

（13）开窍药

窍指心窍，心窍不开则牙关紧闭、神志昏迷等，因邪气壅盛蒙蔽心窍所致，一般与心脑血管疾病有关开窍药的药理作用为：

对中枢神经系统的作用：有安定、抗惊厥作用，但同时又有兴奋中枢的作用，其作用差异与用量有关。

抗心绞痛作用：多数可降低心肌耗氧量、增加冠脉流量，因而有对抗心绞痛作用。

有抗炎、抗菌、防腐作用。

（14）补虚药

虚证多指机体生理功能低下症，补虚药可调整机体的生理功能，其药理作用为：

对免疫功能的影响：补气药对特异性、非特异性及体液免疫功能均有增强作用。可升高外围白细胞的数量，增加网状内皮系统的吞噬功能、促进白细胞干扰素的诱生能力，抑制细胞 RNA 的代谢；对淋巴细胞的转化有促进作用；提高 γ—球蛋白 IgG 的含量，使体液免疫力增加。

适应原样作用：补虚药可提高机体的适应能力、增强机体对有害刺激(物理、化学)的抵抗能力、如对化学药物的损害及射线的损害的抗御力。

调节内分泌作用：具有肾上腺皮质酮样作用，并可调节垂体前叶、肾上腺皮质、甲状腺、睾丸、卵巢的功能。对性功能有调节作用。

对物质代谢的影响、补益药可促进蛋白质的合成，降低血液中胆固醇的含量，增加白蛋白的含量、调节血糖等。补阳药可提高 DNA 和 RNA 的合成率，滋阴药可降低其合成率。

对心血管的作用：可扩张血管、降低血压、增强心肌收缩力、抗心肌缺血等作用。对冠心病，心绞痛有治疗作用。

强壮作用：补益药可提高机体的活动能力、减轻疲劳、提高思维能力和体力劳动效率，可使正常动物体重增加。

抗衰老作用：多数补益药可减慢人体代谢、对抗自由基的氧化活性、延缓组织和器官的衰老。

（15）收涩药

具有固涩功能的药物称收涩药，主要用于各种脱证。其药理作用为：

止血作为：可加速血液凝固，有局部止血作用，凡含鞣质成分的药均有此作用。

止泻作用：可减慢肠蠕动、抑制肠道内细菌生长、有止泻作用。

抗菌作用：收涩药多数有抑菌作用。

（16）其他

消食药均有消食健胃作用；驱虫药对多种肠道寄生虫有驱杀作用；外用药有止痒、杀菌、化腐、生肌、杀病原虫作用。

中药的药理作用很复杂，是由多方面因素决定的，尤其中药多采用复方，因而其药理作用多为综合性的，本书中关于中药的"药理作用"的记载为近年的研究成果，仅供临床应用时参考。

七、药用植物学常识

中药多数为植物，我国现有植物品种三万余种，可供药用的植物五千种以上。加之地域辽阔、民族众多、语言不同等原因，中药的名称非常复杂，常常一药多名，多药同名，因此只有借助植物学的命名与分类方法，才能明确的区分药用植物的基原。

植物的命名方法采用国际通用的林奈氏命名法、也称植物的学名，植物的学名包括属名、种名两部分，一律采用拉丁文，第一个字母大字，前边是属名，接着是种名，最后是命名者姓名，命名者姓名通常缩写。例如：

黄连	Coptis	chinensis	Franch
	属名	种名	命名者
荆芥	Schizonepeta	tenuifolia	Briq
	属名	种名	命名者

动物类药也采用国际通用学名，例如：

僵蚕	Bombyx	mori	L.
	属名	种名	命名者

植物的分类方法是：种为基本单位，同种植物指重要形态基

本相同；相近似的种集合成属；相近似的属集合成科；相近似的科集合成目；再由目集合成纲，纲集合成门，门集合成高等植物和低等植物两类，组成了整个植物界。植物类中药在植物界类群的纲或目分布如下简表：

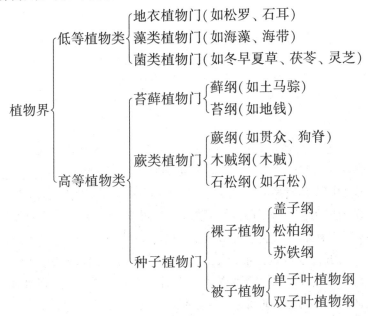

植物界
　低等植物类
　　地衣植物门（如松萝、石耳）
　　藻类植物门（如海藻、海带）
　　菌类植物门（如冬虫夏草、茯苓、灵芝）
　高等植物类
　　苔藓植物门
　　　藓纲（如土马骔）
　　　苔纲（如地钱）
　　蕨类植物门
　　　蕨纲（如贯众、狗脊）
　　　木贼纲（木贼）
　　　石松纲（如石松）
　　种子植物门
　　　裸子植物
　　　　盖子纲
　　　　松柏纲
　　　　苏铁纲
　　　被子植物
　　　　单子叶植物纲
　　　　双子叶植物纲

中药中的植物药大多数为种子植物门。与中药关系最密切的科有：百合科、菊科、伞形科、豆科、蔷薇科、唇形科、禾本科、桔梗科、五加科、麻黄科、十字花科、茄科、蕨科、多孔菌科、姜科、兰科、毛莨科、玄参科、忍冬科、石竹科、龙胆科、芸香科、茜草科、马鞭草科、麻黄科、泽泻科、远志科、柏科、鼠李科、夹竹桃科、杜鹃花科、樟科、葫芦科、楝科、大戟科、旋花科、棕榈科、瑞香科、天南星科等等。

第二章　中医基础概要

中医学是我国劳动人民同疾病做斗争的经验总结，与中药学相互依存，有着自己独特的理论，主要概括为以下几个方面：

一、阴阳五行学说

把事物对立统一的矛盾的两个方面概括为阴阳两种属性，凡属动的、热的、向上的、向外的、明亮的、亢进的、兴奋的、强壮的为阳，凡属静的、寒冷的、向下的、向内的、晦暗的、抑制的、虚弱的为阴。阴阳的运动规律为：阴阳相互为根、阴阳相互消长、阴阳相互转化、阴阳相互平衡。

五行学说是把木、火、土、金、水五种物质素材抽象化，分别代表事物或人体的五种特性。五脏与五行的关系是：肝属木、心属火、脾属土、肺属金、肾属水。

五行之间的变化规律是：相生、相克。木生火、火生土、土生金、金生水、水生木；木克土、土克水、水克火、火克金、金克木。

二、脏腑学说

中医学把人体内脏概括为五脏六腑及奇恒之腑，其功能与相互关系为：

1. 心与小肠

心居胸中，有心包护于外，与小肠相表里。心的功能是主神明、主血脉、主汗液、其华在表、开窍于舌；心包的功能是保护心不受邪气侵犯；小肠上接于胃，下接大肠，主受纳化物，分泌清浊。

心气不足则脉弱不整、面色㿠白，心血瘀滞则脉涩不畅、面色青紫，心血不足则心悸、失眠、多梦，血热扰心则谵语、神昏，心火上炎则舌红或糜烂生疮，痰迷心窍则舌强语謇，热入心包则神昏谵语，心火下移小肠则尿少、尿赤、尿痛。

2. 肝与胆

肝位于右胁下，胆附于肝。肝的主要功能是主疏汇、主藏血、主筋、其华在爪、开窍于目；胆的功能为贮藏和排泄胆汁。

肝气不畅则精神抑郁、易惊、胁痛、胸闷或妇女月经不调、乳胀、易怒、气逆等；肝气犯脾则肝脾不和、腹胀便溏；肝气郁结则气滞血瘀；暴怒伤肝则肝气上逆、面红目赤、呕血、妇女血崩；肝血虚衰则肢体麻木、屈伸不利；邪热伤肝则肝风内动、四肢抽搐、牙关紧闭；肝阴不足则视物昏花；肝火上炎则目赤生翳；湿热内郁胆经则口苦、胁痛、黄疸；胆虚则易惊、失眠、多梦。

3. 脾与胃

脾与胃同处中焦，为后天之本。胃主受纳腐熟，脾主运化、吸收及调节水液、统血、主肌肉，开窍于舌，其华在唇。

脾不统血则便血、崩漏；脾失运化则体瘦无力、食少乏味；脾湿则口腻腹胀；胃失和降则恶心、呕吐、嗳气、呃逆、嘈杂、胃脘胀痛；伤胃则消化不良、腹胀；胃寒则腹胀、呕吐酸水。

4. 肺与大肠

肺主气、主皮毛、司呼吸、其华在表、开窍于鼻、与大肠相表里；肺宜宣发以清降为顺，肺失宣降则咳嗽、气喘、胸满、鼻塞；肺气虚弱则皮毛憔悴枯槁；肺气不利则嘶哑咽痛咽痒；肺热则咳咯黄痰，大便干结；大肠湿热则里急后重。

5. 肾与膀胱

肾位于腰部，为先天之本，主藏精、主水、主骨生髓、通于脑，其华在发，开窍于耳及二阴；肾阳为命门之火，诸阳之根，对各脏腑起温煦生化作用；肾阴称元阴，为诸阴之本，对各脏腑起濡润滋养作用；肾阴又称肾精，对人的发育与生殖起重要作用；膀胱主贮尿与排尿，与肾相表里；女子胞宫与肾关系密切，主月经及孕育胎儿。

肾气不足可引起水肿、小便不利；肾精虚亏则发育不良、不育、腰痠腿软、头晕耳鸣、目花、记忆力衰退、发白或脱落，肾阴虚则腰膝痠软、潮热骨蒸、手足心热；肾阳虚则腰膝冷痛、小便清长。

6. 三焦

心肺属上焦，脾胃属中焦，肝、肾、大小肠、膀胱等属下焦。

脏与脏之间关系：

1. 心与肺

血的运行有赖于气的推动，气的输布亦有赖于血的运载。因此，肺气虚弱、宗气不足则血运无力，导致心血瘀阻；心气不足或心阳不振、血运不畅也会影响肺的宣降功能，而致胸闷、咳喘等证。

2. 心与肝

心血充盈，肝才能发挥其贮藏血液、调节血量的作用，而肝主疏泻，可疏通气血、有助于心对血液运行的推动作用。二脏常互相影响，因而心血不足与肝血亏虚诸证常并见。另外心肝的功能都与情志活动有关。

3. 心与脾

脾气健运，血有所生；心血充盈、脾有所统。若脾虚失运、脾不统血或血生化不足可导致心血亏耗直至心血虚；反之心血不足无以滋养于脾，则导致脾气虚，最终形成心脾两虚。

4. 心与肾

心居上其性属火，肾居下其性属水，正常情况下，心火下降于肾以资肾阳共同温暖肾阴使肾水不寒；肾水上济于心，以资心阴共同滋养心阳使心火不亢。这种关系称"心肾相交"或"水火相济"。如肾阴不足不能上济于心而致心火偏亢的"心肾不交"证，如心阳不振不能不降于肾而致水寒不化的"心肾不交"证。

5. 肝与脾

两者关系密切，相互影响，脾的运化有赖于肝气的疏泄，肝的疏泄功能正常则脾的运化健全，反之则影响脾的运化，从而形成肝脾不和；脾失健运而生血不足或脾不统血可导致肝血不足，又可影响肝的疏泄功能。

6. 肝与肺

肺居上焦，其气肃降，肝居下焦，其经脉贯膈注肺，其气升发。如此气机升降，肝与肺功能正常，若肝气郁结，气郁化火，循经而上，灼伤肺津则形成肝火犯肺证；肺失清肃也可引起肝的升发太过而致肝阳亢盛或阳亢化火证。

7. 肝与肾

肝肾同居下焦，肝血有赖于肾精的滋养，肾精也不断得到肝血所化之精的补充，精血相互资生。在病理上，肾精和肝血的病变常互相影响，肾精亏损可导致肝血不足，反之肝血不足也可引起肾精亏虚。

8. 肺与脾

肺气的充盈与肺中津液的盛衰，很大程度上取决于脾运功能的强弱；脾运化水液也有赖于肺气的肃降功能。脾气不足可导致肺气不足，脾失健运可形成痰饮而致咳喘痰多诸证，肺病日久也可影响到脾，影响水液的输布和排泄，致使湿停中焦的脾被湿困证。

9. 脾与肾

肾为先天之本，脾为后天之本。肾精依赖脾所生化的水谷精微充养，脾的运化功能又有赖于肾阳的温煦。二者互相影响，互为因果。肾阳不足，不能温煦脾阳；脾阳久虚，损及肾阳，最终均可导致脾肾阳虚证。

10. 肾与肺

肾主纳气，肺主呼气。肺的司呼吸功能有赖于肾的纳气功能协助。肾为气之根，肺为气之主。肾的精气不足气不能下归于肾，及肺气久虚损及肾气而致肾不纳气均可出现气喘，动则加剧证。另外肾为"主水之脏"，肺为"水之上源"，当肺的宣降功能失司或肾的气化开合不利，不仅影响水液的正常输布和排泄，而且二脏常互相影响，从而出现咳逆、喘息不得卧、水肿等证候。

三、经络学说

经络是"经脉"、"络脉"的总称，经脉直行于较深的肌肉之间，络脉是经脉的细小分枝。

经络的组成主要包括十二经脉、奇经八脉和十五络脉。

十二经脉包括：手阳明大肠经、手少阳三焦经、手太阳小肠经、手太阴肺经、手厥阴心包经、手少阴心经；足阳明胃经、足少阳胆经、足太阳膀胱经、足太阴脾经、足厥阴肝经、足少阴肾经。

奇经八脉是：阳维、阴维、阳跷、阴跷、冲、任、督、带脉。

十五络脉为十二经脉和督任二脉各有一络，再加上脾经一大络共十五经络脉。

中药的归经与经络关系密切。

四、病因学说

中医将致病因素归六淫、七情、饮食劳倦、外伤等几个方面。

六淫：指自然界的六种气候异常变化：风、寒、暑、湿、燥、火。风多见于春季，为百病之始、又可为寒、湿、燥、热依附而形成风寒、风温、风湿、风热；寒为冬季主气，侵于体表为伤寒，直中脏腑为中寒；暑为夏季主气，其特点耗气伤阴；湿为长夏主气，环境所致者为外湿亦称湿痹，水运受阻为内湿，多伤及中焦和脾胃；燥是秋季主气，易伤津液犯肺；火为热之极，多由内生，也可由风、寒、暑、湿、燥转化而成或由情志过激而引起，火分为实火和虚火。

疫疠：具有发病急骤、病情较重、症状相似、传染性强、易于流行等特点。

七情：既喜、怒、忧、思、悲、恐、惊七种情志活动的简称。七情致病多与内脏有切密联系：怒伤肝、喜伤心、忧思伤脾、悲伤肺、恐惊伤肾。

饮食劳倦：人以胃气为本，借水谷精气而生化，故饮食是维持人体生命活动的必不可少的物质，饮食失节可伤及脾胃，不洁可引起中毒泻痢，过食肥甘厚味可助湿、生痰、化热、生痈疖肿等；劳累过度可致伤脾气衰；房事过度可耗伤肾精。

外伤：包括跌打损伤、创伤、烧伤、虫兽所伤等。

寄生虫：包括血吸虫、疟疾原虫、肠道寄生虫。

痰饮：指病理产物，稠厚者称痰，清稀者称饮，痰饮由人体津液凝聚变化而成，因肺、脾、肾功能失调所致，脾为生痰之源，其停留部位不同症状不同：痰迷心窍则神错癫狂；痰在胃则恶心呕吐；痰在胸肋则胸满而喘，痰在四肢则麻木，行动不便；痰在经络皮下则瘰疬、瘿瘤、痰核；溢饮可见肌肤水肿尿少身重，饮在胁下称"悬饮"，可引起咳嗽；饮停于肺为支饮，可引起气喘；饮在胃肠则水行肠间，漉漉有声、呕吐清水。

瘀血：指血液运行不畅而停滞或离经出血。瘀血多因气滞或气虚所致，瘀是疾病过程中形成的病理产物，又是疾病的致病因素。瘀在心则胸闷、心前疼痛、口唇青紫；瘀在胃肠则吐血、便血色黑；瘀在下焦则少腹疼痛、妇女月经不行或淋漓不尽；瘀阻经络则疼痛固定不移；伤瘀血可见血肿青紫；内脏瘀血可见局部肿块，妇女瘀血证多见月经不调、产后恶露、血色暗紫、常伴有包块。

五、诊 法

中医诊法概括为望、闻、问、切四种诊法，简称四诊。

望诊：观察病人的外在表现，包括望精神、望气色、望形态，以及望舌的颜色、形态、舌苔变化等。

闻诊：包括听声音（病人语言、呼吸声音）和闻气味（病人口气和排泄物气味）。

问诊：包括①问寒热，②问汗，③问头身，④问二便，⑤问饮食，⑥问胸腹，⑦问耳之听力，⑧问口渴与否，⑨问有无旧疾，⑩问致病原因。妇女要问经产情况，小儿要问有无痘疹及家族病史。

切诊：包括触诊和脉诊两部分。

触诊：触摸胸腹、手足、皮肤以助诊断。脘腹喜按多属虚证，拒按多属实证，痛处有包块时聚时散者为聚瘕，手足冷、喜热畏寒为阳虚证，手足皮肤灼热多为热证，手足心发热多为阴虚内热。

脉诊：诊脉分寸、关、尺三部，先从中指定关部（腕后桡骨茎突内侧），关前为寸、关后为尺。正常脉象节律均匀，从容和缓，不浮不沉，息间四至。异常脉象称"病脉"，共28种，临床常见的有十余种：浮脉——脉搏浅表、轻按清楚、重按反弱，多属表证；沉脉——脉搏深沉、轻按不得、重按清楚，多属里证；迟脉——息间不足四至，多属寒证；数脉——息间过五至，多属热证；洪脉——脉形粗大有力动如涛涌，来盛去衰，为实热证；细脉——脉形细小、应指如丝，为阴血不足；滑脉——脉象流利、应之如珠、主痰饮、停食、实热及妇女妊振；涩脉——脉象艰涩不利，为气滞血瘀、精亏血少证，弦脉——脉端直以长，如按琴弦，主痛主肝胆病；濡泳——脉软而浮细，重按不足，为湿证及气虚证；促脉——数而时止、止无定数，主阳盛实热；结脉——缓而时止、止无定数，主阴盛气结：带脉——动而中止，止有定数，主脏器衰微等。

六、辨　证

辨证是根据四诊所获情况、体征等资料分析和寻找各症状间内在联系，判断病因、病位、病性以及正邪之间关系。临床常用的辨证方法有八纲辨证、脏腑辨证、气血津液辨证、六经辨证、卫气营血辨证等，各有特点，又互相联系和互相补充。

1. 八纲辨证

用表里、寒热、虚实、阴阳对疾病的部位、性质、正邪争斗状况进行高度概括。表里——病位深浅的两个纲领，表证病邪居于浅表，多为外感及温病初期，里证病在脏腑；寒热——指两种不同的病性，表现为不发热、面苍白、四肢冷、口不喝、喜热饮、小便清长、舌淡苔白、脉迟者为寒证，反之为热证；虚实——指正邪交争消长情况，正气邪气都强盛者为实证，正气衰弱者为虚证，实证表现为精神烦躁、肢体躁动、声高气粗、便秘尿涩、苔厚舌苍老、脉洪有力，反之为虚证；阴阳——为八纲辨证的总纲，一般地讲，表证、热证实证属阳证范围，里证、寒证、虚证属阴证范围。

2. 气血津液辨证

气、血、津、液是人体生命活动的物质基础。一切组织、脏腑都是靠气的推动、血的营养、津液的滋润才能进行正常的生理活动，脏腑的正常生理活动又能产生气、血、津液。两者之间互相影响、互相联系。气血津液的病证特点主要为：

气虚：机能衰退的病理现象，常见肺、脾之气不足证如气短、神倦、乏力、自汗、中气下陷等。

气滞：属实证，多为情志不舒、饮食失调，伤寒所致气的流通不畅等，特点是胸、胁、腹部胀闷、串痛。脾胃气滞则腹胀，饮食不消，肝气郁滞则胁胀、乳胀、月经不调等。

气逆：肺、胃以降为顺，不降称逆。肺气上逆则咳喘，胃气上逆则呕吐、呃逆、嗳气。

血虚：多因出血过多或脾功能衰弱、血液化生不足所致，表现为头晕眼花、心悸失眠、手足麻木、脉细无力。

血瘀：因外伤、气滞、寒凝等原因而血流不畅、局部瘀血证，表现为肿胀刺痛、痛处固定，面色黧黑、舌紫暗有瘀点、肌肤甲错等。

出血：多因热邪血迫妄行、气虚不能摄血、阴亏伤及脉络、情志化火及劳伤所致。热邪迫血妄行者血色鲜红、烦热口渴；气虚不摄血者血色淡而难止；阴亏者多痰中带血或月经少而淋漓不尽；情志化火者属肝火盛则吐血、衄血。

津液不足：因高热、大汗、出血、吐泻、多尿引起。轻者伤津，表现为咽干、唇燥、尿少、便秘；重者伤阴，表现为伤津证并烦渴、舌红、少苔或无苔。

水液内停：因肺、脾、肾对水液的输布和代谢障碍、造成水饮内停和水肿。

3. 脏腑辨证

以脏腑学说为基础，结合八纲辨证和气血辨证的辨证方法。其特点如下：

心与小肠辨证：心气虚与心阳虚主证自汗、心悸、气短；心血虚与心阴虚主证心悸、气短、健忘、失眠、多梦；此外还有心血瘀阻、痰迷心窍、心火上炎等。

肝与胆辨证：肝气郁结主证急躁易怒、胸闷胁痛、月经不调、经痛腹胀；肝经实火主证头痛眩晕、耳鸣易怒、面红目赤；肝阳上亢主证头痛眩晕、舌红面赤。

脾与胃辨证：脾胃虚主证面色萎黄、食少无力、疼痛喜按、腹胀便溏；中气下陷主证脾胃虚弱证兼内脏下垂、脱肛、子宫脱垂；脾胃虚寒主证脾胃虚弱兼有寒象；湿困脾阳主证食少脘胀、身沉肢重、头重如裹、下肢浮肿。

肺与大肠辨证：肺气虚主证气短自汗、咳痰清稀；肺阴虚主干咳痰少、潮热盗汗；肺热壅盛主发热胸痛、咯吐黄痰或浓血；寒饮犯肺主证痰咳稀白、形寒肢冷。

肾与膀胱辨证：肾阴虚主证头晕耳鸣、腰膝无力、骨蒸盗汗；肾阳虚主证背冷痛、形寒肢冷、阳痿早泄；肾虚泛水主证全身浮肿、腰以下为甚、按之没指；膀胱湿热主证小便灼痛、尿频尿急、血尿或混浊沙石。

此外还有脏与脏关系辨证，如：

心肾不交证：主证虚烦不眠、心悸健忘、头晕耳鸣、阳痿遗精。

肝脾不和证：由情志不舒所致或脾虚所致，主证两胁胀痛、不思饮食、肠鸣便溏或嗳气吞酸、呕恶嘈杂。

肾不纳气证：因久咳伤肺肾，使肾虚不能纳气，肺虚卫气不固，主证喘促气短，呼多吸少，活动尤甚，汗出肢冷。

4. 六经辨证

是医圣张仲景对外感病的分类方法，为：太阳病、阳明病、少阳病、太阴病、少阴病、厥阴病。前三者为阳性病属实热证；后三者为阴性病多属虚寒证。

太阳病：为外感初期，多恶寒、发热、头痛、脉浮等，也称表证。

阳明病：病变在肠胃、高热汗出、口渴脉洪、不恶寒反恶热，属里证。

少阳病：证状为口苦、咽干、目眩、往来寒热、胸胁苦满、心烦喜呕等，属半表半里证。

太阴病：脾胃虚弱邪化湿寒所致，不发热、腹痛、呕吐下利、食少脉迟，为里虚寒证。

少阴病：心肾衰弱感受外邪所致，不发热、脉微细、四肢厥冷、欲寐，为里寒证。

厥阴病：三阴病的最后阶段，正气已衰，趋于寒极或热极、寒极生热、热极生寒，多为寒热错杂证，如寒厥或热厥证。

5. 卫、气、营、血辨证

是温病的辨证纲领，基于六经辨证，代表温热病的四个阶段。

卫分证：温邪初犯人体，主要表现为表证。

气分证：温邪犯入脏腑；在肺咳喘胸痛、口渴汗出；在胃高热汗多，口渴烦躁；在肠则便结腹痛拒按、躁烦舌红，手足汗多。

营分证：温热入血的轻浅阶段，入营则发热夜甚、神昏谵语、咽干不欲饮、斑疹隐隐；入心包则见营分证兼高热、舌绛、脉数。

血分证：为温热之邪入血的深重阶段，病在肝肾，证见出血、斑疹、抽搐、心烦、舌绛；肝热风动则高热神昏、牙关紧闭、抽搐或角弓反张；血热伤津则身热面赤，手足心灼热、四肢抽动、舌绛紫、脉无力。

七、治疗法则

治疗原则：未病先防，不治已病治未病；整体观念，辨证论治与对证治疗相结合；扶正祛邪，攻补灵活掌握；急者治其标，缓者治其本，标本并重者攻补兼施；正治与反治：正治法是当疾病临床表现与其本质相一致时采取逆其病势的方药进行治疗的法则，又称逆治，如寒者热之、热者寒之、虚者补之、实者泻之；反治法是当疾病临床表现与其本质不一致而出现时采取顺其病势的方药进行治疗的一种法则，又称从治法，如寒因寒用、热因热用、塞因塞用、通因通用。

治法

1. 汗法

应用解表药使病人出汗而逐邪外出，用于表证，代表方剂为麻黄汤、桂枝汤、羚翘解毒丸等。津亏失血者禁用。

2. 吐法

引邪从口涌吐而出，用于痰壅、食积、中毒等，代表方剂瓜蒂散。

3. 下法

以泻下药逐除体内积滞，通泻大便而去病邪，用于便秘、痰饮、瘀血、膨胀及虫积，代表方剂有大承气汤、小承气汤、麻仁丸等，中病即止，老弱孕妇慎用。

4. 和法

和解肝胃、肝脾、胃肠、营卫等脏腑之间不和之证，用于半表半里证，代表方剂有小柴胡汤、四逆散、黄芩汤等。

5. 温法

用温热祛寒药祛除寒邪和补益元阳的方法，用于里寒证，代表方剂有四逆汤、附子理中丸等。

6. 清法

用清热药清除体内热邪、治疗热证，用于外感高热、内脏实热、血热妄行证，代表方剂有白虎汤、清心莲子饮、安宫牛黄丸、至宝丹、香连丸等。

7. 补法

以滋补药补益人体阴阳、气血不足、消除虚弱，用于虚损、不足、体虚诸证，代表方剂有四君子汤、四物汤、生脉饮、六味地黄丸、五子补肾丸、百合固金丸等，实热证和表证慎用。

8. 消法

消除里实证的方法，包括：

（1）消积法——用于胸中积聚、心下痞坚、脘腹胀满等，代表方剂大陷胸汤、十刺枣汤等。

（2）祛瘀法——以活血药消除血瘀的方法，代表方剂有血府逐瘀汤、少腹逐瘀汤、跌打丸。

（3）化痰法——以化痰药消除痰饮，用于咳喘和瘰疬及实热顽痰，代表方剂有二陈汤、涤痰汤、礞石滚痰丸等。

（4）软坚法——以软坚化痰药消除瘰疬或痰核，代表方剂有内消瘰疬丸。

（5）行气法——以理气药消除气滞或气逆，代表方剂有四七汤、瓜蒌薤白汤。

（6）利水——用于水湿停留或水肿证，代表方剂五皮饮。

（7）消导法——用以消除食积证，代表方剂保和丸。

第三章 解表药类

表证，是体表受邪所引起病证的概括。其临床表现为恶寒、发热、头痛、有汗或无汗、舌苔薄白、脉浮，如上呼吸道感染、急性传染病及其他感染性疾病初期等。

表证的治疗法则是发汗解表。由于感受风邪性质的不同，表证又可分为风寒表证和风热表证。

风寒表证表现为恶寒重、发热轻、头痛、身痛，治疗当用辛温解表法，有汗者为表虚证，治则应调和营卫；无汗者为表实证，治则应发汗解表。凡能解除风寒表证的药物称为辛温解表药。

风热表证表现为恶寒轻、发热重、咽痛、舌红、苔薄白而干、脉浮数，治则当用辛凉解表法。凡能解除风热表证的药物称为辛凉解表药。

解表药味辛多能发散，除能发汗解表外，尚有透发麻疹、退肿、消散疮疡等功效，亦用于治疗麻疹初起，透发不畅：疮疡未化脓、红肿疼痛和水肿伴有恶寒发热的表证、以及风湿在表，肢体疼痛的患者。

解表药辛散发汗，尤其是辛温之品，发汗力较强，使用时以取微微汗出为宜，不可过量，以免汗出过多而耗散阳气，损伤津液，特别在夏季天热时，容易出汗，应适当减轻用量。同时，对自汗、盗汗以及久患疮疡、淋病、失血的患者，虽有外感表证，使用也应谨慎。

解表药大多气味芳香，含挥发性成分，煎煮时间不宜过长，以免影响药效。

一、辛温解表药

1. 麻 黄

【别名】 龙沙(本经)、卑相(别录)、色道麻。

为麻黄科植物草麻黄[Ephedra sinica Stapf]、木贼麻黄[Ephedra equisetina Bge]和中麻黄[Ephedra intermedia Schrehket C.]的干燥草质茎。《本经》中品,收载于2000年版《药典》。秋季采割,晒干切成段入药。主产于内蒙古、河北、山西、甘肃等地。去节为净麻黄、捣绒为绒麻黄、蜜制为炙麻黄。

【化学成分】 含麻黄碱,伪麻黄碱、去甲基麻黄碱、甲基麻黄碱等多种生物碱,及鞣质,有机酸等。

【药理作用】 ①兴奋中枢神经,有类似肾上腺素样作用。②有发汗作用。③有抗过敏作用。④有抗流感病毒作用。⑤有解热作用。⑥有镇静作用。⑦伪麻黄碱有利尿作用。⑧麻黄碱能对抗麻黄油引起的小鼠镇静作用。

【性味与功能】 辛、微苦、温;归肺、膀胱经;发汗散寒,宣肺平喘,利水消肿。

【临床应用】 ①发汗解表、宣肺气、开腠理、散风寒。用于感冒风寒、表实无汗证,与桂枝等配伍,如麻黄汤。②用于风寒外闭、肺气壅遏所致的咳嗽、气喘证,常与杏仁、甘草配伍,如麻杏石甘汤。③消水肿,常与附子配伍。水煎趁热服,取汗出为度。

【用法用量】 入煎剂3～9克,入丸散剂0.5～1克。

2. 桂 枝

为樟科植物桂[Ramulus Cinnamomi]的嫩枝,收载于2000年版《药典》，主产于广东、广西、云南等地，春、夏采剪嫩枝，切片阴干入药。

【化学成分】　含挥发油类，桂皮醛，桂皮酸树脂。

【药理作用】　①桂皮醛对实验家兔有解热作用。②有中枢及末梢性扩张血管作用，能增强血液循环。③可增强环己巴比妥钠的催眠及镇静作用。④挥发油对葡萄球菌、痢疾杆菌、霍乱杆菌、大肠杆菌有抑制作用。⑤桂皮油被吸收后经肺排泄，有止咳化痰作用。

【性味与功能】　辛、甘、温；归心、肺、膀胱经；发汗解肌，温脉通经，助阳化气，平冲降气。

【临床应用】　①用于外感风寒、表虚有汗、周身疼痛，恶风发热的表虚证，常与白芍、生姜等配伍，如桂枝汤。②用于风寒湿邪侵入经络的痹痛证，多与附子、防风配伍。③用于因阳气不行而致的水湿停留证，常与茯苓、白术、甘草配伍。如苓桂术甘汤。④用于寒证闭经，与活血药桃仁、当归等配伍。

【用法用量】　3～9克。

3. 紫　苏

【别名】　赤苏、红苏。

为唇形科一年生植物紫苏［Perilla frutescens（L.）］的带叶嫩枝，《别录》中品，载于 2000 年版《药典》。全国均产，夏秋花初长出时采割，阴干切段入药。

【化学成分】　含挥发油，油中主要为紫苏醛、紫苏酮等。

【药理作用】　①水煎剂对实验家兔有缓和的解热作用。②可增加肠蠕动、促进消化液的分泌。③可减少支气管分泌物，缓解支气管痉挛。④有升高血糖作用。⑤挥发油对大肠杆菌、痢疾杆菌、葡萄球菌有较强的抑制作用。

【性味与功能】　辛、温；归脾、肺经；发表散寒、行气宽中、解鲜蟹中毒。

【临床应用】 ①用于风寒感冒、恶寒、头痛、咳嗽不爽、肺气不宣，如香苏散。②用于气滞不舒呕哕不止，可单方煎服，也可与半夏、厚朴同用。③解鱼蟹中毒，单方煎服。④用于安胎，与陈皮、砂仁配伍水煎服。

【用法用量】 入煎剂6～5克，入丸散1～3克

【备注】 苏叶另入药，作用与紫苏相同。

4. 白 苏

【别名】 玉苏、苏梗。

为唇形科植物白苏[Per inlla fratesens（L.）]的枝叶、主茎。收载于1977年版《药典》。全国均有，夏季采收茎叶秋采主茎，晒干切用。

【化学成分】 茎叶含挥发油类。

【药理作用】 与紫苏相似。

【性味与功能】 辛、温；入肺、脾经；发表散寒、宽中行气。

【临床应用】 同紫苏。

5. 荆 芥

【别名】 线芥、假苏。

为唇形科植物荆芥[Schizonepeta tenuifolin（B.）Briq]的全草或花穗。《本经》上品，载于2000年版《药典》。产于江苏、浙江等地，秋采阴干切段生用或炒炭用。

【化学成分】 全草含挥发油2%左右，油中含右旋薄荷酮、消旋薄荷酮，右旋柠檬烯等。

【药理作用】 ①水煎剂可促进汗腺分泌，增强皮肤血液循环；②有较弱的解热作用；③试管内可抑制结核杆菌的生长；④其挥发油有局部止痒作用。

【性味与功能】 辛、平；归肺、肝经；祛风解表、透疹止痒，炒炭则止血。

【临床应用】 ①用于感冒头痛，常与防风、羌活配伍；②用于风疹麻疹透发不畅或疹发不透，常与薄荷、蝉蜕配伍；③用于疮疡初起而有表证者，常与金银花、连翘配伍；④用于衄血、便血、崩漏等出血证，多炒炭与其他止血药合用。

【用法用量】 入煎剂5～15克，或入丸散

【附方】 单方芥穗散：荆芥穗100克，研成细粉，每服10克。主治风气头痛、目赤、咽喉肿痛等证。

6. 防 风

【别名】 关防风、东防风。

为伞形科多年生草本植物防风[Radin saposh nikoviae]的根。《本经》列为上品，收载于2000年版《药典》。产于东北。药材于春秋季采挖，除去芦头棕毛，晒干切片用。

【化学成分】 含挥发油、甘露醇、酚类、多糖类、有机酸等。

【药理作用】 ①有明显的解热作用，20%的煎剂对注射伤寒杆菌致发热家兔有显著的解热作用，解热作用时间为给药后半小时至两小时以上。②有抗电休克作用。③对绿脓杆菌、金黄色葡萄球菌、溶血性链球菌及痢疾杆菌有抑制作用。④有镇痛作用。

【性味与功能】 辛、甘、微温；入膀胱、肝、脾经；散风解表、祛风湿、止痛。

【临床应用】 ①用于风寒表证，与荆芥、羌活配伍；②治风寒头痛，与川芎、白芷、细辛配伍；③治风寒湿痹，肌肉关节疼痛，与羌活、桂枝配伍；④治风疹、皮肤瘙痒，与荆芥、蝉退、薄荷配伍。

【用法用量】 入煎剂5～15克，或入丸散。

7．白　芷

【别名】　香棒。

为伞形科植物白芷[Angelica anomala Lallem.]等的根。《本经》列为上品，收载于2000年版《药典》。产于长江以北各省。药材于秋季叶黄时采挖，晒干切片入药。

【化学成分】　含香豆精类化合物。伞花内酯、前胡素、白芷素等。

【药理作用】　①白芷素能兴奋延脑呼吸中枢、血管运动中枢和迷走神经，能使呼吸增强、血压上升、脉搏变慢。对脊髓有兴奋作用，大剂量能引起强烈间歇性惊厥，继而全身麻痹。②水煎剂对大肠杆菌、痢疾杆菌、伤寒杆菌、副伤寒杆菌、绿脓杆菌及变形杆菌等有一定的抑制作用；水浸液对奥杜盎氏小芽癣菌等致病真菌有抑制作用。

【性味与功能】　辛、温；入肺、胃经；发汗祛风、消肿止痛、除湿止带。

【临床应用】　①治风寒感冒，偏正头痛，配伍羌活、防风、细辛；②治鼻渊，配苍耳子、辛夷；③治妇女白带过多，配伍乌贼骨；④治疮疡红肿：配伍金银花、连翘、蒲公英。

【用法用量】　入煎剂5～15克，或入丸散

【附方】　都梁丸：白芷100克研细粉，制成水丸，每服6克，主治感冒头风头痛。

8．细　辛

【别名】　北细辛、烟袋锅花。

为马兜铃科植物辽细辛[Asarum heterotropoides Fr.]或细辛的带根全草。《本经》上品，收载于2000年版《药典》。产于辽宁、陕西、山东、河南等省。药材于5～7月份采挖，阴干入药。

【化学成分】 含挥发油、其主要为甲基丁香酚、蒎烯、龙脑、细辛酮等。

【药理作用】 ①细辛挥发油对动物神经、皮肤及人舌有麻醉作用。②有抗炎作用。③挥发油有镇痛作用。④对人工致热动物有解热作用。⑤对呼吸有兴奋作用。⑥挥发油有降血压作用，水煎剂可使血压上升。

【性味与功能】 辛、温，有小毒；入肺、肾经；发表散寒、温肺祛痰、祛风止痛。

【临床应用】 ①治寒湿痹痛：配伍独活、川乌；②治风寒表证，头痛身痛，配伍羌活、桂枝；③治寒饮伏肺、咳喘痰多清稀，配伍麻黄、干姜、五味子；④治鼻渊流清涕：配伍白芷、辛夷。

【用法用量】 入煎剂1～4克，或入丸散。

【附方】 细辛散：细辛、川乌等份共为细粉。主治风火牙痛，以棉签占药粉搽之。

【备注】 有毒，用量应严格控制。

9. 杜 衡

【别名】 土细辛、马细辛、马蹄香、水马蹄。

为马兜铃科细辛属植物杜衡[Asarum forbesii Maxim. 等]及同属植物的全草。《别录》上品，收载于1977年版《药典》。产于江苏、浙江、安徽、福建、江西、湖南等省。药材四季均可采挖，秋季采者为佳、洗净阴干入药。

【化学成分】 含黄樟醚及少量的丁香酚。

【药理作用】 ①对福氏痢疾杆菌、宋氏痢疾杆菌、大肠杆菌均有抑制作用；②黄樟醚有中枢抑制作用；③对试验动物可产生有机磷样毒性作用，肝脏及肾脏可呈脂肪变性。④对家犬大于1克/公斤剂量可致死。

【性味与功能】 辛、温，有小毒；入肺、胃经；祛风散寒、活血止痛。

【临床应用】 ①治风寒头痛，杜衡为细粉，每服3克，温酒调下。②治毒蛇咬伤；杜衡根3～6克、金银花9～12克、醉鱼草15克水煎服。③治牙痛；杜衡鲜叶塞鼻中。④体弱多汗咯血者及孕妇忌用。

【用法用量】 入煎剂3～6克，或入丸散

【备注】 有毒、慎用。

10. 辛 夷

【别名】 春花、木笔花、望春花。

为木兰科木兰属植物玉兰［Maguolin liliflora Dear 等］的花蕾。《本经》上品，收载于2000年版《药典》，产于河北、陕西、江苏等南方诸省。药材于初春时剪采未开花蕾，晒干入药。

【化学成分】 含挥发油、芦丁等。其中挥发油的主要成分为枸橼酸、丁香油酚、桂皮醛、桉油精等。

【药理作用】 ①挥发油有收缩鼻黏膜血管的作用。②对试验动物有明显的降压作用。③辛夷提取液对心脏有轻微的抑制作用。④辛夷水溶液对蛙神经肌肉有箭毒样作用。⑤水煎液对白色念珠菌有抑制作用。⑥日本辛夷对淋巴球性脉络丛脑炎病毒在体内体外（小鼠皮下注射煎剂）有明显的抗病毒作有。

【性味与功能】 辛、温；归肺、胃经；祛风散寒、通鼻窍。

【临床应用】 本品味辛入肺，上通鼻窍，以散风寒，多用于鼻病，如鼻渊鼻塞、鼻涕腥臭等症。

【用法用量】 入煎剂5～15克或入丸散。

11. 生 姜

为姜科植物姜［Zingiber officinale Rosc.］的新鲜根茎。《别录》中品，收载于2000年版《药典》。产于中南各省。夏、秋季采挖，除去茎叶和须根，洗净鲜入药。姜皮与干姜另入药。

【化学成分】 主含挥发油，油中主要成分为姜醇、姜烯、莰烯、龙脑、枸橼酸、桉油精等，另含姜辣素、氨基酸、树脂等。

【药理作用】 ①姜辣素对口腔、胃黏膜有刺激作用，能促进消化液的分泌，增加食欲。②有抑制肠内的异常发酵及促进气体排出。③对大脑皮质有兴奋作用。④对延髓的呼吸及血管运动中枢均有兴奋作用，能增进血液循环，使血压上升、促进发汗。⑤服量过大可引起口干、喉痛、吸收后经肾排泄，用量过大可刺激肾脏发炎。⑥有镇吐作用。

【性味与功能】 辛、温；归肺、脾、胃经；解表散寒、温中止呕、化痰止咳。

【临床应用】 ①用于风寒表证，可单用也可与其他辛温解表药配伍，煎汤温服取汗。②用于风寒呕吐，常与半夏合用。③用风寒咳嗽，可单用，也可与杏仁、冬花等配伍。④姜汤可解半夏、南星中毒。

【用法用量】 入煎剂5～15克

【附方】 姜汤：生姜15克，水煎加红糖趁热服，也可加葱白2根，紫苏10克。主治风寒感冒，胃寒呕吐。

12. 葱 白

为百合科植物葱［Allium fisluiosum L.］的鳞茎。《别录》中品，收载于《中药大辞典》。产于全国各地，鲜用。

【化学成分】 含挥发油与葱辣素。

【药理作用】 ①可促进消化液分泌，能促进血液循环，有发汗作用。②挥发性成分对白喉杆菌、痢疾杆菌、葡萄球菌及链球菌有抑制作用（作用于细菌的酶系统）。③有驱虫作用。

【性味与功能】 辛、温；入肺、胃经；发表散寒、通阳。

【临床应用】 ①用于风寒感冒、头痛、发热、恶寒；②用于温中回阳治下利脉微。

【用法用量】 入煎剂 2～8 枚。

【附方】 葱豉汤：葱白 3 枚、淡豆豉 10 克，煎服。主治：风寒感冒。

13. 香 薷

【别名】 香菇、石香薷、华荠宁、广香薷。

为唇形科植物海州香薷［Herba Elsholrtzide. 等］或石香薷的全草，《别录》上品，收载于 2000 年版《药典》。产于黄河以南各省，药材于果实成熟时收割，切段晒干入药。

【化学成分】 含挥发油。

【药理作用】 ①挥发油对小鼠实验性咳嗽有镇咳作用。②挥发油有祛痰作用。③挥发油经过肾脏排泄时，可以促进肾血管扩张充血，滤过压增大，故有利尿作用。

【性味与功能】 辛、微温；入肺、胃经；发汗解表，祛暑化湿，利水消肿。

【临床应用】 ①治暑湿感冒，与厚朴、白扁豆、甘草配伍；②预防感冒；香薷提取挥发油打片含服；③治霍乱吐痢；④治脾胃不和。

【用法用量】 入煎剂 5～15 克或入丸散

【附方】 香薷汤：香薷 75 克，甘草 15 克，扁豆、茯苓、厚朴各 30 克，共为细粉，煎汤入盐服，治伏暑吐泻。《局方》。

14. 西河柳

【别名】 树柳、三春柳、山川柳、西湖柳。

为柽柳科植物柽柳［Tamarix chinensis Lour］的嫩枝及叶片，始见于《开宝本草》，收载于 2000 年版《药典》。全国各地均产。药材于夏秋季采割，阴干切段入药。

【化学成分】　含树脂、槲皮素甲醚。

【药理作用】　①西河柳水提液 5 克/公斤剂量(主药)腹腔注射对小鼠有镇咳作用。②抑菌试验水提液对肺炎球菌、白色葡萄球菌、流感杆菌均有抑制作用。③有解热作用。④半数致死量为(小鼠)21.6±1.045 克/千克。对豚鼠腹腔注射 1 克/千克可致死。

【性味与功能】　甘、辛、温;入心、肺、胃经。散风、解表、透疹。

【临床应用】　①治感冒,西河柳 15 克,薄荷、荆芥各 10 克,生姜 5 克,水煎服。②治麻疹出疹不透:西河柳、芫荽、浮萍、樱桃核各 10 克,水煎服。

【用法用量】　入煎剂 5～15 克。

15. 胡　荽

【别名】　香菜、芫荽。

为伞形科植物芫荽[Coriandr umsativrm L.]的全草,始见于《嘉祐本草》,收载于《全国中草药汇编》。全国均有栽培,多鲜用。籽也入药。

【化学成分】　含挥发油类。维生素 C、正葵醛、芳香醇等。

【性味与功能】　辛、甘、温;入心、肺经;发表透诊。

【临床应用】　①用于麻疹、痘疹疹出不快:本品煎汤外洗。②治消化不良、食欲不振:芫荽子 10 克,六曲 15 克,生姜 3 片,煎服。

【用法用量】　入煎剂 3～6 克,或局部熏洗适量。

16. 藁　本

【别名】　藁芨、鬼柳、地新、微茎、藁板。

为伞形科植物藁本[Ligusticum sinense Oliv.]及辽藁本的根及根茎。《本经》中品,收载于 2000 年版《药典》,主产于湖南、湖北、四川、辽宁、吉林、内蒙古等省，多为栽培。药材于春秋季采挖，去泥土及茎叶晒干切片入药。

【化学成分】 含挥发油类。

【药理作用】 ①10%水提液对致病常见皮肤真菌有抑制作用。②挥发油有镇痛、镇静、降压作用。

【性味与功能】 甘、辛、温；入膀胱经；祛风、散寒、除湿、止痛。

【临床应用】 ①治风寒感冒、巅顶痛，常与川芎配伍用，如神术散。②治疥癣，煎洗。③治头面及皮肤风湿。④血虚头痛忌用。

【用法用量】 内服3～9克入煎剂。

17. 苍耳子

【别名】 老苍子、苍子。

为菊科植物苍耳[Fructus Xanthii]的干燥成熟果实，全草也入药。《本经》下品，收载于2000年版《药典》。产于全国各地，于秋季果实成熟时采，晒干去刺入药。其嫩苗为制神曲原料。

【化学成分】 果实含苍耳子甙、脂肪油、树脂、脑磷脂等。草含苍耳甙及多种有机酸。

【药理作用】 ①对血糖有降低作用。②对金黄色葡萄球菌有抑制作用。③有较大的毒性，可使动物产生阵发惊厥及肝、肾、脑损害，葡萄糖、苯海拉明、士的宁对其中毒有疗效。

【性味与功能】 辛、苦、温，有毒；归肺经；散风寒、通鼻窍、消炎镇痛。

【临床应用】 ①用于鼻窦炎，如苍耳子散。②用于腮腺炎，苍耳子、金银花、板蓝根、防风各10克水煎服。③治顽固性湿疹，鲜苍耳草150克，白矾5克，煎浓汁500毫升洗患部。

【用法用量】 4.5～9克入煎剂或入丸散

【备注】　有一定毒性，不宜长期大量使用。

18．云实根

【别名】　倒挂牛、马豆根。

为豆科植物云实［Caesalpinia sepiaria Roxb.］的根或根皮，《本经》中品，收载于 1977 年版《药典》。产于江南各省，药材随时采挖，晒干切片入药。其种子亦入药，称云实、马豆。

【化学成分】　根含鞣质，种子含脂肪油。

【药理作用】　①有止咳、祛痰作用。②对金黄色葡萄球菌有抑制作用。

【性味与功能】　辛、苦、微温；祛风、散寒除湿，种子清热除湿。

【临床应用】　①治感冒咳嗽、身痛；云实根 15 克，五匹风 5 克，兰布正 5 克煎服。②治毒蛇咬伤，云实根 30 克、竹叶 30 克、娃儿藤根 30 克、泡白酒一斤，5 天后每服 25 毫升。③治阴疮，泡酒外敷。④治痢疾，云实 15 克炒焦加红糖 25 克，水煎服。

【用法用量】　入煎剂 15～30 克，云实 9～15 克。

19．大头陈

【别名】　地松茶、黑头草、石棟、千槌草。

为玄参科植物球花毛麝草［Adenosme indianum（L.）］的全草。始见《岭南采药录》，收载于 1977 年版《药典》，产于广西、广东、云南。秋冬采收，鲜用或晒干切段用。

【化学成分】　含有机酸、糖类、黄酮甙、酚类、氨基酸等。

【性味与功能】　辛、凉，微温；疏风解表，化湿消滞。

【临床应用】　①治感冒、咳嗽、头痛发热、消化不良、腹泻，大头陈 30 克，水煎服。②治皮炎，大头陈鲜草捣烂外敷。

【用法用量】　水煎口服 1～30 克，外用鲜品捣敷。

20. 灯台细辛

【别名】 灯盏细辛、灯盏花、地朝阳、双葵花、东菊。

为菊科植物短葶飞蓬［Erigeron hreuiscapus（v.）］的全草,见于《开宝本草》,收载于1977年版《药典》。产于云南、广西等省。秋、夏季采收。

【化学成分】 含甾醇、树胶、挥发油、焦性儿茶酚、氨基酸等。

【性味与功能】 甘、温;散寒解表,活血舒筋、止痛、消积。

【临床应用】 ①治感冒头痛、鼻窍不通,灯盏细辛20克,水煎服。②治牙痛及疖疮,鲜草捣烂敷于患处。③治疗脑血栓、多发性神经炎、慢性蛛网膜炎、小儿麻痹、脑炎后遗症,灯盏细辛15克煎服。

【用法用量】 5～20克入煎剂。

21. 鹅不食草

【别名】 石胡荽、满天星、鸡肠草、山胡椒、球子草,三牙戟。

为菊科植物石胡荽［Centipeda minima（L.）］的全草,始见于《食性本草》,收载于1977年版《药典》。产于长江与黄河流域。花开时采,去杂质晒干入药。

【化学成分】 含多种三萜成分,蒲公英甾醇等多种甾醇、黄酮类、挥发油、有机酸等。

【药理作用】 ①挥发油及乙醇提取物有止咳、祛痰、平喘之用。②煎剂对结核杆菌有抑制作用。

【性味与功能】 辛、温,无毒;入肺经;祛风、散寒、胜湿、去翳,通鼻塞。

【临床应用】 ①治伤风头痛、鼻塞目翳。捣烂闻味。②治痔疮、肿毒、蛇咬伤、牛皮癣、捣烂外敷。③治百日咳，取鲜品200克，煎成500毫升，每服20～30毫升。④治鼻炎，鹅不食草研成细粉，吸入鼻内。

【用法用量】　入煎剂6～9克。

22．地　椒

【别名】　地花椒、百里香、山胡椒、麝香草。

为唇形科植物百里香［Thymus mongolicus（Ronn.）Ronn］的全草，始见于《嘉祐本草》，收载于1977年版《药典》。产于东北、内蒙、甘肃、陕西等省。药材于6～7月份采收，阴干或鲜用。

【化学成分】　含黄芩素葡萄糖甙、木犀草素等黄酮成分，另含挥发油、龙脑、熊果酸、鞣质、树脂、脂肪油、百里香酚等。

【药理作用】　花与草煎剂对支气管及上呼吸道有保护作用，百里香酚对神经炎有止痛作用。

【性味与功能】　辛、温，有小毒；祛风解表、行气止痛。

【临床应用】　①治感冒、百日咳：地椒5克水煎服。②治消化不良、腹泻，地椒15克、滑石30克、甘草10克、麦芽15克水煎服。③治湿诊、皮肤瘙痒，地椒、蒲公英各25克水煎洗。

【用法用量】　入煎剂9～15克。

23．水　苏

【别名】　芥蒩、鸡苏、香苏、山升麻。

为唇形科植物水苏［Scachys baicalensis Fisch］的全草。《本经》中品，收载于《中药大辞典》。产于全国各地，夏秋采割全草，鲜用或晒干用。根也入药。

【化学成分】　含挥发油类、黄酮类。

【药理作用】　①水苏的黄酮甙成分能促进胆汁分泌。②水苏能使妊娠期、妊娠后期、分娩后的子宫收缩力加强。张力上升，对猫动情期子宫影响明显。

【性味与功能】 甘、辛、微温，无毒；疏风、理气、止血、消炎。

【临床应用】 ①治感冒：水苏 12 克，薄荷、生姜各 6 克，水煎服。②治风气痰厥头痛：水苏叶 15 克、皂角 90 克、芜花 30 克，共为细粉、炼蜜为丸、每服 6 克。③治鼻衄血不止：生水苏 50 克、豆豉 20 克，研细，炼蜜为丸，如梧子大纳入鼻中。④水苏根与水苏功效相同，捣汁服或煎服。

【用法用量】 入煎剂口服 30～50 克

二、辛凉解表药

24. 薄 荷

【别名】 蕃荷菜、升阳菜。

为唇形科植物薄荷[Mntha haplocalyx Briq.]和家薄荷的全草或叶。始见于《雷公炮制论》，收载于 2000 年版《药典》。全国各地均有栽培。药材可收割 2～3 次，阴干切段入药。

【化学成分】 含挥发油 1%～3%，其油中主要为薄荷酮、莰烯、柠檬烯、薄荷脑、鞣质等。

【药理作用】 ①薄荷酮对家兔离体肠管有抑制作用，可缓解肠痉挛。②对呼吸道炎症有抗炎作用。③可使皮肤毛细血管扩张，使机体散热增加，故有解热作用。④局部作用可使皮肤冷觉反射，引起皮肤、黏膜血管收缩。⑤有局部抗炎作用。⑥有止痛止痒作用。⑦抑菌作用，对人型结核杆菌抑制作用较强。

【性味与功能】 辛、凉；归肺、肝经；宣散风热、清头目、透疹。

【临床应用】 ①治疗感冒、鼻塞，菊花、蔓荆子各 9 克，荆芥6克，金银花12克，水煎服。②治外感风热、咽膈不利、咳痰不爽，薄荷研成细粉、炼蜜为丸，每次含服一丸。③治风疹瘙痒，薄荷、蝉退等份为末，每温酒冲服5克。

【用法用量】 1.5～6克

【备注】 用于汤剂时应后下，不可久煎。

25. 薄荷油

为薄荷的新鲜茎叶经水蒸气蒸馏所得的挥发油，淡黄色油状物，收载于2000年版《药典》。

【性味与功能】 辛、凉、芳香药，调味药和祛风药。

【临床应用】 入制剂外用或内服。

26. 薄荷脑

为从薄荷油中提出的饱和环状醇，为无色针状结晶或白色晶状粉末。收载于2000年版《药典》。

【性味与功能】 同薄荷油。

【临床应用】 同薄荷油。

27. 牛 至

【别名】 土香薷、五香草、满山香、暑草。

为唇形科牛至［Origanum vulgare L.］属植物牛至的全草，收载于1977年版《药典》。产于黄河以南各省，夏季花开时采收，晒干切段入药。

【化学成分】 含挥发油，油中主要为酚类物，并含倍半萜烯、乌索酸、鞣质及水苏糖。

【药理作用】 酊剂有明显的利尿作用，可增加尿量和氯化物的排泄。

【性味与功能】 辛、温；入肺、肾经；解表、清暑、利水、消肿。

【临床应用】 治疗中暑、风热感冒、急性胃肠炎、腹痛，单方或与其他辛凉解表药配伍使用。

【用法用量】 入煎剂口服3～9克。

28. 牛蒡子

【别名】 恶实、大力子、鼠黏子、牛子。

为菊科植物牛蒡［Aretium Lappa L.］的干燥成熟果实，《别录》中品，收载于2000年版《药典》。产于全国各地，秋季果实成熟时采收，炒熟入药；根也可入药。

【化学成分】 含牛蒡子甙、牛蒡子酚、异牛蒡子酚、脂肪油、蛋白质、挥发油、甾醇、多种维生素。

【药理作用】 ①水煎液对溶血性金黄色葡萄球菌有抑制作用。②有利尿作用。③牛蒡甙可引起动物强直性惊厥，对离体蛙心有麻痹作用。④有短暂的降血压作用。

【性味与功能】 辛、苦、寒；归肺、胃经；疏散风热、宣肺透疹、解毒利咽。

【临床应用】 ①治咽喉肿痛，牛蒡子15克，板蓝根15克、桔梗6克，薄荷、甘草各3克，水煎服。②治麻疹不透，牛蒡子、葛根各6克，蝉退、薄荷、荆芥各3克，水煎服。③治风热疮疹：牛蒡子15克，金银花10克，连翘10克，薄荷5克，水煎服。

【用法用量】 入煎剂，口服6～12克，或入丸散。

29. 菊 花

【别名】 怀菊花、滁菊、杭菊、白菊花、甘菊花、茶菊、节华、金蕊、金精，贡菊。

为菊科植物菊［Chrysanthemum morifolium Ramat］的干燥头状花序，《本经》上品，收载于2000年版《药典》。全国均有栽培，秋季花开时采，烘干或阴干入药。

【化学成分】 含挥发油、菊甙、腺嘌呤、胆碱、水苏碱、维生素 A、B_1、氨基酸等。

【药理作用】 ①对革兰氏阳性细菌、人形结核杆菌有抑制作用。②增加毛细血管的抵抗能力，抑制毛细血管的通透性，有抗炎作用。③有解毒作用。④对中枢神经有镇静作用。⑤对流感病毒有抑制作用。⑥对冠状动脉有明显的扩张作用。

【性味与功能】 甘、苦、微寒；归肺、肝经。散风清热、平肝明目。

【临床应用】 ①治风热感冒头痛，菊花、石膏、川芎各 15 克，共为细末，每服 5～10 克。②治风热眼痛，菊花、白蒺藜各 9 克，防风 5 克，水煎服。③治肝阳上亢引起的头痛、目赤、耳聋症，菊花、石决明、生地、白芍各 15 克，龙胆草 5 克，水煎服。④治高血压、动脉硬化，菊花、金银花各 30 克，头晕者加桑叶 12 克，水煎或泡茶服。

【用法用量】 水煎服 4.5～9 克。

30. 桑　叶

【别名】 铁扇子

为桑科植物桑［Morus alba L.］的干燥叶，收载于《中药大辞典》和 2000 年版《药典》。产于全国各省，药材于秋季霜后采收。晒干入药。

【化学成分】 含芸香甙、槲皮素、异槲皮甙、甾醇类、挥发油、多种有机酸、酚类、多种维生素及铜、锌、硼、锰等微量元素。

【药理作用】 ①有对抗四氧嘧啶引起的动物尿糖升高的抗糖尿病作用。②水煎剂对钩端螺旋体有抑制作用。③有降血压和利尿作用。④毒性：以人常用量的 60 倍给小鼠连续注射 21 天未见毒性反应。

【性味与功能】 甘、苦、寒；归肺、肝经；疏散风热、清肺润燥、清肝明目。

【临床应用】 ①治太阳风热、低热微渴者，如桑菊饮。②治肝阴不足、眼目昏花，桑叶、黑芝麻各等份共为细粉，炼蜜为丸，每服10克，空腹盐汤服。③治咽喉红肿、摇头风、牙痛，桑叶15克煎服。④治头目眩晕，桑叶、菊花、枸杞子各10克，水煎代茶饮。

【用法用量】 水煎服4.5～9克或入丸散

【附方】 桑菊饮：杏仁6克、连翘5克、薄荷3克、桑叶8克、菊花3克、桔梗6克、甘草3克、芦根6克水煎服《温病条辨》。

31. 蝉 蜕

【别名】 蝉衣、蝉退、蜩甲、枯蝉、金牛儿。

为蝉科昆虫黑蚱［Cryptoympana atrata Fabricius］的羽化后蜕壳。《别录》中品，收载于2000年版《药典》。

【化学成分】 含大量甲壳质。

【药理作用】 ①对实验动物有镇静作用，与环己巴比妥钠有协同作用。②对神经节有阻断作用。③能消除家兔由烟碱所引起的肌肉震颤，在小鼠身上可对抗士的宁、烟碱引起的惊厥死亡。④可延长实验破伤风小鼠的死亡时间。

【性味与功能】 甘、寒；归肺、肝经；散风除热、利咽、透诊、退翳、解痉。

【临床应用】 ①治风热感冒初起、咽痛咳嗽，薄荷、蝉退、前胡、牛蒡子、瓜蒌皮各6克，淡豆豉12克，煎服。②治风客皮肤之瘙痒，蝉蜕、薄荷等份共为细粉，温酒冲服10克。③治破伤风，蝉蜕洗净、粉成细粉、115℃消毒30分钟，掺在伤口上，毒气自散，同时以黄酒冲服 20 克效果更佳。④治疗荨麻疹，净蝉蜕炒焦研末炼蜜为丸，每服 10 克。

【用法用量】 3～6 克水煎或入丸散。

32. 淡豆豉

【别名】 香豉、淡豉。

为豆科植物大豆的种子经蒸并发酵加工品，始见于《本草汇言》，收载于 2000 年版《药典》。

【性味与功能】 苦、辛、凉；归肺、胃经；解表、除烦、宣发郁热。

【临床应用】 ①治发汗吐下后虚烦不眠，栀子 14 个、香豉 20 克，煎汁服。②治多年肺气喘急咳嗽、晨夕不眠，信砒 4.5 克、豆淡 45 克共制成丸，每服 3 克，临卧清茶服下。

【用法用量】 水煎服 6～12 克或入丸散。

33. 大豆黄卷

【别名】 大豆卷、黄卷、黄卷皮、豆蘖、卷蘖、菽蘖。

为豆科植物大豆发芽后晒干而成，《本经》上品，收载于 1977 年版《药典》。

【性味与功能】 甘、平；入肝、脾、胃经；解热利湿、清解表邪。

【临床应用】 ①湿邪困表、通身肿满、喘急、大小便涩，如大豆散。②治头风，湿痹、筋挛膝痛、胃中积热，大便燥结，大豆黄卷(炒)500 克，酥 30 克，共为末，食前温服 10 克。

【附方】 大豆散：大豆黄卷醋拌炒干 100 克，大豆 100 克，共为细粉，每服 6～10 克，临卧时煎葱，橘皮汤调下。(《经济总录》)。

34. 蔓荆子

【别名】 蔓荆实、荆子、万荆子、蔓青子。

为马鞭草科植物单叶蔓荆 [Vitex rotundifolia L.] 的干燥成熟果实。《本经》上品，收载于 2000 年版《药典》。产于全国各地，秋季果实成熟时采，晒干炒熟入药。

【化学成分】 含挥发油（主要为莰烯、蒎烯）、生物碱、脂肪油、黄酮、维生素 A、紫花牡荆素。

【性味与功能】 辛、苦、微寒；归膀胱经、肝经、胃经；疏散风热、清利头目。

【临床应用】 ①治头风，蔓荆子泡酒服。②治风寒侵目、肿痛出泪、涩胀羞明，蔓荆子 9 克，荆芥、白蒺藜各 6 克，柴胡、防风甘草各 3 克，水煎服。③治劳逸饮食不节、内障眼病，黄芪、人参各 30 克，甘草 3 克，蔓荆子 8 克，黄柏 9 克，白芍 9 克，共制成粗粉，每次 15 克，水煎服。

【常用量】 4.5～6 克。

35. 葛 根

【别名】 干葛、甘葛、粉葛、葛麻茹。

为豆科植物野葛 [Vitex rotundifolia L. 等] 或甘葛藤的干燥根。《本经》上品，收载于 2000 年版《药典》，产于全国各省。药材于春秋季采挖、除外皮、切片、晒干入药。

【化学成分】 含葛根素、大豆黄酮甙、甾醇花生酸、及大量淀粉。

【药理作用】 ①葛根中黄酮成分对冠心病、动脉硬化有较好的改善作用，可降低血压，增加脑血流量、增加冠脉血流量，对心肌有保护作用。②有解痉作用。③有降血糖作用，降血糖作用为水溶性成分。④对实验动物有解热作用。⑤有雌性激素样作用。

【性味与功能】 甘、辛、凉；归脾、胃经；解肌退热、生津、透疹、升阳止泻。

【临床应用】 ①用于表实证而有项背痛无汗、恶风者，常配麻黄、桂枝、芍药等如葛根汤。②治热病表证口渴，多单方服。③治疹发不透，常与升麻同用。④治中气下陷，热泻久痢，配黄芩、黄连。⑤治冠心病、高血压：葛根15克，煎服。

【用法用量】 水煎服9～15克。

36. 葛 花

【别名】 葛条花。

为豆科根物葛［Paeraria lobata（Willd）ohwi.］的干燥花序。《别录》上品，收载于1963年版《药典》。立秋花未全放时采，晒干入药。

【性味与功能】 甘、平；入肝、胃经；解酒毒、醒脾。

【临床应用】 ①治饮酒过量、呕吐痰逆、心神烦乱、胸膈痞满、手足战摇、饮食减少、小便不利，青皮2克，木香2克，陈皮、人参、猪苓、白茯苓、神曲、泽泻、干姜、白术各6克，白豆蔻、砂仁、葛花各15克，共研极细，每服10克，得汗病去。②治饮酒积热、毒伤脾胃、呕血吐血、发热烦渴，葛花30克，黄连3克，滑石、甘草各15克，共为细粉，水合为丸，每服3～5克。

【用法用量】 4.5～9克水煎服。

37. 升 麻

【别名】 周升麻、周麻、鸡骨升麻、鬼脸升麻、缘升麻。

为毛茛科植物大三叶升麻、洒安升麻、升麻［Cimicifuga foetida L. 等］的干燥根茎，《本经》上品，收载于2000年版《药典》。产于北方各省。药材于春秋采挖，火燎去须根晒干切片入药。

【化学成分】 含升麻碱、水杨酸、鞣质、树脂、阿魏酸、生物碱、糖类、有机酸等。

【药理作用】 ①试管内对结核杆菌有抑制作用、对许氏毛癣菌有抑制作用。②对实验动物有降血压、抑制心肌、减慢心率作用。③水提物有镇静作用。④剂量过大可引起头痛、震撼、四肢强直性收缩、阴茎异常勃起、亦可引起胃炎、呼吸困难、谵语。⑤对离体肠近和离体子宫有抑制作用，对膀胱有兴奋作用。

【性味与功能】 辛、微甘、微寒；归肺、脾、胃、大肠经；发表透疹、清热解毒、升举阳气。

【临床应用】 ①治痘疹与麻疹初期，常与葛根同用。②治阳明经热毒、胃热齿痛、口舌生疮、皮肤瘙痒，升麻、石膏、黄连等份共为细粉，每服6克。③治中气下陷、少气倦怠、下利、脱肛、子宫下垂等证，常与柴胡、黄芪、人参配伍如补中益气汤。④治产后恶露不尽，升麻90克，煮汁500毫升，每服50毫升。

【用法用量】 3～9克水煎服或入丸散。

38. 木 贼

【别名】 木贼草、节节草、无心草。

为木贼科植物木贼[Equisetum hiemale L.]的干燥地上部分，收载于2000年版《药典》。产于全国各地，药材于夏秋采割，阴干切段用。

【化学成分】 含大问荆碱、二甲砜、香夹兰醛、硅酸盐、皂甙、树脂、烟酸、鞣质等。

【药理作用】 ①有收敛作用，从而对接触部位有消炎、止血作用。②有利尿作用。

【性味与功能】 甘、苦、平；归肺、肝经；散风热、退目翳。

【临床应用】 ①治咽喉肿痛，鲜木贼草捣汁服。②治目昏多泪，木贼草 30 克，和羊肝捣为丸，早晚服 6 克。③治风湿欲发汗者，木贼草 30 克，苍术 30 克、生姜、葱白各 12 克，水煎热饮、取汗。④治浮肿脚气、肾炎、水肿，木贼 15 克、浮萍 10 克、赤小豆 100 克、大枣 6 枚，水煎服。

【用法用量】　3～9 克水煎服。

39. 浮　萍

【别名】　苹、水花、萍子草、水鲜、田萍。

为浮萍科植物紫萍［Spirodela polrrhiza Schleid］的干燥全草，始见于《唐本草》，收载于 2000 年版《药典》。产于全国各地。药材于 6～9 月捞出晒干入药。

【化学成分】　含醋酸钾及氯化钾及碘、溴等无机物、维生素 A、B、C，黄酮、鞣质等。

【药理作用】　①对心血管的作用，水浸膏对奎宁引起的衰竭蛙心有强心作用。②对实验家兔有解热作用。③对库蚊幼虫有杀灭作用。④有明显的利尿作用，其作用与钾盐成分有关。

【性味与功能】　辛、寒；归肺经；宣散风热、透疹、利尿。

【临床应用】　①治风热感冒，浮萍、防风各 9 克，牛蒡子、薄荷、紫苏叶各 6 克，水煎服。②治浮肿、小便不利，浮萍、泽泻、车前子各 9 克，水煎服。③治急性肾炎，浮萍、豆豉各 60 克，水煎服。④治皮肤风热、遍身隐疹，牛蒡子、浮萍等份为细末，每次 6 克，薄荷汤调服。

【用法用量】　3～9 克水煎服。

40. 柴　胡

【别名】　茈胡、地熏、山菜、茹草、柴草。

为伞形科植物柴胡［Bupleurum 等］、狭叶柴胡的根，《本经》上品，收载于 2000 年版《药典》。产于全国各地。药材于春秋采挖，洗净晒干切片入药。

【化学成分】　主含皂甙及挥发油，另含少量甾醇、柴胡醇、福寿草醇、芦丁及黄酮类化合物等。

【药理作用】　①柴胡煎剂对实验家兔有解热作用。②对四氯化碳所致的大白鼠肝损伤有保护作用。③对结核杆菌、流感病毒及牛痘病毒有抑制作用。④柴胡皂甙有镇静和镇痛作用。⑤有镇咳作用。⑥对家兔有降压作用。⑦能抑制组织胺及5-羟色胺所致血管通透性增加。⑧有抗炎作用。⑨有利胆作用。

【性味与功能】　苦、微寒；归肝胆经；疏风退热、舒肝、升阳。

【临床应用】　①治上呼吸道感染，100%柴胡注射液，肌肉注射，每次2毫升，日2次。②治寒热往来，胸胁苦满、心烦呕吐，柴胡12克，党参、黄芩、甘草各9克，半夏、生姜各6克，大枣5枚，水煎服。③治单纯性胃炎，柴胡、白芍、郁金、香附、木香、元胡、川楝子、香橼各9克，泛酸加瓦楞子15克，嗳气加乌梅5克，呕吐加半夏9克，8水煎服。④治急性肾盂肾炎，柴胡、黄芩、金银花、滑石各15克，蒲公英、车前草各30克，甘草3克水煎服。

【用法用量】　3～9克水煎服。

41．一枝黄花

【别名】　洒金花、金柴胡、黏糊菜。

为菊科植物一枝黄花[Solidago virgaaurea L.]的根及全草，收载于《全国中草药汇编》和1977年版《药典》。产于长江以南，秋冬采收，阴干切段入药。

【化学成分】　含挥发油、皂甙、黄酮类、酚类、生物碱及鞣质等。

【药理作用】　①水煎液对试管内金黄色葡萄球菌和肺炎双

球菌有抑制作用。②对动物实验性气管炎有平喘祛痰作用。③有利尿作用，但剂量过大反使尿量减少。④可增强白细胞对细菌的吞噬作用。⑤对肾炎出血有止血作用。⑥甲醇提取物对小鼠移植瘤(腹水型肉瘤—180)有明显的抑制作用。⑦可促进白细胞的吞噬功能。⑧用量过大可引起消化道出血。

【性味与功能】　微苦、辛平；归肝、胆经；疏风散热、解毒、消肿、抗菌消炎。

【临床应用】　①治上呼吸道感染、扁桃体炎、肺炎，一枝黄花9克，水煎服。②治小儿喘息性支气管炎，一枝黄花、酢浆草各20克，地龙、枇杷叶各6克，水煎服。③治头风，一枝黄花根9克水煎服。④治肿毒初起，一枝黄花60克，水煎洗并用毛巾浸药温敷患处。⑤治手足癣症，一枝黄花50克，水煎温洗。

【用法用量】　9～15克。

42. 水蜈蚣

【别名】　珠子草、金牛草、散寒草、九头香。

为莎草科植物水蜈蚣[Kgllinga brevifolia Rottb]全草或根。收载于《全国中草药汇编》和1977年版《药典》。产于江南各省，四季均可采挖，晒干切段入药。

【化学成分】　含挥发油。

【药理作用】　药理试验有抗疟原虫作用。

【性味与功能】　微辛、平；疏风散热、止咳化痰、截疟、消肿。

【临床应用】　①治百日咳、支气管炎，水蜈蚣60克，水煎服。②治乳糜尿，水蜈蚣、桂圆各60克，水煎服，每日1剂，连服15天。③治时疫发热，水蜈蚣、威灵仙各9克，水煎服。④治疮疡肿毒，水蜈蚣鲜草捣烂外敷。⑤治皮肤瘙痒，水蜈蚣煎洗。⑥治气滞腹痛，水蜈蚣鲜草50克(干草15克)水煎服。

【用法用量】 12～18克。煎服。

43. 羊耳菊

【别名】 白牛胆、大力王、毛柴胡、山白芷、绵毛旋覆花。

为菊科植物羊耳菊［Inula cappa DC］的根或全草，收载于1977年版《药典》。产于江南各省，春秋采挖，晒干切段入药。

【化学成分】 含挥发油、油中含香芹酚及异体百里香酚、甾醇、黄酮类等。

【性味与功能】 辛、微苦、凉；散风清热、消肿解毒、利咽。

【临床应用】 主治风热感冒、咳嗽、神经性头痛、胃痛、风湿腰腿痛、跌打肿痛、月经不调等。

【用法用量】 30～60克。水煎服。

【附方】 治血吸虫病，羊耳菊、苍耳草各30克，水煎分二次服，每日1剂，20～30天为一疗程。

44. 九头狮子草

【别名】 接骨草、万年青、化痰青、九节篱。

为爵床科植物九头狮子草［Perisutophe japomca（Thunb）］的全草，收载于《全国中药汇编》和1977年版《药典》。产于江南地区，四季均可采割，晒干切段入药。

【性味与功能】 辛、凉；发汗解表、解毒消肿、镇痉。

【临床应用】 ①治感冒、肺热咳嗽，九头狮子草30克加冰糖适量，水煎服。②治小儿惊风、高热，九头狮子草6克、白凤藤6克、防风3克，水煎加朱砂1克、麝香0.2克服。③治蛇咬伤：鲜九头狮子草、半枝莲、紫花地丁加盐卤捣烂敷于咬伤处。④治咽喉肿痛，鲜九头狮子草捣汁服。

【用法用量】 15～30克。水煎服。

第四章　涌吐药

本类药物能引起或促使呕吐，主要适用于：

1. 食物积滞于胃。

2. 痰涎停积胸内的癫狂症。

3. 食物或药物中毒未吸收者。

以上情况在元气壮实的情况下皆可用涌吐药取吐，以达到祛邪外出的目的。

涌吐药性多峻烈和有毒性，常可使病人呕吐不止，可饮冰水和冷水解之。

凡涌吐药均易损伤胃气，体弱者、老人、孕妇、高血压、心脏病、肝硬化、消化道出血者忌用。

45. 瓜　蒂

【别名】　苦丁香、瓜丁、甜瓜蒂。

为葫芦科植物甜瓜［Cucumis melo L.］的干燥果柄。《本经》列为下品，收载于1977年版《药典》。产于全国各地、秋季采集，晒干入药。

【化学成分】　含喷瓜素，也称甜瓜素、甜瓜毒素。

【药理作用】　①口服甜瓜素有强烈的催吐作用，但经静脉给药无反应。②毒性：0.02克/公斤剂量口服对家犬有强烈的催吐作用，终至中枢神经麻痹而死亡，2.5毫克/公斤剂量家兔静脉注射可以致死。

【性味与功能】　苦，有毒；入胃经；催吐、吐风痰宿食。

【临床应用】　①治食物中毒，甜瓜蒂0.3～1克、赤小豆3

克，研末，每服 3 克。②治急性传染性肝炎，慢性肝炎，肝硬化，甜瓜蒂焙黄研细，每次 0.3 克吹鼻，12 次为 1 疗程。

【用法用量】 0.3～1.5 克入丸散，多吹鼻或外用。

46. 藜 芦

【别名】 葱苒、葱葵、葱菼

为百合科植物黑藜芦 [Veratrum nigrum L.] 的根及根茎《本经》下品，收载于《中药大辞典》产于长江以北各省，秋季采挖，晒干切段入药。

【化学成分】 含多种生物碱。

【药理作用】 ①有明显而持久的降压作用，其降压成分为生物碱。②对家蝇有较强的杀灭力。

【性味与功能】 辛、苦、寒，有大毒：入肺、胃经；涌吐风痰，杀虫。

【临床应用】 治诸风痰饮，但由于毒性大、现已少用内服，外用可杀虫、治疥癣、病疮、白秃等。

【用法用量】 0.3～0.6 入散剂，多吹鼻或外敷。

47. 食 盐

为海水、盐井、盐池、盐泉的盐水制成的结晶，《别录》中品，收载于《中药大辞典》。

【化学成分】 主含氯化钠，另含微量氯化镁、钙、硫酸镁等。

【性味与功能】 咸、寒，无毒；入肾、肺、肝、胃经；涌吐、清火、凉血、解毒、引药入肾经。

【临床应用】 ①治食多不消，盐 1 升加水三升，分三次服，令吐。②现多用于入肾经药的炒制敷料，如盐附子、盐制车前子、盐制寸云等。

【用法用量】　服用量 10～30 克。

48．胆　矾

【别名】　石胆、毕石、君石、蓝矾。

为铜矿中自然生成的结晶或人工制造的含水硫酸铜。《本经》下品，收载于 1977 年版《药典》。可从铜矿中挖得，选蓝色透明者佳。

【化学成分】　为含 5 个结晶水的硫酸铜。失去结晶水则风化成硫酸铜。

【性味与功能】　酸、辛、寒，有毒；入肝胆经；涌吐风痰，燥湿收敛。

【临床应用】　①用于风痰癫痫取吐。②治风眼赤烂，泡汤洗目。③治口舌生疮，喉闭，胆矾 3 克、熊胆 3 克、白僵蚕 30 克，共为细粉，以鹅瓴蘸药敷之。

【用法用量】　每次 0.3～0.6 克，研服或外用。

49．人参芦

【别名】　竹节参、芦头。

为五加科植物人参的顶端根茎部分，始见于《本草纲目》，收载于《中药大辞典》。

【性味与功能】　苦、微温；入胃经；涌吐痰饮、回阳。

【临床应用】　适用于体质较虚的痰饮蓄积胸中而必须涌吐者，多单味 3～6 克水煎服。

【参考】　近年研究证明，人参芦与人参的成分基本相同，因此，具有与人参一样的滋补作用。

【用法用量】　3～6 克，水煎服。

第五章　泻下药

　　凡能引起腹泻或滑利大肠、促进排便的药物统称泻下药。

　　泻下药有三种功能：①清除肠内宿食、燥屎以及其他有害物质，使其从大便排除。②清热泻火，使实热壅滞通过泻下而解除。③逐水退肿，使水邪湿患从大便出，水肿得以消除。

　　根据泻下作用的不同，一般又可分为攻下药、润下药和峻下逐水药。

　　1. 攻下药

　　具有较强的泻下作用，其性味大多数属苦寒药，因具有清热泻火作用，能清除产热积滞，适用于宿食停积、大便燥结的里证。常配行气药以加强泻下作用，并消除腹满证候。苦寒攻下药不仅用于通便、更多用于实热证、高热不退、谵语发狂，或火热上炎的头痛、目赤、咽喉肿痛、牙龈肿痛以及火热炽盛所致的衄血、吐血、咯血等证。热痢初起，下痢后重亦可用攻下药以清利湿热，用驱虫药时，也要配合攻下药以便使虫体排除。

　　2. 润下药

　　含大量脂肪油能润肠通便而具有缓泻作用的药物称润下药。适用于老年津枯、产后血亏、病后津液不足及失血病人的肠燥便秘。

　　3. 峻下逐水药

　　作用猛烈、能引起强烈腹泻并能兼利水道的药物。适用于水肿、臌胀、痰饮积聚、喘满等。

　　攻下药和峻下药，性多苦寒药力猛烈迅速，易伤正气，凡年老体弱、胎前产后、月经期等均应慎用。

一、攻下药

50. 大 黄

【别名】 川军、将军、锦纹大黄、火参。

为蓼科植物掌叶大黄[Rheum palmatum L.]、唐古特大黄、或药用大黄的干燥根或根茎。《本经》下品,收载于2000年版《药典》。产于青海、甘肃、四川、西藏等地,冬初叶枯时采挖,去粗皮、切片晒干入药称生大黄,酒炒入药称酒大黄。

【化学成分】 含蒽醌类化合物3%,包括大黄酚、大黄酸、芦荟大黄素、大黄素等。另含鞣质、桂皮酸、酯类、树脂等。

【药理作用】 ①大黄蒽醌有泻下作用,但此成分受热分解而失去泻下作用,因此不宜煎煮时间过长。②有增加血小板,促进血液凝固作用。③有促进胆汁分泌而有利胆、排石作用。④大黄酊剂有降压作用。⑤大黄素可对抗乙酰胆碱引起的小鼠肠管痉挛。⑥有降低血清胆固醇作用。⑦大黄酸有利尿作用。⑧长时间服用大黄可引起便秘,其机理与所含鞣质有关。⑨有抑菌作用,其中大黄酸和大黄素的抗菌作用最好,对金黄色葡萄球菌的抑菌浓度是0.1%、0.15%,此外对痢疾杆菌、伤寒杆菌、霍乱弧菌、大肠杆菌、绿脓杆菌、链球菌、肺炎双球菌、白喉杆菌、炭疽杆菌及皮肤致病真菌等均有不同程度的抑菌或抗菌作用。

【性味与功能】 苦、寒;归心、胃经;清热解毒、凉血消斑。

【临床应用】 ①治便秘,大黄6克、火麻仁15克,水煎服,用于一般便秘,大黄45克、桃仁20克、木香、枳实、柴胡、甘草各15克,共为细粉,炼蜜为丸,早晚各服6克治习惯性便秘。②治实热便秘、食积停滞,大黄、枳实、厚朴各9克水煎、加芒硝6克药汤冲服。③治急性阑尾炎,大黄12克,丹皮、芒硝各9克,冬瓜子、桃仁 5 克水煎服。④治肠梗阻。大黄（后下）、赤芍各 15 克，莱菔子、厚朴各 30 克，枳壳、桃仁、元明粉（冲）各 9 克，水煎服。⑤治烧伤，大黄炒焦，研成细粉，撒于伤口或香油调敷。⑥治心气不足、吐血衄血，大黄、黄连、黄芩各 30 克水煎服。⑦治火丹、冻疮、口舌鼻生疮、肺痈、奶痈，大黄粉口服每次 9 克，另以大黄粉水调外敷患处。⑧可引血下行治产妇瘀血证。

【用法用量】 3～30 克水煎服。

51. 芒 硝

【别名】 盆消、芒硝、皮硝。

为硫酸盐类矿物芒硝族芒硝，经加工精制而成的结晶体，《本经》上品，收载于 2000 年版《药典》。产于海边、矿泉、盐场附近及潮湿的山洞中、全国均产。土硝溶解、过滤重结晶即可入药、失去结晶水为玄明粉。

【化学成分】 主含硫酸钠[$Na_2SO_4 \cdot 10H_2O$]，此外尚含少量食盐、硫酸钙、硫酸镁等。

【药理作用】 ①泻下作用：硫酸钠内服后不易被肠道吸收，存留于肠道内形成高渗溶液，从而使肠内水分大量增加，促进蠕动而具有泻下作用，泻下作用发生于服药后 4 小时左右。②外敷芒硝可促进深部炎症吸收。

【性味与功能】 咸、苦、寒；归胃、大肠经；泻火通便、润燥软坚。

【临床应用】 ①治阳明经热，腹满而喘、有潮热、大便不通，如大承气汤。②治火丹，水调芒硝涂之。③治乳腺炎、退乳，芒硝 200 克、用纱布包好，覆盖于双乳上，一日一次。④治口疮：芒硝点上。

【用法用量】 6～18 克入煎剂冲服。

52. 玄明粉

【别名】 元明粉、白龙粉、风化硝。

为芒硝的天然风化物或人工加工而成，收载于《药典》2000年版。

【化学成分】 为失去结晶水的芒硝[硫酸钠 Na_2SO_4]。

【药理作用】 同芒硝。

【性味与功能】 咸、苦、寒；归胃、大肠经；泻火通便、润燥软坚、清火消肿。

【临床应用】 与芒硝基本相同，治口疮眼病等外用药多有玄明粉较方便。

【用法用量】 3～9克入煎剂口服或入丸散。

53. 番泻叶

【别名】 杏叶、泻叶、泡竹叶。

为豆科植物狭叶番泻[Assia angustifolia]或尖叶番泻的干燥小叶，收载于《中药大辞典》和2000年版《药典》。产于热带地区，如非洲、阿拉伯南部及印度等地。我国广东、云南等省也有引种。药材于开花前采叶阴干入药。

【化学成分】 含番泻叶甙（即大黄酸——芦荟大黄素——二蒽酮——8.8)二葡萄糖甙、并含大黄酸、大黄酚、鞣质等。

【药理作用】 ①有明显的泻下作用。②对致病皮肤真菌有抑制作用，对葡萄球菌、白喉杆菌、大肠杆菌等有抑制作用。③对动物有降血糖作用。

【性味与功能】 甘、苦、寒；归大肠经；泻热行滞、通便、利水。

【临床应用】 ①治老年性便秘、产后便秘，番泻叶2.5克，泡开水当茶饮，平素脾胃虚弱者慎用。②治脾弱消化不良，便秘腹胀，番泻叶 3 克、生大黄 2 克、橘皮 3 克、黄连 1.5 克、丁香 2克，水煎服。

【用法用量】 3～9 克水煎或泡水服。

54. 芦　荟

【别名】 卢会、讷会、奴会、象胆。

为百合科植物库拉索芦荟［Aloevera L. 等］、好望角芦荟及其同属植物的汁液浓缩干燥物。收载于《开宝本草》和 2000 年版《药典》。原产于非洲，我国南方也有栽培。

【化学成分】 含芦荟大黄素、对香豆酸、蛋白质、草酸钙结晶。

【药理作用】 ①各种芦荟属植物皆含蒽醌衍生物芦荟大黄甙类物质，有较强的腹泻作用。②水浸物可缩短创伤愈合时间，对烧伤及其他皮肤烫伤有保护作用。③抗癌作用，水提物对肉瘤—180 和艾氏腹水癌的生长有抑制作用。④对腹股沟表皮癣菌、红色皮肤癣菌、星形奴卡氏菌等皮肤真菌有不同的抑制作用。⑤提取物对肾上腺皮质有兴奋作用，能降低大鼠肾上腺内皮维生素 C 的含量。⑥对蛙心有抑制作用。⑦可缩短凝血时间。⑧有升高嗜酸性粒细胞的作用。

【性味与功能】 苦、寒；归胃、大肠经；清肝热、通便。

【临床应用】 ①用于便秘，芦荟 20 克、朱砂 15 克，共研细粉，滴酒共制成丸，每服 6 克。②用于小儿疳积、惊风：芦荟使君子等份共为细粉、每次 3～6 克，米汤调下。③外用治湿癣。

【用法用量】 多入丸散，鲜品可直接捣烂外用。

55. 蓖麻油

为大戟科植物蓖麻［Ricinus communis L.］的成熟果实经榨取得到的脂及油，收载于 2000 年版《药典》。

【化学成分】　含顺蓖麻酸、棕榈酸、亚油酸、亚麻酸等。

【药理作用】　有较迅速的泻下作用。

【临床应用】　①泻药，用于便秘症。②治烧伤：3%～5%漂白粉上清液与等体积蓖麻油混合成乳，外涂患处。

【用法用量】　10～30克、顿服或外用。

二、润下药

56．火麻仁

【别名】　大麻仁、麻子、麻子仁。

为桑科植物大麻[Camabis sativa L.]的干燥成熟果实。《本经》上品，收载于2000年版《药典》。产于全国各地，药材于成熟时采收，去杂质炒熟入药。

【化学成分】　含脂肪油30%，其油中90%以上为不饱和脂肪酸。另含大麻酚、植酸钙镁、蛋白质、维生素 B_1、B_2、蕈毒素、胆碱、挥发油、卵磷脂、甾醇等。

【药理作用】　①降压作用：火麻仁乳剂，火麻仁煎剂有明显的降压作用，可使血压降至120/80毫米汞柱，且无不良反应。②果皮中有麻醉性成分应用时应去净皮。③用量过大可发生中毒（100克～200克量）。

【性味与功能】　甘、平；归脾、胃、大肠经；润燥、滑肠、通便。

【临床应用】　①治大便不通，火麻子仁50克，同米煮粥食。②治产后郁闷多汗、便秘，紫苏子、火麻仁各30克，煮粥服。③治虚劳、下焦虚热、骨节烦痛、小便不利、大便干燥、口燥少气证，大麻子30克，煮汁服。

【用法用量】　9～15克水煎口服。

57. 郁李仁

【别名】 郁子、小李仁。

为蔷薇科植物欧李、郁李[Prunus 类]或长柄扁桃的干燥成熟种仁,《本经》下品,收载于 2000 年版《药典》。产于华北、华中地区,药材于果实成熟时采核去皮水煮晒干入药。

【化学成分】 含苦杏仁甙、脂肪油、挥发油、有机酸、蛋白质、甾醇、皂甙等。

【药理作用】 ①有缓下、利尿作用。②郁李仁酊剂有明显的降压作用。

【性味与功能】 辛、苦、甘、平;归大肠、小肠经;润燥、滑肠、下气、利水。

【临床应用】 ①用于津枯肠燥、食积气滞、腹胀便秘:郁李仁、朴硝各 30 克,当归、生地各 60 克,共为细粉,每服 9 克。②用于水肿、脚气、小便不利:郁李仁、桑白皮、赤小豆各 90 克,陈皮 60 克、紫苏 30 克、茅根 120 克共为粗粉,每次 15 克水煎服。

【用法用量】 3~9 克水煎服。

三、峻下逐水药

58. 牵牛子

【别名】 黑白丑、草金铃、喇叭花子。

为旋花科植物裂叶牵牛或圆叶牵牛[Semen pnaerbitidis]的干燥成熟种子,《别录》下品,收载于 2000 年版《药典》,产于全国各地。药材于秋季果实成熟时采,去杂质晒干炒熟入药。

【化学成分】 含牵牛子甙、脂肪油等。

【药理作用】 ①有明显的泻下作用,其泻下有效成分为牵牛子甙。②此药物成分经尿排泄，能增强肾的功能，有利尿作用。③体外对蛔虫和绦虫有灭活作用。④用量过大可引起中毒，中毒表现为：肾脏受损、血尿、运动麻痹、语言障碍、呕吐、腹泻等。

【性味与功能】 苦、寒，有毒；归肺、肾、大肠经；泻水通便、消痰涤饮、杀虫攻积。

【临床应用】 ①用于肢体浮肿、尿少：牵牛子(炒)120克，大黄60克、甘遂、大戟、芫花、青皮、陈皮各30克，木香、槟榔各15克，轻粉3克，共为细粉，水泛小丸，滑石粉为衣，每服3克。②治慢性肾炎并发水肿，黑白丑各200克，研末，每服6克，大枣汤送服。③治梅毒：白牵牛仁5～20克，水煎服。

【用法用量】 3～6克水煎服。

59. 甘 遂

【别名】 主田、甘泽、鬼丑、肿手花根。

为大戟科植物甘遂［Euphorbia Kansui Liou］的根。《本经》下品，收载于2000年版《药典》。主产于陕西、山西、河南、甘肃等地。药材于春秋季采挖，去泥土与外皮，以硫黄熏后晒干。

【化学成分】 含三萜类、大戟酮、大戟二烯醇等，此外尚含多种有机酸、鞣质、树脂等。

【药理作用】 ①生甘遂或炙甘遂对小鼠均有较强的泻下作用。②毒性较大，10克/公斤剂量可以致小鼠死亡。③与甘草配伍可使毒性增大。

【性味与功能】 苦、寒，有毒；归肺、肾、大肠经；泻水逐饮。

【临床应用】 ①治水肿腹满，牵牛子15克、甘遂3克，共为细粉，分二次服。②全身浮肿、身面皆洪大，甘遂1克，研细，置于猪肾内，火炙令熟，日食之，4～5日为一疗程。③治风痰迷心癫痫，妇人心风血邪，甘遂1克，为细粉入猪心内，纸裹煨熟，取末与朱砂3克共制丸分4次服。

【用法用量】 0.5～1.5克。多入散剂。

【备注】 反甘草。

60. 红大戟

【别名】 红芽大戟、广大戟、将军草、南大戟、野黄萝卜。

为茜草科植物红大戟[Knoxia valerianoides T.]的干燥块根。《本经》下品,收载于2000年版《药典》。主产于福建、广西、广东、云南等地,药材于夏秋采挖、洗 净晒干入药。

【化学成分】 含大戟素及蒽醌类化合物。

【药理作用】 ①有明显的泻下作用。②对金黄色葡萄球菌和绿脓杆菌有较强的抑制作用。

【性味与功能】 苦、寒,有小毒;归肺、脾、肾经;泻水逐饮、消肿散结。

【临床应用】 ①用于泻水逐饮,常与甘遂同用以增加疗效。治水饮泛溢而成的水肿满、胸腹积水症。②用于消肿散结、治疮肿结核,配伍散结药,起攻毒、通滞作用。

【用法用量】 1.5～3克研粉服或入丸剂。

【备注】 反甘草。

61. 京大戟

【别名】 龙虎草、大戟、震天雷。

为大戟科植物京大戟[Eup horbia perinensis Rupr.]的根。收载于《全国中草药汇编》和2000年版《药典》。产于除西藏、新疆外的全国各地。于春秋采挖、切段晒干入药。

【化学成分】 含大戟皂甙、大戟素、生物碱。

【药理作用】 有泻下作用。

【性味与功能】 苦、寒,有毒;归肺、脾、肾经;泻水逐水。

【临床应用】 ①用于急慢性肾炎水肿：京大戟 100 克、食盐 10 克，共为细粉，装胶囊，每服 2～3 丸。②治肝硬化腹水：京大戟，研粉，焙成咖啡色，装入胶囊，每次服 10～15 粒，3～7 天服一次。

【用法用量】 1.5～3 克多入丸散。

62. 芫 花

【别名】 头痛花、去水、杜芫、野丁香花。

为瑞香科植物芫花［Daphne genkws Sieb.］的干燥花蕾。《本经》下品，收载于 2000 年版《药典》。主产于安徽、江苏、浙江、四川、山东、湖北等地。于春季花未开时采、晒干入药。

【化学成分】 含黄酮甙、谷甾醇、及苯甲酸、刺激性油状物等。

【药理作用】 ①泻下作用，可刺激肠黏膜而引起强烈腹泻，其油状物对大鼠十二指肠呈强直收缩。②小剂量有利尿作用，大于 2.5 克/公斤对大鼠有抗利尿作用。③有驱蛔作用。④与甘草同用，泻下与利尿作用受致抑制，毒性增强。⑤对肺炎球菌、溶血性链球菌、流感杆菌等均有抑制作用。

【性味与功能】 苦、辛、寒，有毒；归肺、脾、肾经；泻水逐饮、解毒杀虫。

【临床应用】 ①用于水肿胸满积水、治伤寒有水饮癖积胁下：芫花 3 克、枳壳 15 克，共研细，分三次枣汤送服。②治白秃头疮，芫花和猪脂研敷。③治传染性肝炎，芫花片（每片含芫花黄酮 50 毫克），每次 2 片，日 3 次。④治精神病，芫花粉每天 2～4 克，分三次服。

【用法用量】 1.5～3 克，入丸散。

【备注】 反甘草。

63. 黄芫花

【别名】 北芫花、野雁花、芫蒿、黄雁雁。

为瑞香科荛花属河荛花[Wikstroemia chamaedaphne Meisn]的花蕾，收载于《全国中草药汇编》和1977年版《药典》。主产于河北、内蒙、陕西、甘肃等地，秋季采花蕾、阴干入药。

【化学成分】 含皂甙和黄芫花素。

【药理作用】 黄芫花及叶对小鼠四氯化碳中毒性肝炎有保护作用，可降低血清丙谷转氨酶。

【性味与功能】 辛、温，有小毒；泻下逐水、通便。

【临床应用】 ①用于水肿喘满、痰饮积聚，黄芫花粉、每次1～2克、水冲服。②治神经分裂症，黄芫花粉，每次2～4克，水冲服。③治急慢性肝炎，黄芫花浸膏片（每片0.35克），每次5片，每日3次。

【用法用量】 1.5～3克入丸散。

【备注】 反甘草。

64. 商 陆

【别名】 夜呼、当陆、白昌、山萝卜、下山虎、牛大黄、狗头三七。

为商陆科植物商陆[Phytolacca arinosa Roxh.]或垂序商陆的干燥根。《本经》下品，收载于1990年版《药典》，产于全国各地，秋季采挖、切片阴干入药。

【化学成分】 皂甙、多量的硝酸钾。

【药理作用】 ①水煎剂、酊剂对动物有明显的祛痰作用，酊剂有镇咳作用。②可兴奋血管运动中枢，使肾区血流增加而有利尿作用。③有轻微的扩瞳作用。④抑菌作用，对肺炎双球菌、弗氏痢疾杆菌、宋氏痢疾杆菌等有抑制作用。⑤毒性，大剂量能使中枢神经麻痹、呼吸运动障碍、心搏障碍、血压下降、终因心肌麻痹而死亡。⑥有平喘作用。

【性味与功能】 苦、寒，有毒；归肺、脾、肾、大肠经；逐水消肿、通利二便、解毒散结。

【临床应用】 ①用于通便行水，治水肿胀满之证，与鲤鱼汤同服。②治一切肿毒，鲜商陆捣敷。③治支气管炎，商陆糖浆（每100毫升相当于生药100克），每次10毫升，日2次。④治血小板减少性紫癜，100%商陆水煎液，首次30毫升，以后每次10升，每日3次，3天为一疗程。

【用法用量】 3～9克水煎服。

65. 巴 豆

【别名】 巴菽、刚子、江子、老阳子、双眼龙、巴果、猛子仁、毒鱼子、贡仔。

为大戟科植物巴豆［Crotom tiglium］的干燥成熟果实。《本经》下品。收载于2000年版《药典》。主产于四川等江南地区。果实成熟时采，晒干入药。

【化学成分】 主含巴豆油、巴豆毒素、巴豆甙、生物碱、β—谷甾醇、氨基酸、蛋白质。

【药理作用】 ①对巴豆油对黏膜有剧烈的刺激作用，可使皮肤红溃致炎，对胃肠道有剧烈的刺激作用，可产生持续性水泻。②小鼠皮下注射巴豆油可降低感染流脑病毒的死亡率。③对鱼虾、蚯蚓、钉螺有杀灭作用。④有抗大肠杆菌作用。⑤毒性作用为中毒性胃肠炎，可用黄连、黄柏汤冷服或饮冰水解之。⑥油可致癌。

【性味与功能】 辛、热，有大毒；归胃，大肠经；峻下、蚀疮。

【临床应用】 ①用于消除腹水、治晚期血吸虫病，由于性热、不宜与泻火药同用。②治白喉、喉痹，巴豆仁、朱砂等份，研细，贴于眉间或手心上。③用于恶疮、疥癣、疣痣：巴豆仁研膏，点于患部。

【用法用量】 口服1.0～0.3克，外用适量。

【备注】 不宜与牵牛子同用。

66. 巴豆霜

为巴豆的炮制加工品，巴豆经压榨去油脂而成巴豆霜。收载于2000年版《药典》。

【化学成分】 含巴豆油量的量大为减少，另含巴豆的其他成分。

【药理作用】 同巴豆，毒性有所降低。

【性味与功能】 辛、热，有大毒；归胃、大肠经；峻下积滞、逐水消肿、豁痰利咽。

【临床应用】 ①多入丸散剂治寒积便秘、乳食停滞、下腹水肿证。②吹喉治喉痹证。

【用法用量】 0.1～0.3克。

【备注】 不宜与牵牛子同用。

67. 千金子

【别名】 续随子、小巴豆、看园老、打鼓子。

为大戟科植物续随子 [Euphorbia lathyris L.] 的种子，收载于《全国中草药汇编》和2000年版《药典》，主产于长江流域。种子成熟时采，晒干入药。其叶也入药称续随子叶。

【化学成分】 含黄酮甙、大戟香豆精素、白瑞香素和约50%的脂肪油以及甾醇类。叶含山柰酚。

【药理作用】 ①有泻下作用。②叶中白汁有皮肤致炎作用。

【临床应用】 ①用于水肿胀满、小便不利，续随子30克，党参、木香、汉防己、赤茯苓、槟榔、海金沙、葶苈子各 120 克，共为细粉，和枣泥为丸，每服 6～9 克。②治毒蛇咬伤，续随子茎叶中白汁滴于清创伤口上，口服续随子粉 2～5 克，每日一次，连用 3 天。

【用法用量】 1.5～5 克入丸散。

68. 乌 柏

【别名】 木蜡树、蜡烛树、虹树、乌茶子。

为大戟科乌柏植物乌柏[Sapium sebiferum（L.）R.]的根皮、树皮、叶、种子。收载于《本草拾遗》和 1977 年版《药典》。主产于广东、广西。根皮与树皮四季均可采，种子成熟时采。

【化学成分】 根皮含花椒素、甾醇、树胶等，叶含异槲皮素、鞣质、苦味质等，种子含柏仁油。

【药理作用】 ①有较强的泻下作用，能迅速导泻、消除腹水。②叶能抑制血吸虫。③花椒素有杀肠虫作用。④乌柏皮、叶煎剂对金黄色葡萄球菌、伤寒杆菌、溶血性链球菌有抑制作用。

【性味与功能】 苦、微寒，有小毒；杀虫、解毒、利水、通便。

【临床应用】 ①用于血吸虫病，乌柏叶 30 克水煎服。②治疗疮，乌柏皮烤干、加冰片研细和蛋清敷。③治鸡眼，乌柏叶煎膏，患处用温水浸泡削去厚皮挑破患处将膏涂于患处，每日去痂换药一次。④治疥疮，乌柏子油 60 克、水银 6 克、樟脑 15 克共研外涂。

【用法用量】 内服 2～10 克，外用适量。

第六章　芳香化湿药

湿为六淫之一，是长夏的主气，长夏湿气盛，内湿是由于脾失健运，水谷津液运化转输功能受到障碍，常见胸膈满闷、头晕目眩、脘腹痞满、不欲饮食、呕恶、口黏、肢重、便溏及足肿、淋浊、妇人带下等，治则以芳香化湿药。

芳香化湿药辛温香燥，有辟浊化湿作用，用于治疗湿浊内阻，脾为湿困，运化失健之证。

69. 广藿香

为唇形科植物广藿香[Pogostemon cablin（B.）B.]或藿香的地上全草。《别录》中品，收载于2000年版《药典》，主产于四川、江苏、云南、辽宁等地，药材于夏秋季采收，阴干切段入药。

【化学成分】　含挥发油，油中主要为广藿香醇、苯甲醛、丁香油酚、桂皮醛等，另含多种烯类。

【药理作用】　①试管中8%的藿香煎剂对许氏毛癣菌等多种皮肤致病真菌有抑制作用。乙醇提取液也有抑制真菌作用。②对钩端螺旋体有抑制作用。③挥发油可促进胃液分泌，增强消化力，对胃、肠有解痉作用。

【性味与功能】　辛、微温；入胃经；芳香化湿、开胃止呕、发表解暑。

【临床应用】　①治头痛发热、胸腹胀痛、呕吐泄泻，如藿香正气丸。②治单纯性胃炎，藿香、佩兰、半夏、黄芩各10克，陈皮、川朴各5克，水煎。③治无黄疸型肝炎(湿因型)，藿香、苍术、香附、郁金各10克，板蓝根、蒲公英各15克，厚朴、陈皮各

8 克水煎服。

【用法用量】　3～9 克水煎服。

【附方】　藿香正气散：藿香、白术、茯苓、大腹皮各 10 克，陈皮、桔梗、紫苏、甘草、半夏、厚朴、白芷各 6 克，水煎服。和中健脾去湿。

70. 佩　兰

【别名】　蕳、兰香水兰、水香、大泽兰。

为菊科植物佩兰［Eupatorium fortunei Turcz］的地上部分，收载于《全国中草药汇编》和 2000 年版《药典》，主产于辽宁、山东、江苏等地。夏季花未开时采割，晒干切段入药。

【化学成分】　含挥发油，油中主要为对—伞花烃、5-甲基麝香草醚、橙花醇乙酯，另含香豆精、香豆酸、麝香草氢醌等。

【药理作用】　①佩兰挥发油对流感病毒有抑制作用。②牛、羊大量食用本品可引起慢性中毒，侵害肝、肾而致糖尿病。③口服佩兰引起小鼠动情期的暂时停止，排卵受到抑制。④家兔的中毒表现为呼吸抑制、体温下降、心搏变慢、血糖过高。

【性味与功能】　辛、平；归脾、胃、肺经；芳香化湿、醒脾开胃、发表解暑。

【临床应用】　①用于醒脾化湿，治湿温浊邪郁结中焦、清浊失调、脘闷不食、口甜苔腻之证，常与清热化湿药合用，如腹胀吐泻可与温中药合用。②用于清暑辟浊，治暑湿内蕴、胸闷寒热头痛，佩兰、藿香、陈皮、半夏、大腹皮、厚朴荷叶各等份，共为粗粉，每次煎服 20 克。

【用法用量】　3～9 克水煎服。

71. 苍　术

【别名】　赤术、马蓟、青术、仙术。

为菊科植物茅苍术［Rhizoma Atracty loclis］或北苍术的干燥根茎。收载于《本草纲目》和2000年版《药典》，主产于江苏、浙江、安徽、江西、河北等地，药材于春秋季采挖，去根茎与泥土晒干、切片、炒黄入药。

【化学成分】　含挥发油，油中主要成分为苍术醇、苍术酮、桉叶醇等。

【药理作用】　①生苍术煎剂对四氧嘧啶糖尿病的家兔有降血糖作用。②对血压小剂量升高，大剂量下降。③有排钠保钾作用，但无利尿作用。④大剂量可使中枢神经系统、呼吸系统呈麻痹作用。⑤能使动物肠蠕动增强。⑥有减慢心律作用。⑦其挥发性成分对结核杆菌，金黄色葡萄球菌，大肠杆菌等有杀灭作用。

【性味与功能】　辛、苦、温；归脾、胃、肝经；燥湿健脾、祛风、散寒、明目。

【临床应用】　①用于燥湿健脾，苍术气香辛烈、性温而燥，治脾为湿因、运化失司、消化不良、呕恶烦闷、腹胀泻泄证。如平胃散：苍术、厚朴、陈皮各30克，甘草10克，共为细粉，每服10克。②治暑热水泻如曲术丸。③治风湿下注、腰膝肿痛，多与苍术、黄柏、牛膝等配伍。④用于眼科治白内障、青盲雀盲证：苍术丸：苍术、黑芝麻等份共为细粉，炼蜜为丸，每服10克。

【附方】　曲术丸：神曲、苍术等份共为细粉，炼蜜为丸，每次10克。

【用法用量】　3～9克水煎服。

72. 厚　朴

【别名】　川朴、紫油厚朴、赤朴、烈朴。

为木兰科植物厚朴［Magnolia officinalia Rehd 等］或凹叶厚朴的干皮、枝皮及根皮。《本经》中品，收载于2000年版《药典》。主产于广东、广西、云南、江苏、浙江、江西等地，夏季采剥，晒干切丝加姜汁炒后入药。

【化学成分】 主含挥发油，油中含笑花醇、厚朴酚等，另含少量生物碱、鞣质等。

【药理作用】 ①抑菌作用，对金黄色葡萄球菌、肺炎双球菌、痢疾杆菌、炭疽杆菌均有较强的抑制作用。对常见皮肤致病真菌有不同程度的抑制作用。②可对抗肝炎病毒，有保肝作用。③对肌肉和神经有较轻的麻醉作用。④可使动物血压下降。⑤对动物肠管平滑肌、支气管平滑肌有兴奋作用。⑥厚朴煎剂可杀死猪蛔虫。

【性味与功能】 苦、辛、温；归脾、胃、肺、大肠经；燥湿消痰、下气除满。

【临床应用】 ①用于化湿导滞，厚朴性温行散，能除胃中气滞，燥脾之湿邪，治湿困中焦气滞不利所致的脘满腹胀腹痛等证，多配生姜、半夏、甘草、人参等，如汗后腹满者、多用厚朴三物汤。②用于行气平喘如桂枝汤加厚朴杏仁各二钱。③用于水谷利久不瘥，厚朴、黄连各 9 克，水煎服。

【用法用量】 3～9 克水煎服。

【附方】 厚朴三物汤：厚朴 15 克、枳实 6 克、大黄 6 克，水煎服。（《金匮要略》）

【备注】 厚朴花与厚朴功效相同。

73. 豆　蔻

【别名】 白叩、多骨、白豆蔻、老蔻、紫蔻。

为姜科植物白豆蔻［Daphne genkwa Sieb et Zuce］的干燥成熟果实。《别录》上品，收载于 2000 年版《药典》。主产于越南、斯里兰卡、印度等地。

【化学成分】 果实含挥发油，主为多种烯类。

【药理作用】 ①有芳香健胃作用。②有抗结核菌作用。

【性味与功能】　辛温；归肺、脾、胃经。化湿消痞、行气温中、开胃消食。

【临床应用】　①用于下气止呕，治脾胃虚寒气逆于上、胸腹满闷，配砂仁、丁香、生姜等或单用一味6克水煎服。②温中化湿，治湿蕴中焦、胸闷不饥、舌苔浊腻者加白蔻5克、热盛加黄芩、连翘各10克，湿盛加利湿药煎服。③治妊娠呕吐：白蔻3克、竹茹9克、大枣3枚、鲜姜2片，水煎服。

【用法用量】　3～6克水煎服(宜后下)。

74. 砂　仁

【别名】　缩砂仁、春砂仁、缩砂蜜、绿壳砂。

为姜科植物阳春砂、绿壳砂、南海砂[Fructus Amomi]的干燥成熟果实。收载于《宋开宝本草》和2000年版《药典》。药材夏秋间成熟时采，主产于广东、广西、云南等地。

【化学成分】　含挥发油，油中主要为樟脑、萜烯、乙酸龙脑酮、芳樟醇、橙花叔醇等。

【药理作用】　有芳香健胃作用，可促进肠蠕动。

【性味与功能】　辛、温；归脾、肾经；化湿开胃、温脾止泻、理气安胎。

【临床应用】　①用于调中行气，醒脾调胃，理气宽中，治脾胃气滞，配伍木香、枳实、白术等。②用于温脾止泻，治脾胃虚弱、清阳下陷，冷滑下利不禁者，多配干姜、羊肝等，如呕吐痞闷则加人参、白术、茯苓、半夏、陈皮。③用于安胎，常与白术、桑寄生、续断等补肾药同用。④治牙齿痛，春砂仁细粉，每次服3～6克。

【用法用量】　3～6克水煎服，后下不宜久煎。

75. 草豆蔻

【别名】　草蔻、漏蔻、偶子、飞雷子。

为姜科植物草豆蔻[Alpinia Katsumadai Hayata]的干燥半成熟种子。收载于《雷公炮制论》和 2000 年版《药典》。产于广东、广西等地，于果实近成熟时采，晒干入药。

【化学成分】　含挥发油、山姜素、草蔻素、黄酮类化合物等。

【药理作用】　草豆蔻水煎剂对豚鼠离体肠管有兴奋作用，剂量增 大则有抑制作用。

【性味与功能】　辛、温；归脾、胃经；燥湿健脾、温胃止呕。

【临床应用】　①用于健脾湿、健运化湿，治脾胃虚弱、湿郁寒滞、不思饮食证，常与木瓜、乌梅、砂仁、益智仁、生姜、甘草等同用。②用于温胃止呕，治寒湿邪郁滞中焦，呕逆脘痛证，常配高良姜、生姜、吴茱萸、延胡索、香附等药同用。

【附方】　草豆蔻散：草豆蔻 15 克、甘草 30 克、肉桂、陈皮、良姜各 30 克，共为细粉，每服 5 克，枣汤送下。主治：胃寒、食无味、脾泄、心胸不快证。(《经济总录》)

【用法用量】　3～5 克水煎服。

76. 草　果

【别名】　草果仁

为姜科植物草果[Amomum tsaoko Crevost et lefmaire]的干燥近成熟果实。收载于《全国中草药汇编》和 2000 年版《药典》，主产于云南、广西、贵州等地，果实成熟时采，炒黄去壳入药。

【化学成分】　含挥发油类。

【性味与功能】　辛、温；归脾、胃经；燥湿温中、除湿截疟。

【临床应用】　①用于脾湿腹胀，草果 30 克、白术 30 克，共为细粉，每服 10 克。②治脾寒疟疾不愈，面青不食，振寒少热，草果、炮附子各等份，共为细粉，每次 10 克水煎服。

【用法用量】　3～6 克水煎服。

第七章 渗湿利水药

凡以通利水道、渗除水湿为主的药物，称渗湿利水药，也叫渗湿利尿药。利尿药多属味淡气平之品，所以又称淡渗利湿药。

水湿停蓄于体内，或水湿与热相并，或水湿与寒相结所产生的小便不利、淋浊、关节疼痛、发黄、湿温、疮疹、痰饮、水肿等均适用于渗湿利水药。

利水药忌用于津乏阳亏之小便不利，虚证水肿。滑精、遗精无湿热者慎用。

77. 滑石粉

【别名】 画石、液石、番石、夕冷、脆石。

为硅酸盐类矿物滑石族滑石[$Mg_3(Si_4O_{10})(OH)_2$]的矿石或矿石粉，《本经》上品。收载于 2000 年版《药典》。全国各地均产，采集去杂石粉碎过筛入药。

【化学成分】 主含硅酸镁，另含氧化铝及多种微量元素。

【药理作用】 ①无直接利尿作用。②有保护皮肤及胃黏膜作用。③有止泻作用。④可吸着肠道内毒物，阻止其吸收。⑤对伤寒杆菌与副伤寒杆菌有抑制作用。

【性味与功能】 甘、淡、寒；归膀胱、肺、胃经；利尿通淋，清热解暑，祛湿敛疮。

【临床应用】 ①治小便不利、热淋、茎中痛、少腹急痛，滑石、蒲黄等份每服 6 克。②治身热吐利泄泻、下痢赤白、石淋、烦热，腹胀闷、中暑、伤寒、疫疠，六一散。③治黄疸，滑石、石膏各等份，共研细，每次服 6~9 克，米汤送服。④外用治痱毒等。⑤作中成药片、丸剂挂衣用辅料。⑥治肿毒：滑石、甘草、绿豆各等份共为细粉，酒调外敷。

【用法用量】 9～24克水煎服，或作制剂的赋形剂。

【附方】 六一散：滑石600克、甘草100克，共为细粉，每服6～9克。（《伤寒标本》）。

78. 茯 苓

【别名】 白茯苓、云苓、茯菟、松苓、松薯。

为多孔菌科植物茯苓[Poria cocos(schw.)Wolf.]的干燥菌核。《本经》上品，收载于2000年版《药典》。产于关内各省，7月后采挖，去皮切片晒干入药称白茯苓，带皮切片入药称赤茯苓。

【化学成分】 含茯苓多聚糖，和三萜化合物乙酰茯苓酸、茯苓酸、甾醇、蛋白质、组氨酸、卵磷脂、腺嘌呤、胆碱、酶类等。

【药理作用】 ①对正常家兔有利尿作用，对其他动物利尿作用不显著。②乙醇提取物可使血糖先升后降。③对小鼠有镇静作用。④对大鼠实验性溃疡有预防作用。⑤浸剂、酊剂有抑制蛙心作用。⑥抗癌作用：茯苓中含 $\beta-(1, 6)$ 吡喃葡萄糖聚糖的支链切断变成的 $\beta-(1, 3)$ 吡喃葡聚糖时，具有明显增强免疫作用，能增强小鼠单核细胞的吞噬作用。对小鼠体液免疫有促进作用。与环磷酰胺等化疗药合用，对小鼠 S_{180} 的抑制率可达96.88%。

【性味与功能】 甘、淡、平；归心、肺、脾、肾经；利水渗湿、健脾宁心。

【临床应用】 ①用于利水渗湿，治水湿停滞。偏寒者，用五苓散。偏湿热者用五淋散。②用于健脾补中，治食少脘闷、痰饮停滞，常配人参、白术、枳实、生姜。③用于宁心安神，治心神不安、恍惚健忘、心悸，多配香附、人参、沉香合用。④治脾虚泄泻：常配人参、扁豆、山药、砂仁、莲肉、甘草合用。

【附方】 ①五苓散：泽泻24克茯苓、猪苓、桂枝、白术各12

克,水煎服。②五淋散:赤茯苓、赤芍各 15 克,栀子、当归各 9 克,甘草 6 克、灯心草 6 克,水煎服。

【用法用量】 9～15 克水煎服。

79. 茯 神

为茯苓中带松根者。收载于 1977 年版《药典》,带松根切片入药。

【化学成分】 与茯苓相同。

【药理作用】 镇静作用较茯苓强,其他与茯苓相同。

【性味与功能】 同茯苓,偏于宁心。

【临床应用】 主要用于宁心安神剂。

【用法用量】 9～15 克水煎服。

80. 茯苓皮

为茯苓的干燥外皮,收载于 1997 年版《药典》。

【药理作用】 利尿作用较茯苓强。

【性味与功能】 淡、平;归脾,肾经;利水消肿。

【临床应用】 用于水湿肿胀证,如五皮饮:苓皮、桑皮、大腹皮、姜皮、陈皮各 10 克水煎服。

【用法用量】 10～30 克水煎服。

81. 猪 苓

【别名】 野猪粪、豕零、豨苓、野狸食。

为多孔菌科真菌猪苓[Polyporus umbellatus (pers.) Fr.]的干燥菌核。《本经》中品,收载于 2000 年版《药典》。产于全国各地。春秋采挖,晒干切片入药。

【化学成分】 含生物碱、麦角甾醇、蛋白质、糖类。

【药理作用】 ①有明显的利尿作用,并能促进钠、氯、钾的排除。②醇提液对金黄色葡萄球菌、大肠杆菌有抑制作用。③可增加小鼠网状内皮系统的吞噬的功能。④猪苓多糖对小鼠肉瘤180有明显的抑制作用，其作用强度是日本云苓多糖的25倍，并能减轻放、化疗副作用，延长存活期，⑤猪苓多糖能使动物血浆中的皮质醇的含量升高。⑥对肝和肝糖元的消耗有保护作用，能降低氨甲蝶呤引起的毒性，对肝炎患者可使GPT和TTT下降及HBsAg转阴。

【性味与功能】　甘、淡、平；归肾，膀胱经；利水渗湿。

【临床应用】　①治脉浮发热、渴欲饮水、小便不利，猪苓汤。②治妊娠子淋，猪苓15克水煎服。③治妊娠水肿，猪苓为细粉，每服6克。

【用法用量】　6～12克水煎服。

【附方】　猪苓汤：猪苓、茯苓、泽泻、阿胶、滑石各30克，除阿胶外其他用水煎，冲入阿胶服。

82. 泽　泻

【别名】　芒芋、鹄泻、及泻、天鹅蛋、如意花。

为泽泻科植物泽泻［Alisma orientalis（Sam.）Juze P］干燥块茎，《本经》上品，收载于2000年版《药典》。产于全国各地，冬季叶枯时采挖，火烤干撞去外皮切片入药。

【化学成分】　含多种萜类化合物及挥发油、生物碱、脂肪酸、蛋白质、树脂等。

【药理作用】　①能增加动物的尿量及氯化钠的排除量，也能增加人的尿量有显著的利尿作用。②有明显的降血压作用。③可降低血中胆固醇及血脂的含量。④对大鼠的四氯化碳中毒性肝炎有保肝作用和预防作用。⑤对金黄色葡萄球菌、肺炎双球菌、结核杆菌有抑制作用。⑥有轻微的降血糖作用。⑦能对抗乙酰胆碱所致的离体兔肠痉挛作用。⑧泽泻含有刺激物质，内服可引起胃肠炎，贴于皮肤引起发泡，其叶可作为皮肤发红剂，食其叶可引起血尿，但单食则无毒性。

【性味与功能】　甘、寒；归肾、膀胱经；利小便、清湿热。

【临床应用】　①治膨胀水肿，白术、泽泻各等份，共为细粉，每次9克。②治暑湿霍乱、小便不利、头晕引饮，泽泻、白术、茯苓等份为粉，每次15克加姜三片煎服。③治湿热黄疸，茵陈、泽泻、滑石各15克，煎服。④本品利水作用较强，不可久服。

【用法用量】　6～9克水煎服。

83. 车前子

【别名】　车前实、风眼前仁、虾蟆衣子。

为车前科植物车前或平车前的［Plantago asiatica L 和 Plantago depressa］干燥成熟种子。《本经》上品，收载于2000年版《药典》。产于北方各地，秋季种子成熟时采，晒干去净杂质盐炒入药。

【化学成分】　含多糖类黏液质、琥珀酸、腺嘌呤、胆碱等及脂肪油。

【药理作用】　①有利尿作用，并可增加尿素尿酸、氯化钠的排泄。②能使气管及支气管分泌物增加，有祛痰作用。③能降低血清胆固醇的含量。④车前子水浸液对某些致病真菌有抑制作用，对金黄色葡萄球菌有较强的抑制作用。⑤有强心和降血压作用。⑥车前子果胶对试验性动物胃溃疡有保护作用。⑦对甲醛引起的炎性水肿有明显的抑制作用。⑧车前果胶对小鼠的半数致死量为1.7/公斤，大鼠及狗则未见毒性。

【性味与功能】　甘、微寒；归肝、肾、肺、小肠经；利尿清热、渗湿通淋、明目、祛痰。

【临床应用】　①用于利清水通淋，治热结膀胱小便淋闭。常配冬葵、泽泻同用，也可与清热药同用如八正散。②用于利水止泻，治水泻初起、小便不利，配白术、茯苓等。③与止咳平喘药配伍治支气管炎。

【附方】 八正散：木通、瞿麦、萹蓄、滑石、栀子、大黄、甘草、车前子等份共为细粉，每次 15 克，水煎服。

【用法用量】 9～15 克水煎服。

84. 车前草

【别名】 当道、车轮菜。

为车前科植物车前[Plantago asiatica L.]的干燥全草，《本经》中品，收载于 2000 年版《药典》，夏季采挖，晒干入药或鲜用。

【化学成分】 含桃叶珊瑚甙、车前甙、有机酸、生物碱、维生素 B_1、维生素 C 等。

【药理作用】 ①对猫呼吸道有明显的祛痰作用。②试管内对常见皮肤真菌有抑制作用。③对试验性动物胃溃疡有保护作用。④车前草水提物有抗肿瘤作用。

【性味与功能】 甘、寒；入肝、肾、小肠经；清热利尿、祛痰、凉血、解毒。

【临床应用】 ①治小便不通、血尿，车前草 20～150 克，水煎服。②治慢性气管炎，车前草浸膏片(每片相当于生药 5 克)每次 2～4 片，每日 3 次。③治急慢性痢疾，车前草 100～200 克水煎服。

【用法用量】 9～15 克水煎服。

85. 关木通

【别名】 马木通、苦木通、木通马兜铃、东北木通、万年藤。

为马兜铃科植物东北马兜铃[Aristolochia manshuriensis Kom.]的干燥藤茎。收载于 2000 年版《药典》。主产于东北，秋、冬季采割，切片晒干入药。

【化学成分】　含马兜铃酸、齐墩果酸、常春藤皂甙元。

【药理作用】　①有利尿作用。②对心肌有某种强心作用。③对大鼠腹水型肝癌有抑制作用。④动物中毒表现为全身抑制，马兜铃酸对小鼠的半数致死量为60毫克/公斤。⑤对皮肤致病真菌有抑制作用。⑥对小鼠离体肠管有抑制作用。⑦水煎剂可抑制大鼠腹水癌的生长，有抗癌作用。

【性味与功能】　苦、寒；归心、小肠、膀胱经；清心火、利小便、通经下乳。

【临床应用】　①治小便不利、尿痛、口舌生疮，木通9克、生地15克，甘草、竹叶各3克，水煎服。②治心力衰竭水肿，木通注射液肌注，有明显的利尿作用。常用量4.5～9g。

【用法用量】　3～6克水煎服。

86. 川木通

【别名】　川木通、油木通、白木通。

为毛茛科植物小木通［Clematis armandii Franch］的干燥藤茎。收载于2000年版《药典》，产于四川、广西、湖南、云贵等地。秋季采割，切片晒干入药。

【性味与功能】　淡、苦、寒；归心、肺、小肠、膀胱经。清热利尿、通经下乳。

【临床应用】　主要用于尿路感染，可与清热药同用。

【用法用量】　3～6克水煎服。

87. 木　通

【别名】　五叶木通、八月炸、预知子、八月扎、三叶木通。

为木通科植物白木通、三叶木通、五叶木通［Akebja Qujnata（Thanb）Decne］的干燥藤茎。收载于《中药大辞典》和《全国中草药汇编》。产于全国各省，秋季采割，切片晒干入药。

【化学成分】　含木通甙、有机酸等。

【药理作用】　①有明显的利尿作用。②对多种皮肤病真菌、金黄色葡萄球菌、绿脓杆菌、各种痢疾杆菌有抑制作用。

【性味与功能】　苦、寒；泻火行水、通利血脉、镇痛。

【临床应用】　①治小便滞涩，常与清热药合用。②用于乳汁不通，常与柴胡、王不留行子、陆陆通同用。

【用法用量】　3～9克水煎服。

88. 萹　蓄

【别名】　萹竹、道生草、竹节草、猪牙草。

为蓼科植物萹蓄［Polygonum aviculare L.］的地上部分，《本经》中品，收载于2000年版《药典》，产于全国各地，夏季采割、晒干切段入药。

【化学成分】　含萹蓄甙、槲皮甙、有机酸、多种糖类。

【药理作用】　①有明显的利尿作用。②有驱蛔作用。③有缓下作用。④对葡萄球菌、痢疾杆菌、绿脓杆菌、皮肤真菌均有抑制作用。⑤有止血作用。⑥有降血压作用。⑦对大鼠有利胆作用。⑧对呼吸有增强作用。⑨剂量过大对动物有毒性，可引起皮炎及胃肠功能紊乱。其水煎剂(1∶50)的半数致死量为20毫升/公斤。

【性味与功能】　苦、微寒；归膀胱经；利尿通淋、杀虫、止痒。

【临床应用】　①清膀胱湿热、利尿通淋。治热淋、浊淋，萹蓄30克，水煎服。②治腮腺炎，鲜萹蓄捣烂外敷。③治蛲虫下痒，萹蓄100克水煎服。④治肛门湿疹：萹蓄200克，水煎洗。

【用法用量】　9～15克水煎服。

89. 瞿　麦

【别名】　巨句麦、大兰、石竹子花、洛阳花。

为石竹科植物瞿麦或石竹[Dianthus superbus L 或 Dianthus chinenisi L.]的干燥地上部分。《本经》中品,收载于 2000 年版《药典》。产于全国各地,夏季采收,阴干切段入药。

【化学成分】　含生物碱、粗蛋白、维生素 A 类物质、无机盐等。

【药理作用】　①利尿作用。②对蛙心、兔心有明显的抑制作用。③对肠管平滑肌有兴奋作用。④能在试管内杀死血吸虫。⑤对金黄色葡萄球菌、大肠杆菌、伤寒杆菌、福氏痢疾杆菌、绿脓杆菌均有抑制作用。

【性味与功能】　苦、寒;归心、小肠经;利尿通淋,破血通经。

【临床应用】　①治小便赤涩、热淋血淋,瞿麦、萹蓄、车前子,滑石、栀子、甘草各 100 克共为细粉,炼蜜为丸,每次服 9～15 克。②治泌尿系统感染,瞿麦、萹蓄、蒲公英、黄柏各 15 克,灯心草 3 克水煎服。③治食道癌、直肠癌,瞿麦根 30 克,水煎服。

【用法用量】　15～45 克水煎服。

90. 通　草

【别名】　通脱木、大通草。

为五加科植物通脱木[Tetrapanax PaPyriferus(Hook)K. Koch]的干燥茎髓。《本经》中品,收载于 2000 年版《药典》。主产于江南各省。秋季割取地上茎,趁鲜取出髓晒干入药。

【化学成分】　含多糖类、肌醇等。

【药理作用】　有利尿及促进乳汁分泌作用。

【性味与功能】　甘、淡、微寒；归肺、胃经；清热利尿、通气下乳。

【临床应用】　①治热气淋涩、小便赤如红花汁者，通草90克、冬葵子30克、滑石120克、石韦60克，煎成1000毫升，分三次服。②治乳汁不下：通草6克、穿山甲12克，猪蹄2个，共煮吃汤食肉。

【用法用量】　3～4.5克水煎服。

91. 合　萌

【别名】　木通草、白通梗、梗通草。

为豆科植物由田皂角［Aeschynomene indica L.］的茎髓。收载于《中药大辞典》，产于江苏、浙江等地。9月采收，剥去茎皮晒干入药。

【性味与功能】　苦、凉；清热利尿，通乳、明目。

【临床应用】　常用于尿路感染、小便不利，黄疸性肝炎等。外用治外伤出血、疖肿。

【用法用量】　6～15克水煎服。

92. 薏苡仁

【别名】　苡米、回回米、草珠儿。

禾本科植物薏苡［Coix Lacryma-jobi L. var. Ma-yuen（Roman）Stspf］的干燥成熟果仁。《本经》上品，收载于2000年版《药典》。全国各地均有栽培，秋季果实成熟时采收去壳炒熟入药。

【化学成分】　含脂肪油、蛋白质、氨基酸、薏苡素、三萜化合物等。

【药理作用】　①薏苡仁对艾氏腹水癌细胞有抑制作用。②有降血糖作用。③有解热、镇痛、镇静作用。④对横纹肌有抑制作用。

【性味与功能】 甘、淡、凉；归脾、胃、肺经；健脾渗湿、除痹止痛、清热排脓。

【临床应用】 ①用于利水渗湿，治砂石热淋，可单方每剂30～50克，也可配伍其他利水药同用。②治风湿痹痛，常与祛风药合用。③用于清热排脓，如薏苡瓜瓣汤，薏苡20克、瓜瓣30克、牡丹皮15克、桃仁10克，水煎服治肺痈症。

【用法用量】 9～30克水煎服。

93. 三白草

【别名】 白面姑、白舌骨，水木通、过塘莲、白花莲、土玉竹、天性草。

为三白草科植物三白草［Saururus chinensis（Lour）Baill］的干燥根茎和全草。收载于《唐本草》和2000版《药典》，产于关内各省，秋季采收，晒干切段入药。

【化学成分】 含黄酮类化合物、槲皮素、金丝桃甙，水解鞣质等。

【性味与功能】 甘、辛、寒；归肺、膀胱经；清热解毒，利水消肿。

【临床应用】 ①治疗疮肿，三白草叶60克水煎服。②治小便不利，三白草30克、车前草30克，水煎服。③治腹腔脓肿，鲜三白草120克捣烂敷于患处。④治肝癌，三白草根，大蓟根各90克，分别煎水，上午服三白草根汤，下午服大蓟根汤。

【用法用量】 15～30克。

94. 石 韦

【别名】 石皮、石兰、石剑、金汤匙、石鞴。

为水龙骨科植物石韦、芦山石韦或有柄石韦［Pyrrosia sheareri（Bak）Ching 等］的叶。《本经》中品，收载于2000年版《药典》。

产地全国各地，春、夏、秋采集，去须根，晒干入药。

【化学成分】 含黄酮类、皂甙、蒽醌、鞣质、糖类、酚性物等。

【药理作用】 ①有明显的镇咳、祛痰作用。②可升高因放疗产生的白细胞下降。③可增强单核细胞的吞噬能力。④对流感病毒有较弱的抑制作用。

【性味与功能】 甘、苦、微寒；归肺、膀胱经；利尿通淋、清热止血。

【临床应用】 ①治疗急慢性肾炎、肾盂肾炎：石韦叶 15 克，水煎服。②治支气管炎，石韦 15 克，煎成 100 毫升，加冰糖 10 克服。③治疗放疗、化疗引起的白细胞下降，石韦 30 克、大枣 15 克、甘草 3 克，水煎服。④治泌尿系结石。

【用法用量】 6～12 克水煎服。

95. 淡竹叶

【别名】 林下竹、迷身草、山鸡米、山冬。

为禾本科植物淡竹叶［Lophatherum gracile Brongn.］的干燥茎叶，收载于《本草纲目》和 2000 年版《药典》。主产于江南各地。药材于 5、6 月花未开时采，晒干入药。

【化学成分】 含三萜类化合物、白茅素、甾醇、有机酸、氨基酸等。

【药理作用】 ①对家兔和猫有解热作用。②有利尿作用，可明显增加尿中氯化物的含量。③有升高血糖作用。④对金黄色葡萄球菌有抑制作用。

【性味与功能】 甘、淡、寒；归心、胃、小肠经；清热除烦、利尿。

【临床应用】 ①治血尿，淡竹叶、白茅根各 30 克，水煎服。②治热淋，淡竹叶 12 克、灯心草 9 克、海金沙 6 克，煎服。③治烦热口渴，与其他清热药配伍用。

【用法用量】　6～9克。

96．海金沙

【别名】　左转藤。

为海金沙科植物海金沙［Lygodium japonicum（THunb.）Sw.］的干燥成熟孢子。收载于《本草纲目》和2000年版《药典》。产于南方各地，秋季孢子未落时采，晒干，打下孢子，粉碎入药。

【化学成分】　含黄酮类化合物及脂肪油。

【药理作用】　对金黄色葡萄球菌、绿脓杆菌、福氏痢疾杆菌、伤寒杆菌均有抑制作用。

【性味与功能】　甘、咸、寒；归膀胱、小肠经；清热利湿、通淋止痛。

【临床应用】　①用于泌尿系结石，海金沙15克、冬葵子、王不留行子、牛膝、泽泻、石韦、金钱草各9克水煎服。②治上呼吸道感染、扁桃体炎、肺炎、腮腺炎，海金沙30克，大青叶15克，水煎服。③治热淋急痛，海金沙15克，甘草水冲服。

【用法用量】　6～15克水煎服。

97．金钱草

【别名】　大金钱草、过路黄、路边黄、对座草、铜钱草、蜈蚣草。

为报春花科植物过路黄［Lysimachia chnstinae Hamce］的干燥全草，收载于2000年版《药典》和《全国中草药汇编》。主产于长江流域，春、夏、秋采割，晒干切段入药。

【化学成分】　含黄酮类、甙类、鞣质、挥发油、氨基酸、甾醇、内脂等。

【药理作用】　①有明显的利胆作用，增加肝脏胆汁的分泌，利于胆汁的排除。②水煎剂对金黄色葡萄球菌溶血性链球菌、枯草杆菌、大肠杆菌等有抑制作用。③有利尿排石作用。④对心血管系统可增加冠流量，减慢心律、改善心脑血管硬化的作用。⑤动物试验的证明，大剂量未见毒性。

【性味与功能】 甘、咸、微寒；归胆、肝、肾、膀胱经；清热利湿、通淋、消肿。

【临床应用】 ①用于泌尿系结石，金钱草、车前草各20克，滑石30克，萆薢20克，并配伍生地、丹参、川断、续生各9克水煎服。②用于黄疸、黄疸型肝炎，金钱草、茵陈、郁金、蒲公英各15克水煎服。③用于胆结石、胆囊炎，金钱草60克煎服，一个月为一疗程。

【用法用量】 15～60克水煎服。

98. 广金钱草

【别名】 金钱草、铜钱草、落地金钱、马蹄香、假花生。

为豆科植物广金钱草[Desmodium styracifolium（Osb）Merr]的地上干燥全草。收载于2000年版《药典》和《全国中草药汇编》。主产于广东、福建等地。夏季采割，阴干切段入药。

【化学成分】 含生物碱、黄酮类、酚类等。

【药理作用】 ①可增加心脏冠脉流量、降低血压、增强心肌力。②可使胆汁分泌增加，有明显的利胆作用。

【性味与功能】 甘、淡、凉；归胆、肾、膀胱经。清热除湿，利尿通淋、排石。

【临床应用】 ①用于泌尿系感染、泌尿系结石、广金钱草25克、车前草、海金沙、金银花各15克，水煎服。②治胆结石、黄疸：广金钱草、茵陈各30克，水煎服。

【用法用量】 15～30克水煎服。

【备注】 唇形科物活血丹、伞形科植物白毛天胡荽、旋花科植物马蹄金也作金钱草用，用法用量与金钱草相同。

99. 赤小豆

【别名】 赤豆、红豆、朱小豆、红小豆。

为豆科植物赤小豆，赤豆［Phaseolus calcaratus Roxb 或 Phaseolus angularis Wight］的干燥成熟种子。《本经》上品，收载于 2000 年版《药典》。产于全国各地，种子成熟时采，去杂质入药。

【化学成分】 含蛋白质、脂肪、核黄酸、尼克酸、钙、磷、铁等无机物。

【药理作用】 ①有利尿作用。②有轻微的抑菌作用。

【性味与功能】 甘、酸、平；归心，小肠经；利水消肿、解毒排脓。

【临床应用】 ①主治各种水肿，可单方，也可与其他利水药同用。②治腮腺炎，赤小豆粉、鸡蛋清调敷。③治肠痈下血，赤小豆、薏苡各等份，共为细粉，每次 50 克调粥服。

【用法用量】 15～60 克水煎服。

100. 粉萆薢

【别名】 萆薢、赤节、金钢、竹木、土薯蓣。

为薯蓣科植物粉背薯蓣［Diocorea hypoglauca Palibin］的干燥根茎。《本经》中品，收载于 2000 年版《药典》。主产于江西、安徽、浙江等地。春秋采挖，切片晒干入药。

【化学成分】 含皂甙类成分、蛋白质、鞣质。

【药理作用】 ①对多种皮肤真菌有抑制作用。②有杀昆虫作用。

【性味与功能】 苦、平；归肾、胃经。利湿去浊，祛风除痹。

【临床应用】 ①治下焦虚寒、小便白浊，萆薢、益智仁、石菖蒲、乌药等份为细粉，每服 10 克，水煎服。②治风湿，萆薢、狗脊各 15 克，水煎服。③治妇人白带过多，配香附、寄生同服。

　　【用法用量】　6～12 克水煎服。

101．绵萆薢

　　为薯蓣科植物绵萆薢的［Dioscorea septemloba Thunb］的干燥根茎。收载于 2000 年版《药典》。产于江西、浙江等地，秋季采挖。

　　【性味与功能】　苦、平；归肾、胃经；利湿去浊，祛风通痹。

　　【临床应用】　同粉萆薢。

　　【用法用量】　9～15 克水煎服。

102．防　己

　　【别名】　解离、石斛、粉防己、汉防己。

　　为防己科植物防己［Stephania tetrandra S. Moore］的干燥根。《本经》中品，收载于 2000 年版《药典》。主产于浙江、江西、安徽、广东、广西。秋季采挖。去粗皮，切段晒干入药。

　　【化学成分】　含生物碱、黄酮类、酚类。

　　【药理作用】　①防己生物碱有镇痛作用。②有强心降血压作用。③小剂量有利尿作用，大剂量反抑制尿量。④对骨骼肌有松弛作用。⑤对动物有解热作用。⑥有抗阿米巴原虫作用。⑦有轻度抗过敏作用。⑧对志贺氏痢疾杆菌有较强的抑制作用，对羊毛状小芽孢癣菌有抑制作用。

　　【性味与功能】　苦、寒；归膀胱、肺经；利水消肿、祛风止痛。

　　【临床应用】　①治四肢浮肿：粉防己、黄芪、白术各 9 克，甘草 3 克，水煎服。②治各种神经痛：粉防己 3 克，苯海拉明 25 毫克 1 次服，日服 2 次。③也用于风湿痹痛，配伍祛风药同用。

　　【用法用量】　4.5～9 克。

103.　广防己

【别名】　木防己、藤防己。

为马兜铃科植物广防己[Aristolochia fangchi Y, C. Wu ex L. D. Chouet S. M. Hwang]的干燥根。收载于 2000 年版《药典》。主产于广东、广西等省。秋季采挖，洗净切片晒干入药。

【化学成分】　含木防己素甲、乙、丙、丁。为生物碱类成分。

【性味与功能】　苦、辛、寒；归膀胱、肺经；祛风止痛、清热利水。

【临床应用】　①治水肿、小便不利、防己、黄芪各 9 克，白术 6 克、甘草 3 克、生姜 2 片、大枣 3 枚，水煎服。②治身痛、关节痛，广防己、威灵仙各 9 克，鸡血藤 15 克，水煎服。③治风湿：常用本品与其他祛风药合用。

【用法用量】　4.5～9 克，水煎服。

104.　大腹皮

【别名】　槟榔皮、大腹毛、大毛。

为棕榈科植物槟榔[Areca catechu L.]的干燥果皮。收载于 2000 年版《药典》。主产于广东、广西、云南等地。冬春季采收果实，剥下种子另入药。果皮打松、水中浸泡、晒干入药。

【性味与功能】　辛、微温；归脾、胃、大肠、小肠经；下气宽中、行水消肿。

【化学成分】　含槟榔碱。

【临床应用】　①用于脚气病，治湿阻气滞、脘腹胀闷、大便不爽、水肿浮肿、小便不利。多与其他利湿药同用，并配行气药。②治漏疮恶秽。

【药理作用】　①可刺激副交感神经、促进胃肠蠕动而致腹泻和心律变缓、血压不降、唾腺分泌增加，汗液分泌增加。②可麻痹绦虫神经系统、有驱绦虫作用。大腹皮水煎洗。

【用法用量】 4.5～9 克水煎服。

105. 天仙藤

【别名】 三百两银、万丈龙、兜铃苗。

为马兜铃科植物马兜铃［Aristolochia debilis sieb. et Zucc.］、北马兜铃的地上部分。收载于 2000 年版《药典》。产于全国各地，霜降前后采收，切段晒干入药。

【化学成分】 含生物碱类。

【性味与功能】 苦、温；归肝、脾、肾经；行气活血、利水消肿。

【临床应用】 ①治妊娠水肿，天仙藤散。②治乳腺炎，鲜天仙藤捣烂外敷。③治毒蛇咬伤，鲜品捣敷。干品煎膏敷。

【用法用量】 4.5～9 克。

106. 灯心草

【别名】 赤须、龙须草、灯心、灯芯草。

为灯心草科植物灯心草［Juncus effusus L.］的茎髓。收载于 2000 年版《药典》。产于全国各地。秋季割茎取茎髓晒干入药。

【化学成分】 含氨基酸、蛋白质、多糖类等。

【药理作用】 ①有明显的利尿作用。②有止血作用。

【性味与功能】 甘、淡、微寒；归心、肺、小肠经；清心火、利小便。

【临床应用】 ①治热淋、膀胱炎、肾炎水肿，灯心草、车前草各 20 克（鲜品 60 克）、薏苡仁、海金沙各 30 克，水煎服。②治心烦失眠，灯心草 3～6 克，煎汤代茶饮。③治急性咽炎，灯心草 3 克、麦冬 9 克，水煎服。④治黄疸，灯心草、天胡荽各 30 克，水煎服。

【用法用量】 1～3 克。

107. 路边菊

【别名】 紫菊、鱼鳅串、马兰草。

为菊科植物狗哇花[Heteropappus crenatifolius G.]的干燥地上全草。收载于《全国中草药汇编》和1977年版《药典》。产于全国各地。夏秋采集，阴干切段入药。

【化学成分】 含挥发油类成分。

【性味与功能】 苦、辛、平；入脾、胃、肾经；清热利湿、消水肿定喘、理气。

【临床应用】 ①治水肿尿涩，马兰、黑豆、小麦各30克，水煎服。②治喉痹，单方服用。③治急性睾丸炎，马兰根60克煎服。④治胃溃疡，单方煎服。⑤治衄血、吐血，全草30克煎服。

【用法用量】 15～30克水煎服。

108. 玉米须

为禾本科植物玉蜀黍的[Zen mays L.]的花柱。收载于《中药大辞典》、1977年版《药典》。产于全国各地，夏秋季采集，晒干入药或鲜用。

【化学成分】 含挥发油、脂肪油、生物碱、皂甙、多种有机酸、树脂等。

【药理作用】 ①对人和家兔有利尿作用，可增加氯化物的排除量。②对末梢血管有扩张作用。煎剂对血压有降压作用。③对试验动物有明显的降血糖作用。④有止血作用。⑤能促进胆汁分泌，有利胆作用。⑥有镇静作用。

【临床应用】 ①治肾炎水肿、小便不利，玉米须60克，水煎服。②治糖尿病，单方煎服。③治劳伤吐血，玉米须、小蓟各30

克煎服。④治黄疸，玉米须、金钱草、茵陈各 30 克，水煎服。

【用法用量】 30～60 克水煎服。

109. 冬瓜子

【别名】 白瓜子、瓜子、冬瓜仁。

为葫芦科植物冬瓜[Benincasa hispida (Thunb.) Cogn.]的干燥未成种子。《本经》上品，收载于 1977 年版《药典》。全国均产，食瓜时收集瓜子、炒黄捣碎入药。

【化学成分】 含皂甙、瓜氨酸、皂甙等。

【性味与功能】 甘、微寒；入肺、胃、大肠、小肠经；清热利湿、化痰排脓。

【临床应用】 ①清热渗湿、清下焦湿热，治男子白浊、女子白带，冬瓜子炒研末，每次 9 克，米汤冲服。②清肺排脓，治肺痈，大黄牡丹汤。常与止咳祛痰药合用。③治消渴不止、小便多，冬瓜子、麦冬、黄连各 6 克水煎服。

【用法用量】 9～30 克水煎服。

110. 冬瓜皮

为葫芦科植物冬瓜[Benincasa hispida (Thunb.) Cogn.]的干燥果皮。收载于 2000 年版《药典》。夏季采集晒干入药。

【化学成分】 含树脂、蜡质。

【药理作用】 煎剂有明显的利尿作用。

【性味与功能】 甘、凉；归脾、小肠经；利经消肿。

【临床应用】 ①用于急性肾炎水肿，冬瓜皮、茅根各 30 克，水煎服。②治咳嗽，冬瓜皮加蜂蜜煎服。③治损伤腰痛，冬瓜皮烧研，每服 3 克。④冬瓜肉可以治消渴。

【用法用量】 9～30 克水煎服。

111. 地肤子

【别名】 地葵、地麦、益明、扫帚子。

为藜科植物地肤[Kochia scoparia（L.）Schrad.]的干燥成熟果实。《本经》上品，收载于2000年版《药典》。主产于长江以北各地。秋季果实成熟时采，去杂质入药。

【化学成分】 含三萜皂甙、生物碱、脂肪油。

【药理作用】 对多种皮肤致病真菌有抑制作用。

【性味与功能】 辛、苦、寒；归肾、膀胱经；清热利湿、祛风止痒。

【临床应用】 ①治小便不利，地肤子30克，阴虚者加地黄、龟板、白芍，阳虚者加威灵仙、麦冬水煎服。②治皮肤湿疹，地肤子、白鲜皮、白矾各9克，水煎洗。③治肝虚目昏、省目，地肤子100克。生地100克、决明子60克，共为粗粉，每次10克，水煎服。

【用法用量】 9～15克水煎服。

112. 西瓜皮

【别名】 翠衣、寒瓜。

为葫芦科植物西瓜的果皮。收载于1997年版《药典》。吃瓜时收集瓜皮、晒干入药。

【化学成分】 含多种氨基酸、糖类、维生素、尿素等。

【药理作用】 有明显的利尿作用。

【性味与功能】 甘、凉，无毒；入脾、胃、肾经；清暑解热、止渴、利小便。

【临床应用】 主要用于肾炎水肿，常与白茅根、车前草配伍使用。

【用法用量】 12～21克水煎服。

【备注】 西瓜瓤也为利尿止渴药，收载于《食物本草》，素有天然白虎汤之称。为解暑佳品。

113. 冰凉花

【别名】 福寿草、侧金盏花、顶冰花。

为毛茛科物冰凉花[Adonis amurensis Regel et Radde]的全草。收载于《全国中草药汇编》和1997年版《药典》。主产于东北。早春花开时采集，晒干入药。

【化学成分】 根及全草含福寿草甙、大麻甙、毒毛旋花甙，福寿草毒甙及多种酮类。

【药理作用】 ①福寿草甙有强心作用，可加强心肌收缩力、减慢心率。②可使心、脑、肾等血管扩张，因而有利尿作用。

【性味与功能】 甘、平，有毒；归心，肾经；强心；利尿。

【临床应用】 用于心脏性水肿、充血性心力衰竭、心房纤颤等。主要作针剂或片剂。

【备注】 本品有毒，中毒后恶心、呕吐、多汗腹痛、头昏、视物不清，严重者可引起死亡。中毒时应停药。轻者可服氯化钾，重者对症抢救。

114. 猪殃殃

【别名】 拉拉藤、活血草、细叶茜草。

为茜草科植物猪殃殃的干燥全草。收载于《全国中草药汇编》和1997年版《药典》。产于全国各地，鲜用或晒干入药。

【化学成分】 含多种甙类物质。

【药理作用】 对实验动物降压作用。

【性味与功能】 辛、微寒；归心、肾经；清热解毒，利水消肿。

【临床应用】 ①可用于泌尿系感染、水肿。②用于乳腺炎、痈疖肿毒、跌打损伤多鲜品捣烂外用。③用于经痛、白带、崩漏，可单方用。④治乳腺癌、甲状腺癌、子宫癌，猪殃殃 30～50 克，水煎分 3 次一日服。

【用法用量】 15～30 克。

115．猪鬃草

【别名】 铁线蕨、铁线草、猪毛草。

为铁线蕨科植物铁线蕨［Adiantum capillus-veneris L.］的干燥全草，收载于《全国中草药汇编》和 1977 年版《药典》。产于华北、华中、华南地区。

【化学成分】 含黄酮甙、挥发油、鞣质等。

【性味与功能】 淡、凉。清热解毒，利尿消肿。

【临床应用】 ①治血淋、猪鬃草、海金沙各 15 克，水煎服。②治泌尿系结石单方 15 克水煎服。③治皮肤瘙痒，猪鬃草水煎外洗。

【用法用量】 15～30 克水煎服。

116．萱草根

【别名】 地人参、黄花菜根、忘忧草。

为百合科植物萱草［Hemerocallis fulra L.］的根，收载于 1977 年版《药典》。春秋采挖，晒干入药。全国均有栽培。

【化学成分】 含多种氨基酸、维生素 A、大黄酚、萱草素、美决明子素、秋水仙碱、天门冬素、脂肪、蛋白质等。

【药理作用】 ①有抗血吸虫作用，但毒性大。②有抗结核杆菌作用。

【性味与功能】 甘、凉，有小毒；利水消肿、凉血。

【临床应用】 ①治水肿，萱草根粉、每服 6 克。②治黄疸，萱草根 6 克、母鸡一只饨 3 小时，分 3 次服。③治大便下血，萱草根、生姜油炒、研细每服 10 克。

【用法用量】 3～6 克水煎服。

117. 半边莲

【别名】 急解索、蛇利草、半边花、蛇舌草。

为桔梗科植物半边莲[Lobelia chinensis Lour.]的干燥全草。收载于 2000 年版《药典》。产于江南地区。

【化学成分】 含生物碱、黄酮甙、皂甙、氨基酸、半边莲聚糖等。

【药理作用】 ①利尿作用，麻醉犬静注显示持久的利尿作用，并伴有血压下降，尿中氯化物增加。②可使血管扩张、血压下降。③小鼠半数致死量为：6.10 克/公斤。

【性味与功能】 辛、平；归心、小肠、肺经；利尿消肿、清热解毒。

【临床应用】 ①治黄疸、水肿、小便不利，半边莲、白茅根各 30 克煎服。②治湿热泄泻、痢疾，半边莲 60 克水煎服。③治疗晚期血吸虫病肝硬化腹水，20%水煎剂每次 100 毫升，每次 2～3 次。④治蛇咬伤，半边莲 50 克，煎成浓汁内服，外用煎膏外敷。⑤治疗糜烂型手足癣及亚急性湿诊，8%半边莲煎剂外湿敷。

【用法用量】 9～15 克水煎服。

118. 泽　漆

【别名】 猫眼草、五凤草、一把伞、烂肠草、五朵云、灯台草。

为大戟科植物泽漆[Euphorbia helioscopia L.]的全草，《本经》下品，收载于《全中国草药汇编》产于江南地区。春、夏采割，晒干入药。

【化学成分】 含黄酮类化合物、皂甙、泽漆素、大戟素、有机酸等。另含糖类。

【药理作用】 ①抑菌作用,对结核杆菌有杀菌作用。②对实验发热的家兔,有明显的退热作用。其成分解热作用灌胃给药作用明显,肌注和静注则不明显。③有实验性抗炎作用。④对肠平滑肌有兴奋作用。⑤泽漆油膏外擦对预防血吸虫感染有效。

【性味与功能】 苦、微寒,有小毒;逐水消肿、散结、杀虫。

【临床应用】 ①治水气通身水肿,肝硬化腹水,泽漆根20克、赤小豆200克、鲤鱼一条(一斤),生姜、茯苓、人参、麦冬、甘草各30克,水共煎,分2天4次服。②治菌痢,泽漆500克,煎汁1000毫升,每次10毫升,日3次。③治食道癌,20%泽漆注射液,每次2毫升肌注,每日1次。④治流行性腮腺炎,泽漆30克,煎汁150毫升,每次30毫升,日服3次。

【用法用量】 3～6克水煎服。

119. 冬葵果

【别名】 葵子、葵菜子、青麻子、白麻子。

为锦葵科植物冬葵[Malva verticillata L.]的干燥成熟果实。《本经》中品,收载于2000年版《药典》。产于全国各地,秋季果实成熟时采收,去杂质炒熟入药。蒙医习用整果,而中医习用种子。

【化学成分】 含蛋白质、脂肪油、花青素、多糖类、黏液质、氨基酸等。

【性味与功能】 甘、苦、涩、凉;入大肠、膀胱经;清热利尿,消肿。

【临床应用】 ①用于泌尿系感染、尿闭、水肿、口渴,冬葵子50克,水煎服。②治妊娠水肿、小便不利,冬葵子、茯苓各15克,水煎服。③治胎死腹中,牛膝30克、冬葵子20克,水煎服。④治大便不通,冬葵子粉15克,乳汁冲服。⑤治妊娠子淋,冬葵子 50 克煎服。

【用法用量】 3～9 克水煎服。

120. 连钱草

【别名】 活血丹、金钱草、透骨消、落地金钱、肺风草。

为唇形科植物活血丹［Glechoma longituba（Nakai）Kupr］的干燥地上全草。收载于 2000 年版《药典》。产于全国各地，夏季采者为佳，鲜用或晒干切段入药。

【化学成分】 叶含挥发油、油中主要为蒎烯类，及水苏糖、熊果酸、胆碱、鞣酸等。

【药理作用】 ①有利胆作用，可促进肝脏胆汁的分泌，使胆管内胆汁增加、内压增高、胆道括约肌松弛，促使胆汁排出。②能使小便变成酸性、促使碱性结石的溶解。③抑菌作用，对金黄色葡萄球菌、伤寒杆菌、福氏痢疾杆菌、宋氏痢疾杆菌、绿脓杆菌均有抑制作用。

【性味与功能】 苦、辛、凉；归肝、肾、膀胱经；利湿通淋、清热解毒、散瘀消肿。

【临床应用】 ①用于急性肾炎，连钱草、地菍、海金沙、马兰各 30 克，每日 1 剂，煎服。本方也可以治肾及膀胱结石。②治雷公藤中毒，连钱草 100 克，水煎，分 3 次服。③治跌打损伤，鲜连钱草适量捣烂外敷。

【用法用量】 9～30 克。

121. 阴行草

【别名】 北刘寄奴、土茵陈、铃茵陈。

为玄参科植物阴行草［Siphonostegin chinensis Benth.］的全草，收载于 1977 年版《药典》，产于全国各地，白露前采割，鲜用或晒干切段入药。

【化学成分】 含挥发油。

【性味与功能】 苦、寒；归胆、肾、膀胱经；清利湿热、凉血、祛瘀。

【临床应用】 ①治黄疸型肝炎，阴行草、金丝桃、地柏各30克，老萝卜根15克，水煎服。②治胆囊炎，阴行草、地耳草、大青叶、白花蛇舌草、穿破石各15克，水煎服。③治烧烫伤，阴行草、炉甘石各等份共研细粉，香油调敷患处。④治小便不利，阴行草9克，水煎服。

【用法用量】 6～9克水煎服。

122. 小通草

【别名】 小通花、鱼泡通。

为旌节花科植物喜马拉雅旌节花［Stachyarus himalaicus Hook. f. et Thomt］的茎髓。收载于2000年版《药典》。主产于陕西、甘肃、湖北、四川等地。夏秋采收地上茎去皮取髓，晒干入药。

【性味与功能】 淡、平；入肺胃经；清热、利尿渗湿。

【临床应用】 主治热病小便赤黄或尿闭、淋浊等，也用于乳汁不下症。单服或配伍利湿、通经药同服。

【用法用量】 15～30克水煎服。

123. 洋地黄叶

为玄参科植物洋地黄［Digitalis Purpureal］的干燥叶。收载于1977年版《药典》。全国均有栽培，夏秋采叶晒干入药。

【化学成分】 含强心甙。

【药理作用】 有强心利尿作用。可增强心肌收缩力、减慢心律、抑制传导，并有利尿作用。

【临床应用】 用于充血性心功能不全。多制成针剂、片剂供临床应用。

【备注】 有毒性，有蓄积作用。可引起恶心、呕吐、心律失常。忌与钙剂同用。

【用法用量】 供制剂用。

124. 卤 碱

【别名】 六八一。

为天然形成的卤水[Magnesii chlozide]块经加工制成的粉剂。收载于《本草纲目》。主产于河产北塘沽等沿海。

【化学成分】 主含氯化镁[$MgCl_2$]，另含锂、铝、锶、锰、银、镍、钴、钛、硒、钍、铀等微量元素。

【药理作用】 ①对心肌的保护作用，对氟氢可的松及异丙肾上腺素所致的心肌坏死有保护作用。②对心脏冠状动脉有显著的扩张作用。③可使实验狗的血压下降，脉搏变慢。④有明显的利尿作用，用药后 4 小时尿量最高。⑤对平滑肌有解痉作用。可通过松弛胆道括约肌而有利胆作用。⑥对克山病有疗效。

【性味与功能】 咸、苦、温，有小毒；强心，利尿、镇静、消炎、降血压。

【临床应用】 主治克山病，地方性甲状腺肿、风湿性关节炎、矽肺、高血压等。用量成人每次 1～2 克，每日 3 次。

【备注】 用药时应先从小剂量开始，逐渐增加剂量。服药时须先将卤碱用开水溶化、放冷服。部分病人可出现胃部烧灼感、口干、恶心等副作用，一般情况不必停药，重者须停药对证治疗。

【用法用量】 每次 1～2 克，水冲服。

125. 石 燕

为古代生物腕足类石燕子科动物中华弓石燕[Cyrtopairifer sinensis（Graban）]的近缘动物化石。收载于《唐本草》和《中药大辞典》。产于湖南、广西、四川、山西、江西等地。采集后洗净晒干煅后粉碎入药。

【化学成分】　合碳酸钙、磷酸、二氧化硅等。

【性味与功能】　咸、凉，无毒；入肾、膀胱经；除湿热、利小便、退目翳。

【临床应用】　①治小便不通、小腹胀满，石燕火煅研细，每服3～6克。②治血淋心烦，石燕、商陆、赤小豆、红花各等份研细每服6克。③治赤白带下、多年不止，石燕一枚，水研服。④治肠风痔漏，多年不愈，面色黄瘦或诸淋证，石燕水飞粉，每服3～6克，米汤冲下，早、晚服。

【用法用量】　3～9克研细水冲服。

第八章　清热药类

热证是最常见的病证，或因人体受热邪侵袭而致，或由人体阴液不足而虚火内发，或由风、寒、暑、湿、燥五邪而转化，或因内脏功能失调和情志过激变化而产生。热与火紧密相关，"火为热之极"，"火"与"热"是程度之别。热证多与感染性疾病有关，如时疫、瘟毒、痢疾、痈肿疮毒及各种热病等。凡能清解内热的药物统称清热药。

根据清热药的清热性能的不同，又可分为以下五类：

清热燥湿药；清热泻火药；清热解毒药；清热凉血药；清热解暑药。

应用清热药时；应先分清气血、虚实，从整体病情来决定主次和先后。如有表证当先解表，或表里同治；气分热兼血分热者，应气血两清，不可偏一。

清热药多寒凉之品，能损伤阳气，因而不可久用，阳气不足者慎用。如遇阴盛格阳、真寒假热之证，尤须辨明，不可妄投。

一、清热燥湿药

湿热内蕴或湿邪化热，困及肝脾、则出现烦躁口苦、小便涩而赤黄、下痢泄泻、黄疸、关节肿痛、疮痈、痔疮、目赤、耳肿流脓等症状统称为湿热证，治则用清热燥湿药。

126. 黄　柏

【别名】　檗木、黄檗、元柏。

为芸香科植物黄皮树或黄檗［Phellodendron chinense Schneid
或 Phellodendron amurense Rupr.］的干燥树皮。收载于 2000 年版
《药典》。产于全国各地，春季剥皮晒干切丝入药。

【化学成分】 含多种生物碱，其中有小檗碱、防己碱、木兰
碱、药根碱及黄柏甙等。

【药理作用】 ①抑菌作用，水煎剂对白色念珠菌、大肠杆
菌、伤寒杆菌、霍乱弧菌有杀灭作用，对钩端螺旋体有抑制作用。
②可增强动物白细胞吞噬能力。③小檗碱也叫黄连素，有抑菌、
降血压、扩张冠状动脉作用。④小檗碱能对抗乙酰碱作用。⑤对
血小板有保护作用。⑥黄柏有降血糖作用。⑦有局部抗炎作用。
⑧可增加胆汁排泄。⑨对平滑肌有兴奋作用。

【性味与功能】 苦、寒；归肾、膀胱经；清热燥湿、泻火除
蒸，解毒疗疮。

【临床应用】 ①用于急性菌痢、急性肠炎，黄柏 9 克、蒲公
英 15 克，水煎服。②治烧伤，黄柏、地榆、白及各等份焙干研
粉香油调敷。③治慢性皮肤溃疡、黄水疮，黄柏、石膏各 30 克
共研细粉、撒于患部。④黄柏还用于黄疸、带下、热淋劳热、盗
汗等。⑤黄柏经盐炒滋阴降火作用增强，可用于阴虚火旺、骨
蒸盗汗。

【用法用量】 3～12 克。

（黄柏为提取小檗碱的主要原料）

127. 黄 栌

【别名】 黄道栌、栌木、月亮柴。

为漆树科植物黄栌［Cotinus cogygria scop］的木材。收载于
1977 年版《药典》，主产于华北、华中、华南地区。

【化学成分】 含硫黄菊素、没食子酸、杨梅树皮素、鞣
质等。

【性味与功能】 苦、寒，无毒；除烦热、解酒毒、清热利湿。

【临床应用】 ①用于饮酒过量烦热黄疸，黄栌木30克，水煎服。②治目赤，黄栌30克，水煎洗目。③治肝炎，黄栌、茵陈各20克煎服。

【用法用量】 30克。

128. 杨树花

为杨柳科植物毛白杨的雄花序。收载于1977年版《药典》，春季开花时采花序，晒干入药。各地均产。

【性味与功能】 苦、寒；入脾、胃、大肠经。

【临床应用】 用于细菌性痢疾、肠炎等，杨树花20~30克（鲜品100克），水煎服。

【用法用量】 50~100克水煎服。

129. 龙　胆

【别名】 龙胆草、胆草、苦胆苦、陵游。

为龙胆科植物条叶龙胆、龙胆和坚龙胆的［Gentiana manshuricakitag. Gentiana scabra Bge. Gentiana rigescens Franch］的干燥根及根茎。《本经》中品，收载于2000年版《药典》。产于全国，春秋采集，晒干入药。

【化学成分】 含龙胆宁碱，龙胆苦甙、龙胆三糖等。

【药理作用】 ①有健胃作用，能刺激胃液分泌。②对根瘤菌、大肠杆菌、枯草杆菌、多种皮肤真菌有抑制作用。③有抗肿瘤作用。④有镇痛和镇静作用。⑤有抗炎作用。⑥有利胆作用。

【性味与功能】 苦、寒；归肝，胆经；清热燥湿、泻肝胆湿热。

【临床应用】 ①治胆经湿热、胁痛耳聋、胆溢口苦、阴痛阴肿、白浊血尿，用龙胆泻肝汤。②治雀盲、目涩，龙胆、黄连各等份研细，每次 6 克，冲服或熟羊肝和服。③治急性感染性肝炎，龙胆草、夏枯草、板蓝根、金钱草各 15 克、金银花 30 克水煎服。

【用法用量】 3～6 克水煎服。

【附方】 龙胆泻肝汤：龙胆草、黄芩、栀子、泽泻、木通、车前子、当归、生地、柴胡各 9 克，甘草 3 克水煎服。

130. 苦 参

【别名】 苦骨、川参、好汉枝、野槐。

为豆科植物苦参［Sophora flavescen Ait］的根《本经》下品，收载于 2000 年版《药典》。产于全国各地。春秋采挖、洗净、晒干、切片入药。

【化学成分】 含苦参碱、氧化苦参碱、槐花醇、黄酮类等。

【药理作用】 ①利尿作用，对家兔口服或肌注均有明显的利尿作用。②有抗阿米巴原虫作用。③苦参对结核杆菌、常见皮肤致病真菌有抑制作用。④对离体蛙心可使心律减慢，心脏收缩力增加，有排斥异奎尼丁样作用。⑤对组织胺引起动物哮喘有明显的止喘作用。⑥苦参生物碱对移植瘤 180 有明显的抑制作用。⑦对离体兔肠管有抑制作用。⑧注射苦参总碱有明显的升高白细胞作用。⑨毒性作用：大剂量可产生中枢麻痹、呼吸停止而死亡。

【性味与功能】 苦、寒；归心、肝、胃、大肠、膀胱经；清热燥湿、杀虫、利尿。

【临床应用】 ①用于急性菌痢，苦参 30 克，浓煎服 60 毫升、加糖 30 克，一日分三次服。②治妇女外阴瘙痒、滴虫病，苦参、黄柏、枯矾、蛇床子各 15 克，水煎服。③治顽固性湿疹，苦渗、蛇床子、苍耳子、川椒、雄黄、白矾各 5 克，加水 500 毫升，浓煎汁外部湿敷。

【用法用量】 4.5～9 克水煎服。

131. 茵 陈

【别名】 茵陈蒿、因尘、绒蒿、安吕草。

为菊科植物滨蒿或茵陈蒿［Artemisia scoparia Waldstet Kit. 或 Artemisia capillaris Thunb.］的干燥地上部分。《本经》上品，收载于 2000 年版《药典》。产于全国各地，春季幼草三寸高时采，晒干入药。部分地区以同科植物白蒿（内蒙、青海）、短叶草、万年青（东北）、阴行草（江西）当做茵陈用。

【化学成分】 含香豆精类、挥发油类（主要为茵陈酮、茵陈二炔、叶酸、醛类、烯类等）。

【药理作用】 ①水煎剂可促进胆汁分泌，增加胆红素的排出量，对抗四氯化碳对动物引起的肝损伤，有利胆、保肝作用。②有明显的解热作用。③对肝炎病毒有抑制作用。④香豆精类有降血压作用。⑤有平喘作用。⑥有利尿作用。⑦对离体蛙心有抑制作用。⑧对艾氏腹水癌有抑制作用。⑨从茵陈中提取的 7-二甲氧基香豆精对小鼠致死量为 10 克/公斤。药材 1 克/公斤剂量未见中毒反应。

【性味与功能】 苦、辛、凉；归脾、胃、肝胆经；清湿热、退黄疸。

【临床应用】 ①治传染性肝炎、黄疸，茵陈 30～60 克单方煎服。或配伍柴胡、甘草同用。②治风疹瘙痒、皮肤肿痒：茵陈 50 克、荷叶 30 克共为细粉，每服 6 克。③治阳明经病、头汗身无汗，郁热在里、小便黄涩、身面发黄，茵陈蒿汤。

【用法用量】 6～15 克水煎服。

【附方】 茵陈蒿汤：茵陈 180 克、栀子 20 克、大黄 60 克共煎成 1500 毫升，分三次服（《伤寒论》）。

132. 秦 皮

【别名】 梣皮、蜡树皮、秦白皮。

为木犀科植物苦枥白蜡树、白蜡树、尖叶白蜡树[Fraxinus rhynchophylla Hance. Ftaxinus chinensis Roxb. Fraxinus chinenis Roxb. var acuminata L]的干燥枝皮或干皮,《本经》中品,收载于2000年版《药典》。产于全国各地,春秋剥取枝皮,晒干切丝入药。

【化学成分】 含秦皮素、秦皮乙素,七叶树皂马栗树皮甙、多种香豆精类、皂甙、鞣质等。

【药理作用】 ①煎剂对福氏痢疾杆菌、伤寒杆菌、奈氏球菌、肺炎双球菌、甲型链球菌均有较强的抑制作用。②总甙成分有利尿作用。③有抗炎作用。④有止咳、祛痰作用。⑤有镇痛作用。⑥秦皮甙有促进血液循环及改善组织细胞代谢作用。⑦秦皮中的马栗树皮甙有吸收紫外线、防日晒作用。⑧马栗树皮甙口服经小肠吸收,注射可分布于胆、尿液、肾上腺、睾丸中、肾中出现最早。⑨毒性:马栗树皮甙小鼠皮下注射250mg/公斤量可致死。

【性味与功能】 苦、涩、寒;归肝、胆、大肠经;清热燥湿、收敛、明目。

【临床应用】 ①治热痢,秦皮煎:秦皮、黄柏、委陵菜各9克,水煎服。②治慢性气管炎,秦皮片、每片含浸膏0.3克,每次2片日服2次。③治牛皮癣,秦皮30克水煎洗。④治目赤,秦皮煎剂点眼,治麦粒肿大便干燥,秦皮、大黄各6克煎服。

【用法用量】 6~12克水煎服。

133. 胡黄连

【别名】 假黄连、胡连。

为玄参科植物胡黄连[Picrorhiza scrophulariiflora Pennell]的

干燥根茎。收载于 2000 年版《药典》。主产于西藏、云南等。秋季采挖，晒干入药。

【化学成分】 含胡黄连甙，香草酸、胡黄连醇等。

【药理作用】 ①对堇色毛癣菌等皮肤真菌有不同程度的抑制作用。②有利胆作用。③有抗炎作用，对胆囊炎及泌尿路感染有效。

【性味与功能】 苦、寒；归肝、胃、大肠经；清湿热、除骨蒸、消疳热。

【临床应用】 ①治小儿疳积、腹胀、潮热，胡黄连、五灵脂等份共为细粉、猪胆汁和为丸，每服 3 克。②治痢疾，胡连、乌梅肉、灶心土等份研细每服 9 克。③治痔疮，胡黄连 30 克，穿山甲、石决明、槐花各 15 克，共为细粉，炼蜜为丸，每服 9 克，早晚米汤送下。④治梅毒，胡黄连 6 克、炖猪胰 50 克服。

【用法用量】 1.5～9 克水煎服。

134. 垂盆草

【别名】 半枝连、石指甲、狗牙半支。

为景天科植物垂盆草[Sedum sarmentosum Bunge.]的干燥全草，收载于 2000 年版《药典》。产于全国各省，四季可采，晒干入药或鲜用。

【化学成分】 含石榴碱类。

【药理作用】 ①可使四氯化碳中毒的小鼠肝坏死减轻，对肝脏有明显的保护作用。②抗菌作用：1：50 浓度以上对白色葡萄球菌抑制作用较强，对金黄色葡萄球菌、大肠杆菌、伤寒杆菌、绿脓杆菌、甲乙链球菌等有抑制作用。③毒性：垂盆草干浸膏对小鼠的半数致死量为：54.2 克/公斤。毒性很低。

【性味与功能】 甘、淡、凉；清热利湿、降谷转氨酶。

【临床应用】 ①治肝炎，垂盆草糖浆：每 100 毫升含垂盆草

50 克，每次 20 毫升，日 2 次。②治咽喉肿痛，鲜垂盆草捣汁，每服 50 毫升。

【用法用量】　15～30 克水煎服。

135. 木棉花

【别名】　英雄树、攀枝花、红棉。

为木棉科植物木棉［Gossampinus malabarica（DC.）Merr］的干燥花，收载于《中药大辞典》和 1977 年版《药典》。主产于广东、广西等省，三月花开时采，晒干入药。

【化学成分】　含蛋白质、阿拉伯胶。

【性味与功能】　甘、淡、凉；清热利湿、解暑。

【临床应用】　①治痢疾、肠炎，木棉花、金银花、凤尾草各 15 克，水煎服。②治胃痛，木棉根 30 克、两面针 6 克，水煎服。③也用于痔疮出血和收敛药同用，用于暑热烦躁，和清热解暑药同用。

【用法用量】　6～9 克水煎服。

136. 白　英

【别名】　白毛藤、白草、排风藤、毛千里光。

为茄科植物白英［Solanum Iyratum Thunb.］的干燥全草或根。收载于 1977 年版《药典》。主产于黄河以南地区。夏秋季采收晒干入药。

【化学成分】　含茄碱、花色甙。

【药理作用】　有抗人体肺癌作用。

【性味与功能】　微苦、平、淡；清热、燥湿、解毒、消肿。

【临床应用】　①治黄疸型肝炎，白英、天胡荽各 30 克，虎刺 15 克，水煎服，②治肺癌、声带癌，白英、垂盆草、龙葵各 30 克，水煎服。

【用法用量】　9～15克水煎服。

137. 当　药

【别名】　獐牙菜、瘤毛獐牙菜。

为龙胆科植物瘤毛獐牙菜［Swertia Pseudochinensis Hara］的全草。收载于1977年版《药典》，主产于东北、华北各地。

【化学成分】　含龙胆苦甙、龙胆碱、龙胆蒽醌、齐墩果酸。

【临床应用】　治黄疸型肝炎、急性细菌性痢疾、消化不良，水煎服，每次6～12克。

【用法用量】　6～12克水煎服。

138. 青叶胆

【别名】　肝炎草、青鱼胆、青叶丹。

为龙胆科植物青叶胆［Swertia Mileensis T. N. Ho et W. t.］的干燥全草。收载于2000年版《药典》。主产于广东、广西、云南、台湾等地。夏秋采集，晒干入药。

【化学成分】　含黄酮甙、生物碱、香豆精等。

【药理作用】　能显著降低大白鼠四氯化碳中毒性肝炎引起的转氨酶升高，对肝脏有保护作用。

【性味与功能】　苦、甘、寒；归肝、胆、膀胱经；清肝利胆，清热利湿。

【临床应用】　治急、慢性肝炎、尿赤热淋等。多单方应用，每次10～15克，水煎服，也可与其他利湿药同用。

139. 地耳草

【别名】　田基黄、雀舌草、合掌草、七寸金、细叶黄、对叶草。

为藤黄科植物地耳草［Hypericum japonicum Thunb.］的干燥

全草。收载于 1977 年版《药典》。分布于江南各省，春夏采收全草，晒干切段入药。

【化学成分】 全草含内酯、香豆精、酚类、蒽醌、鞣质、黄酮甙、氨基酸及糖类等。

【药理作用】 ①对金黄色葡萄球菌、链球菌、牛型结核杆菌、肺炎双球菌、猪霍乱杆菌等均有不同的抑制作用。②对离体兔肠可使收缩增强。③高浓度可抑制动物心脏，产生心脏纤颤和血压下降。

【性味与功能】 苦、辛、平；归心、肝、肾经；清利湿热、散瘀消肿。

【临床应用】 ①用于急性黄疸型肝炎：舒肝片（每片含浸膏 0.3 克），每次 4 片，每天 3 次。②治急性单纯性阑尾炎：地耳草、半边莲各 15 克，泽兰、木香各 9 克，蒲公英 30 克水煎服。③治急性结膜炎，水煎洗。④治痈疖：鲜地耳草加水浓煎服膏，加入防腐剂，外部湿敷。

【用法用量】 9～15 克水煎服。

140. 积雪草

【别名】 连钱草、马蹄草、遍地香、落地打。

为伞形科植物积雪草[Centella asiatica（L.）Urb.]的干燥全草，《本经》中品，收载于 2000 年版《药典》，主产于江南各地，夏秋采收，晒干入药。

【化学成分】 含三萜成分、肌醇类、酚类、黄酮类等。

【药理作用】 ①对实验动物有镇静、安定作用。②对皮肤局部有抗炎作用，可治疗多种皮肤溃疡如顽固性创伤、皮肤结核、麻风等。③对动物血压有降低作用，对呼吸有兴奋作用。④毒性：醇提物小鼠半数致死量为 1.9 克/公斤。

【性味与功能】 苦、辛、寒；归肝、脾、肾经；清热利湿，解毒消肿。

【临床应用】 ①治黄疸，积雪草 30 克、冰糖 20 克、水煎服。②治砂淋，积雪草 30 克、第二次淘米水煎服。③治乳痈初起、疔疮等，鲜积雪草 50 克捣烂外敷。④积雪草还用于中暑腹泻、肝脾肿大、麻风、咽喉肿痛等，可单方或复方应用。

【用法用量】 15～30 克水煎服。

141．扁豆花

【别名】 南豆花。

为豆科植物扁豆[Doliehos labla L.]的干燥花。收载于 1977 年版《药典》。主产于浙江、安徽、河南等地。开花时采，晒干入药。

【性味与功能】 甘、淡、平，无毒；健脾和胃，清暑化湿。

【临床应用】 ①治疗细菌性疾病，暑湿泄泻，扁豆花 100 克，水煎分二次服。②治妇人白带，扁豆花焙干研细，每次 10 克，盐水冲服。

【用法用量】 4.5～9 克水煎服。

142．鸡矢藤

【别名】 鸡屎藤、牛皮冻、解暑藤、皆治藤。

为茜草科植物鸡矢藤[Paederia scandens（Lour）Merr]的干燥根或全草。收载于 1977 年版《药典》。主产于东北、西北地区。秋季采挖、晒干入药。

【化学成分】 含单萜甙、猪殃殃甙、鸡矢藤甙、甾体、齐礅果酸等。

【药理作用】 ①有较缓而持久的镇痛作用。②有降血压作用。③煎剂对金黄色葡萄球菌和福氏痢疾杆菌有抑制作用。

【性味与功能】 甘、涩、平；除湿、解毒、消化食积、止咳、止痛。

【临床应用】 ①用于黄疸性肝炎、肠炎、痢疾。②治疗慢性气管炎，鸡矢藤、山薄荷、猪小肠各30克，水煎服。③治有机磷农药中毒，鸡矢藤、绿豆各60克，水煎服。

143. 鸡骨草

【别名】 黄食草、大黄草、黄头草。

为豆科植物广州相思子[Abrus cantoniensis Hance]的干燥全草，收载于2000年版《药典》。主产于广东、广西。春、夏、秋采收，去种子晒干入药。

【化学成分】 含甜菜素。相思子碱、胆碱、甾醇化合物，黄酮类、氨基酸等。

【药理作用】 ①相思子碱腹腔注射能降低小鼠因注射葡萄球菌毒素引起的炎症反应。②对兔的实验性贫血无治疗效果。③有活跃微循环，提高机体蛋白合成。④醇提物可明显的增强免疫功能。

【性味与功能】 甘、微寒、凉；归肝、胃经；清热、利湿、解毒、舒肝止痛。

【临床应用】 ①治黄疸，鸡骨草60克、大枣10枚，水煎服。②治瘰疬、鸡骨草600克、豨莶草400克，共研细，炼蜜为丸。每服10克。③用于急慢性肝炎，鸡骨草100克、瘦猪肉60克、加水1000毫升同煎。浓煎成300毫升。每日分三次服，一日一剂，连服2～4周。

【用法用量】 15～30克水煎服。

【备注】 本品种子有毒，不能入药。

144. 倒扣草

【别名】 土牛膝毛牛膝、倒钩草、牛舌大黄、鱼鳞菜、虎鞭草。

为苋科牛膝属植物土牛膝［Achyranthes aspera L.］的干燥根或全草。收载于1990年版《药典》。主产于广东、广西、云南等地。

【性味与功能】 苦、辛、寒。清热利湿、解表、活血。

【临床应用】 ①治淋病，倒扣草20克，水煎饭前服。②治跌打损伤，倒扣草50克、水煎洗。③治腘窝脓肿：虎鞭草鲜草60克，水煎饮汤，药渣捣烂敷于患处。

【用法用量】 15～30克水煎服。

145. 苦石莲

【别名】 石莲子、青蛇子、土石莲、广石莲子、老鸦枕头、南蛇簕、喙荚云实。

为豆科植物南蛇簕［Caesalpinia minax Hance］的种子。收载于《中药大辞典》，主产于四川、云南等地，秋季种子成熟时采。晒干入药。

【性味与功能】 苦、寒；入心、脾、肾经；散瘀、止痛、清热、去湿。

【临床应用】 治痢疾、淋证、血尿、跌打损伤、流感等。

【用法用量】 多入丸散剂用。

146. 岗 松

【别名】 蛇虫草、沙松。

为桃金娘科植物岗松［Baechkea frutescens L.］的全草或根，收载于1990年版《药典》。主产于浙江、江西等地，全年可采、晒干入药。其种子有的地区作地肤子入药。

【化学成分】 含挥发油。

【性味与功能】 苦、涩、寒；清热利湿、杀虫、止痒。

【临床应用】 ①治胃肠炎，岗松 30 克、煎服。②治跌打损伤，鲜岗松 30 克，捣汁冲服。③治皮肤瘙痒、脚癣，岗松全草水煎服。

【用法用量】 3～9 克水煎服。

147. 金锦香

【别名】 七孔莲、仰天钟。

为野牡丹科金锦香属植物金锦香［Osbechin Chinensis L.］干燥全草。收载于 1977 年版《药典》。主产于长江流域，夏秋采收，晒干入药。

【化学成分】 含黄酮类、氨基酸、酚类。

【性味与功能】 淡、平；清热燥湿、解毒。

【临床应用】 ①治急性菌痢、阿米巴痢、肠炎、金锦香 30～100 克，水煎服。②治阿米巴肝脓疡，金锦香 30 克、白术 15 克、大枣 5 枚，水煎分 2 次服。

【用法用量】 15～30 克水煎服。

148. 狼把草

【别名】 豆渣菜、郎耶菜、小鬼叉、一包针。

为菊科植物狼把草［Bidens tripsrtia L.］的干燥全草。收载于 1977 年版《药典》。分布于全国各地，夏季采收、晒干入药。

【化学成分】 含挥发油、鞣质、木犀素、黄酮、甙类等。

【药理作用】 动物注射有镇静、降血压作用及利尿、发汗作用。

【性味与功能】 苦、平；清利湿热。

【临床应用】 ①治血痢，鲜狼把草 500 克，捣烂绞汁服。②治气管炎、肺结核，狼把草 30 克，水煎服。③治顽癣，湿疹，鲜狼把草捣烂绞汁服。④治白喉、咽喉炎、扁桃体炎，狼把草 30

克、橄榄 6 枚、马兰根 9 克、水煎服。

【用法用量】　30～50 克水煎服。

149. 葫芦茶

【别名】　牛虫草、金剑草、咸鱼草、百劳舌。

为豆科植物葫芦茶 [Funaria hygrometrica Hedw] 的干燥全草。收载于 1977 年版《药典》。分布于云南、贵州、广东、广西等地。夏秋采收，晒干入药。

【化学成分】　含鞣质、三氧化硅、氧化钾等。

【药理作用】　可对抗娃儿藤总碱引起的大呕吐。

【性味与功能】　微苦、涩、凉；清热解毒、消积利湿、杀虫防腐。

【临床应用】　①治急慢肾炎水肿，葫芦茶 30 克煎服或加茅根 50 克、冬瓜皮 30 克共煎服。②治妊娠呕吐，葫芦茶 30 克水煎服。③治硬皮病，葫芦茶、蜂窝草各 1500 克、加水 70 斤、煎 1 小时，每天下午浸泡全身 1 小时。

【用法用量】　15～30 克水煎服。

150. 喜　树

【别名】　旱莲木、同桐树、千张树。

为珙桐科旱莲属植物的喜树 [Camptotheca acuminata Decne.] 的根、果、树皮、树枝、树叶入药。收载于《中药大辞典》。主产于长江以南。四季均可采收。

【化学成分】　含生物碱类、主要为喜树碱、甲氧基喜树碱等。

【药理作用】　①抗癌作用。喜树生物碱对小鼠 L_{615} 白血病、古田肉瘤、肉瘤-180、肉瘤-37、及艾氏腹水癌有一定抑制作用。②毒性，喜树碱对小鼠半数致死量为：8.81 毫克/公斤，相当于人用量 16 倍，静注可引起轻度静脉炎，并可白细胞下降、恶心、呕吐、消化道黏膜出血等。

【性味与功能】 苦、涩、凉；抗癌、清热、杀虫。

【临床应用】 主治胃癌、结肠癌、直肠癌、膀胱癌，慢性粒细胞白血病，急性淋巴细胞性白血病。外用治牛皮癣。临床上多制成针剂、片剂等。用量 10～20 毫克。

【用法用量】 种子多作制剂原料；也可入煎剂口服，6～9克，树皮、树叶：15～30 克。

二、清热泻火药

风、寒、暑、湿、燥匀可生热，热盛化火为外火，气盛痰郁化火为内火，二者均为实火。实火者面红耳赤，壮热谵语、头晕目眩、舌绛脉洪。实火也称实热，有心火、肝火、胃热、肺热等，治则以清热泻火药。

151. 黄 芩

【别名】 腐肠、元芩、枯芩、山茶根。

为唇形科植物黄芩〔Scutellaria baiclensis Georgi〕的干燥根。《本经》中品，收载于 2000 年版《药典》。主产黄河以北，春秋采挖，晒干切片入药。

【化学成分】 含黄芩甙、黄芩素、汉黄芩甙等黄酮类成分及甾体、糖类、苯甲酸等。

【药理作用】 ①抑菌作用，对多种革兰氏阳性、阴性细菌有抑菌作用。其煎剂对流感病毒有抑制作用。②有抗过敏作用。③有抗过敏性哮喘、抗肺炎作用。④有镇静作用。⑤酊剂有明显的降血压作用。⑥煎剂有利尿作用。⑦有利胆、保肝作用。⑧对钩端螺旋体有杀灭作用，可抑制阿米巴原虫的生长。⑨有解热作用，其强度稍弱于阿司匹林。⑩对流感病毒有抑制作用。⑪有降血脂作用。⑫有抗炎作用，可使动物毛细血管通透性降低。⑬有明显的解毒作用，可降低四氯化碳和士的宁的毒性。

【性味与功能】 苦、寒；归肺、胆、脾、大肠、小肠经；清热泻火、燥湿、解毒、止血、安胎。

【临床应用】 ①用于急慢性肝炎，黄芩素注射液，肌肉注射。②治急性肠炎、菌痢，黄芩12克、芍药9克、甘草6克、大枣5枚。水煎服。③治感冒、上呼吸道感染：黄芩素胶囊口服。④治布氏杆菌病，黄芩30克，黄柏、威灵仙、丹参各15克，水煎服。⑤黄芩还可用于胎动不安、肺热咳嗽、吐血衄血、痈疖疮疡、烧伤等多与其他对证中药配伍使用：胎动不安加白术；肺热加川贝；吐血衄血加生地、丹皮；疖肿加公英地丁等。

【用法用量】 3～9克水煎服。

152. 黄　连

【别名】 川连、鸡爪连、王连、支连。

为毛茛科植物黄连或三角叶黄连、云连［Coptis chinens Franch. Coptis deltoiden C. Y. Cheng et Hsiao 或 Coptis teeta Wall.］的干燥根茎。《本经》上品，收载于2000年版《药典》。主产于长江流域、四川产者品质最佳。初冬采挖、去净杂质和须根、晒干入药。

【化学成分】 主含小檗碱、另含药根碱、掌叶防己碱等多种生物碱及黄柏内酯等。

【药理作用】 ①对革兰氏阳性、革兰氏阴性多种细菌有不同的抑菌作用，小檗碱及水煎 剂有广谱抗菌作用。②有明显的利胆、保肝、降谷丙转氨酶作用。③有肾上腺素样作用。④可增强乙酰胆碱的作用。⑤有降血压、增加冠状动脉流量作用。⑥有抗癌作用。⑦有抗炎作用。⑧有明显的抗病毒作用。⑨有抗阿米巴原虫作用。对阴道滴虫亦有抑制作用。⑩有明显的增强免疫作用。⑪有抗炎作用、可促进 ACTH 的释放。⑫有抗癌作用，主要是通过抑制黄酶而起作用。⑬有抗钴 60 R 射线照射作用。⑭黄连素口服吸收较差、肠道外给药可布于全身组织、心、肾、肺中浓度轻高、但体内消除较快。

【性味与功能】 苦、寒；归心、脾、胃、肝、胆、大肠经；清热燥湿、泻火解毒。

【临床应用】 ①用于细菌性痢疾，剂量：3～12 克煎服或研粉服，也可配黄柏、赤芍等。②治疗肺结核，黄连素每次 300 毫克口服。③治流行性脑髓炎，可配合西药磺胺类药物。④治疗白喉，肺白色念珠菌病，黄连粉每次 3～6 克，米汤冲服。⑤治高热、上焦火、口疮，黄连配石膏、知母煎服。⑥黄连经不同的炮制方法加工、清热功能有所不同，酒制清上焦火，治目赤、口疮；姜汁制清胃和胃止呕，治寒热互结、湿热中阻，痞满呕吐。

黄连多与其他中药配方使用。也用于提取小檗碱（黄连素），制成针剂和片剂供临床使用。

【用法用量】 1.5～4.5 克水煎服。

153. 石 膏

【别名】 细石、细理石、白虎、冰石、玄晶石。

为硫酸盐类矿物硬石膏族石膏、主含含水硫酸钙［CaSO₄·2H₂O］《本经》中品，收载于 2000 年版《药典》。去杂石粉碎入药。石膏经烧煅失去结晶水为煅石膏。

【化学成分】 石膏含 $CaSO_4 \cdot 2H_2O$，煅石膏含 CaSO4。另含铁、镁等微量元素、硫化物等。

【药理作用】 ①对实验动物有明显的解热作用。②钙离子经胃吸收后有镇痛、解痉、消炎作用。③煅石膏外用对皮肤黏膜有收敛作用。

【性味与功能】 甘、辛、大寒；归肺、胃经；生用清热泻火、除烦止渴；煅石膏有收湿、生肌、敛疮、止血。

【临床应用】 ①用于热病肺胃大热、壮热不退、烦渴、神昏、脉洪大等实热证、代表方剂白虎汤。②治温病壮热发斑，白虎汤加犀角1克、玄参15克。③用于肺热实喘证、有较强的清肺热作用，麻黄、杏仁、石膏、甘草各6克水煎服。④用于金疮、烧烫伤、湿疹等，单用或配清热药用。⑤治偏头痛，石膏、牛蒡子各等份共为细末，每次6～9克清茶调服。⑥治胃火牙痛：石膏30克、细辛5克、开水焖炮15分钟，分三次慢慢服下。

【用法用量】 15～60克水煎服。

【附方】 白虎汤：石膏30克、知母20克、甘草10克、粳米30克，水煎服。(《伤寒论》)。

154. 寒水石

【别名】 凝水石、白水石、凌水石、冰石、盐精石、鹊石。

为天然层积矿物单斜晶系硫酸钙及三方晶系碳酸钙矿石。《本经》中品，收载于《中药大辞典》单斜晶硫酸钙 [$CaSO_4 \cdot H_2O$]，有软硬两种矿石，软矿石为石膏，硬矿石为寒水石，又称红石膏，北方习用，三方晶系碳酸钙又称方解石，南方习用。

【性味与功能】 辛、咸、寒；入心、胃、肾经；清热降火、利窍消肿。

【临床应用】 ①用于温病壮热、烦渴、脉实，寒水石、石膏各15克、滑石10克、杏仁10克、竹茹10克、金银花15克、通草5克，水煎服。②用于风热火眼，加黄连、黄芩等药水煎服。③解巴豆中毒，30克水煎服。④治烫伤，寒水石研细外敷。

【用法用量】 1.5～60克水煎服。

155．知 母

【别名】 连母、蚔母、地参、儿草、苦心。

为百合科植物知母[Anemarrhena asphodeloides Bge.]的干燥根茎。《本经》中品，收载于 2000 年版《药典》，主产于黄河以北各省。春秋采挖，晒干切片入药。带根毛的为毛知母，去根毛的为光知母。

【化学成分】 主含皂甙类成分。

【药理作用】 ①抗菌作用，对葡萄球菌、伤寒杆菌、痢疾杆菌、大肠杆菌、枯草杆菌等有不同的抑制作用，对常见的皮肤致病真菌亦有抑制作用。②对实验发热动物有解热作用。③可使肝糖元下降、横膈糖元升高。④能促进脂肪组织对葡萄糖的摄取。

【性味与功能】 苦、甘、寒；归肺、胃、肾经；清热泻火，生津润燥。

【临床应用】 ①用于清热除烦、治壮热、烦渴、如白虎汤（见石膏）。②治肺热咳逆，知母、贝母，共为细粉，炼蜜为丸，每服 9 克。③治阴虚火旺，骨蒸劳热、盗汗、咯血多配黄柏同用。如知柏地黄丸。④治消渴，知母 15 克、天花粉 20 克、麦冬 15 克、黄连 5 克水煎服。

【附方】 知柏地黄丸：知母、黄柏、山药、泽泻、茯苓、丹皮、熟地、山茱萸等份粉为细粉、炼蜜为丸。

【用法用量】 6～12 克水煎服。

156．苦竹叶

为禾本植物苦竹[Pleioblastus amarus（Keng）keng f.]嫩叶，收载于 1963 年版《药典》。主产于长江流域，夏秋采摘晒干入药。其茎用火烤出的汁液称苦竹沥。

【性味与功能】 苦、寒，无毒；入心、胃经；清热除烦、明目、解毒。

【临床应用】　①治烦热不眠、声音嘶哑，苦竹叶 10 克水煎服。②小儿头疮、声噎不出，竹叶烧末和猪脂涂之。③治诸疮，苦竹叶烧研和鸡蛋黄敷患部。

【用法用量】　4.5～9 克水煎服。

157. 芦　根

【别名】　苇根、芦柴根。

为禾本科植物芦苇［Aloe barbadensis Miller］的干燥根。《别录》中品。收载于 2000 年版《药典》。产于全国各地沼泽岸边、春秋采挖，洗净晒干切段入药。

【化学成分】　含薏苡素、蛋白质、天门冬酰胺，苜蓿素，多种糖类。

【药理作用】　①抑菌作用、体外对溶血性链菌球有抑制作用。②有溶解胆结石作用。

【性味与功能】　甘、寒；归肺、胃经；清热生津，除烦、止呕、利尿。

【临床应用】　①用于清肺热，治温病咳嗽、常与金银花、桑叶等配伍。②清胃热、用于胃热呕吐呃逆，可单方用，也可配竹茹、姜汁、粳米煎服。③治骨蒸肺痿、躁烦不能食，芦根、麦冬、地骨皮各 30 克、茯苓、陈皮各 15 克、水煎服。④解河豚鱼毒，鲜芦根 500 克，捣烂绞汁服。

【用法用量】　15～30 克水煎服。

158. 竹　茹

【别名】　竹皮、青竹茹。

为禾本科植物青秆竹、大头典竹或淡竹［Bambusa tuldoides Munro. Sinocalamus beecheyanus（Munro）Mcclure var. pubescens

P. F. Li 或 Phyllostachys nigra（Lodd.）Munro var. henonis Stapf.］干燥茎加工成的丝。《本经》中品，收载于 2000 年版《药典》。

【化学成分】 含酚性成分或氨基酸、有机酸、糖类等。

【药理作用】 ①有增加尿中氯化物作用。②有增高血糖作用。

【性味与功能】 甘、微寒；归肺、胃经；清热化痰、除烦止呕。

【临床应用】 多用于热证呕哕、痰热郁结、烦闷不宁等证、常与清热泻火、清热降逆药配伍使用。胃虚呕吐可加生姜、人参、大枣、陈皮等。

【用法用量】 4.5～9 克水煎服。

159. 栀 子

【别名】 栀子、本丹、越桃、支子。

为茜草科植物栀子［Gardenia jasminoides Ellis］的干燥成熟果实。《本经》中品，收载于 2000 年版《药典》。主产于江南各地，10 月采摘，晒干，生用或炒用，捣碎入药。

【化学成分】 含黄酮类栀子素，果胶、鞣质、藏红花素、藏红花酸、山栀甙等。

【药理作用】 ①利胆作用、水提液可促进胆汁分泌，增加胆红素的排出量。②有镇静作用。③有利尿作用。④对多种致病皮肤真菌有抑制作用。⑤小鼠腹腔注射半数致死量为 27.45/公斤。

【性味与功能】 苦、寒；归心、肺、三焦经；泻火除烦，清热利尿、凉血解毒。

【临床应用】 ①用于泻火除烦、治热病烦热不宁，常与淡豆豉、黄连同用。②用于湿热郁解所致的发黄证，多与茵陈、黄柏配伍。③用于湿热所致的鼻衄，栀子烧炭研细吹入鼻中。④用于上消化道出血，栀子 100 克，研成细粉，20% 明胶调服 10 克。

⑤治血淋：鲜栀子60克煎水加冰糖服。

【用法用量】　6～9克水煎服。

160. 夏枯草

【别名】　乃东、燕面、铁色草、大头花、棒槌花。

为唇形科植物夏枯草[Prunella vulgaris L.]的干枯果穗。《本经》中品，收载于2000年版《药典》。产于全国各地，夏季果穗呈棕红色时采。

【化学成分】　含三萜甙、挥发油、生物碱、树脂等。

【药理作用】　①水浸液对动物有明显的降压作用。②抗菌作用，对痢疾杆菌、伤寒杆菌、霍乱弧菌、大肠杆菌、葡萄球菌等有较广泛的抗菌作用。③对腹水癌有抑制作用。④能使离体兔子宫出现强有力收缩、对肠管增加蠕动。

【性味与功能】　辛、苦、寒；归肝、胆经；清火、明目、散结、消肿。

【临床应用】　①用于清热散结、治瘰疬，夏枯草50克煎服或加贝母、远志同服。②清肝明目，治肝火目痛，夏枯草、香附、甘草等份为末每服10克。③用于高血压，常与清心热与利湿药配伍。④治肺结核咳血，夏枯草50克加黄酒100毫升加水200毫升共浸泡1天，每次服20毫升，日服3次。

【用法用量】　9～15克水煎服。

161. 莲子心

【别名】　薏、苦薏、连薏。

为睡莲科植物莲[Nelumbo umcifera Gaertn]的成熟种子中干燥的幼叶及胚芽，收载于2000年版《药典》。产于全国各地，采收莲子时剥取，晒干入药。

【化学成分】　含莲心碱、异莲心碱，荷叶碱、芸香甙、黄酮类等。

【药理作用】 ①有降血压作用、其降压有效成分为季胺碱类。②有强心和抗心律不齐作用。

【性味与功能】 苦、寒；归心、肾经；清心安神、交通心肾、涩精止血。

【临床应用】 ①用于热入心包、神昏谵语，元参15克、莲子心2克、竹叶6克、连翘心6克、犀角6克、麦冬10克水煎服。②治劳心吐血，莲子心、糯米等份共为细粉，每次10克黄酒调服。③治遗精，莲子心6克、朱砂1克、共研细分二次服。

【用法用量】 1.5～3克水煎服。

162. 决明子

【别名】 草决明、假绿豆、芹决。

为豆科植物决明或小决明［Cassia obtusifoia L. 或 Cassia tora L.］的干燥成熟种子，《本经》上品，收载于2000年版《药典》。产于全国各地，种子成熟时收，去杂质晒干入药。

【化学成分】 含大黄酚、大黄素、大黄酸、蒽酮、蒽醌类、决明松、决明内脂等。

【药理作用】 ①水浸液及煎剂对动物有明显的降压作用。②对葡萄球菌、白喉杆菌、伤寒、副伤寒、大肠杆菌等均有明显的抑制作用。③有降胆固醇作用，能抑制主动脉粥样硬化斑块的形成。④有利尿作用。⑤有缓泻作用。⑥有收缩子宫作用。

【性味与功能】 甘、苦、咸。微寒；归肝、大肠经；清热明目、润肠通便。

【临床应用】 ①治高血压，决明子15克、炒黄泡水当茶饮，1日1剂。②治目赤肿痛、雀盲，决明子60克、蔓荆子40克、地肤子、炒黄共研细粉、每服15克。③用于降胆固醇，决明子糖浆50%，每次20毫升，日服3次。

【用法用量】 9～15 克水煎服。

163. 青葙子

【别名】 野鸡冠花子、牛尾花子。

为苋科植物青葙[Celosia argentea L.]的干燥成熟果实。《本经》下品，收载于 2000 年版《药典》。全国均产，秋季采收，打下种子入药。

【化学成分】 含脂肪油、硝酸钾、烟酸等。

【药理作用】 ①青葙子有降压作用。②青葙子油有扩瞳作用。③对绿脓杆菌有很强的抑制作用，对伤口抗感染有效。④能显著缩短血浆再钙化时间。

【性味与功能】 苦、微寒；归肝经；清肝、明目、退翳。

【临床应用】 ①用于肝热目赤、肝火眩晕，青葙子、黄芩、龙胆草各 10 克、菊花 12 克、生地 15 克。水煎服。②治夜盲，青葙子 15 克、乌枣 30 克。水煎服。

【用法用量】 9～15 克。

【备注】 青光眼者禁用。

164. 谷精草

【别名】 珍珠草、戴星草、流星草、佛顶珠。

为谷精草科植物谷精草[Eriocaulon buergerianum Koerm]的干燥带花茎的头状花序。始见于《开宝本草》，收载于 2000 年版《药典》。主产于长江以南，秋季采集，晒干入药。

【化学成分】 含挥发油。

【药理作用】 水煎剂或水浸剂对大肠杆菌、绿脓杆菌、肺炎双球菌、常见皮肤真菌有不同的抑制作用。

【性味与功能】 辛、甘、平；归肝、肺经；疏散风热、明目、退翳。

【临床应用】 ①治风热眼翳、雀盲，谷精草30克、鸭肝二具，水煎服。一日一剂。②治偏正头痛，谷精草细粉，和膏敷于患处。③治中心性视网膜炎，谷精草、党参、决明子、车前子、甘草各10克，水煎服。

【用法用量】 4.5～9克水煎服。

165. 密蒙花

【别名】 小棉花、黄饭花、鸡骨头花。

为马钱科植物密蒙花[Buddleia officinalis Maxim.]的干燥花蕾及花序。收载于2000年版《药典》，主产于江南各省，开花时采，晒干入药。

【化学成分】 含醉鱼草甙、刺槐素、多种黄酮类。

【药理作用】 ①刺槐素有槲皮素或维生素P样作用。②有抗炎、利胆、解痉作用。③大鼠半数致死量为933毫升/公斤。

【性味与功能】 甘、微寒；归肝经；清热养肝，明目退翳。

【临床应用】 ①用于两眼昏花、多泪羞明、肝胆虚损，密蒙花、羌活、菊花、蔓荆子、青葙子、木贼、石决明、蒺藜、枸杞子各等份，共为细粉，每服10克。②治眼障翳，黄柏、密蒙花等份为末，炼蜜为丸，每服10克。

【用法用量】 3～9克水煎服。

166. 三颗针

【别名】 狗奶子根、小檗根。

为小檗科植物黑珠、毛叶小檗[Berberis sargentiana Schneid. Berberis brachypoda Maxim.]的干燥根皮或茎皮。收载于1977年版《药典》。全国均产，春秋采挖、剥皮晒干入药。

【化学成分】 主含小檗碱等生物碱类。

【药理作用】 ①有降血压作用。②有抗菌作用，对多种致病细菌有抑制作用。③其他作用与黄连同。

【性味与功能】 甘、寒；归心、肝、大肠经；清热、燥湿、泻火、解毒。

【临床应用】 ①主要用作提取小檗碱的原料。②三颗针粉治刀伤外敷，治黄疸、血痢，每次9克，内服。

【用法用量】 9～15克水煎服。

167. 黄连素

【别名】 小檗碱。

为从中药小檗、黄连、黄柏十大功劳叶、唐松草等植物药材中提取出来的生物碱成分，为一种季胺碱、临床上应用的小檗碱多数为盐酸盐，称为盐酸小檗碱或盐酸黄连素。收载于1977年版《药典》。近年针剂亦有枸橼酸小檗碱。

【药理作用】 为广谱抗菌药。对革兰氏阳性、革兰氏阴性类细菌均有抑制作用。对流感病毒、阿米巴原虫、滴虫钩端螺旋体有抑制作用。并可增强白细胞及肝内状网系统的吞噬能力。

【临床应用】 主要用于肠炎、痢疾。临床多用其针剂或片剂。

【用法用量】 片剂：0.05克/片，0.1～0.2克/次，3次/日。针剂（枸橼酸盐）：20毫克/支、20～40毫克/次，4次/日。肌注或用5%的葡萄糖稀释后静脉滴注。

168. 牛 黄

【别名】 犀黄、丑宝。

为牛科动物牛的干燥胆结石《本经》上品，收载于2000年版《药典》。宰牛时检查胆囊，有结石者当即取出。灯心草包紧，风干入药。

【化学成分】 含胆酸、胆红素、胆甾醇、牛磺酸、多种氨基酸、钠、钙、镁、锌、铁、铜、磷等。

【药理作用】 ①对中枢神经系统有抗惊厥作用，镇痛作用、解热作用。②对循环系统有持久的降压作用。③有利胆和保肝作用。④对平滑肌有兴奋作用。⑤对动物有抗贫血作用。⑥抗微生物作用，对金黄色葡萄球菌、百日咳杆菌有抑制作用，对乙型脑炎病毒有直接灭活作用。⑦有抗炎作用。⑧对呼吸系统有镇咳平喘作用。⑨对小鼠肉瘤180有抑制作用。⑩毒性：小鼠口服牛黄0.6克/公斤，动物无异常，加致20倍，有腹泻和昏迷状态死亡。

【性味与功能】 甘、凉；归心、肝经；清心、豁痰、开窍、凉肝、息风、解毒。

【临床应用】 ①用于温病逆传心包、神昏谵语、壮热惊痫等实热证，常与犀角、朱砂、黄连、麝香等配伍，如万氏牛黄清心丸。②用于热病神昏中风口噤证，常与麝香配伍如至宝丹。③用于喉证肿痛腐烂和痈毒疮痈等如犀黄丸。

【用法用量】 0.15～0.35克入丸散。

【附方】 ①万氏牛黄清心丸：牛黄、黄连、黄芩、栀子、郁金、朱砂各等份，共研细粉，炼蜜为丸。②至宝丹：麝香、冰片、安息香、牛黄、犀角、玳瑁、升麻、甘草、朱砂、金箔、银箔、雄黄。③犀黄丸、牛黄、麝香、乳香、没药各等份，炼蜜为丸。

169. 熊　胆

为熊科动物黑熊或棕熊的干燥胆囊。收载于1977年版《药典》。主产于东北。

【化学成分】 含胆汁酸类金属盐、胆甾醇、胆色素、脱氧胆酸等。

【药理作用】 ①有解痉作用，其作用机制与罂粟碱相似。②抗惊厥作用，熊脱氧胆酸钠对士的宁引起的中毒有解毒作用。③对蛙心小剂量兴奋，大剂量抑制。

【性味与功能】 苦、寒；入肝、胆、心经；清热泻火，解毒、明目、止痉。

【临床应用】 ①用于热盛惊风、癫痫、抽搐等证，熊胆1克、鲜竹沥30毫升化服，或开水冲服治子痫。②用于肝热所致的目赤肿痛、羞明、翳障等，熊胆、冰片各等份研细点眼。③用于火毒疮痈肿痛、痔疾等症，外用。④用于慢性胆囊炎，配伍利胆药。

【用法用量】 1～3克入丸散剂或酒剂。

170. 胆　汁

为动物猪、牛、羊、鸡、鸭、鹅等的新鲜胆汁。收载于《全国中草药汇编》。

【化学成分】 含胆酸盐、胆红素、胆绿素、卵磷脂、甾醇、胆碱、尿素等。

【药理作用】 ①有中枢性镇咳作用。②对支气管平滑肌有扩张作用。③对呼吸道常见的甲型链球菌、肺炎双球菌、卡他球菌、结核杆菌均有抑制作用。④对蛙心有抑制作用。

【性味与功能】 苦、寒；清热解毒、泻火、利湿、止咳、通便。

【临床应用】 ①用于急慢性气管炎，胆膏片每次1克，或复方胆膏片（配半夏、地龙、桔梗），每次4～6片。②治破溃型淋巴结核、痈肿、疖肿，鲜胆汁煎成膏外敷。③治痢疾、肠炎；胆汁、绿豆粉、和膏晒干研粉、装胶囊、每服2粒、每日3次。④用于提取胆红素合成人工牛黄。

【用法用量】 0.5～3克入丸散剂。

171. 蛇　胆

为游蛇科动物乌风蛇或其他种蛇胆囊。收载于《全国中草药汇编》，全国均产，取新鲜者入药。

【性味与功能】 甘、微苦、凉；清热解毒、化痰镇痉止咳。

【临床应用】 ①治感冒发热、咳嗽、百日咳、气管炎、咽喉肿痛：蛇胆川贝液。②治急性风湿性关节炎，配伍祛风湿药入丸散剂用。

【用法用量】 1～2克入丸散剂。

172. 野菊花

【别名】 野菊、苦薏。

为菊科植物野菊 [Chrysanthemum indicum L.] 的干燥头状花序。收载于2000年版《药典》。产于全国各地，秋季采集晒干入药。

【化学成分】 含挥发油、蒙花甙、木犀草素、矢车菊甙、香豆精、野菊花内酯等。

【药理作用】 ①对溶血性金黄色葡萄球菌、白喉杆菌、痢疾杆菌、绿脓杆菌均有抑制作用。②有降血压作用。③有抗病毒作用④能促进白细胞吞噬作用。⑤毒性：野菊花水煎液给大鼠腹腔注射，36克/公斤剂量无反应，52克/公斤剂量出现心率显著变慢，4小时后死亡。

【性味与功能】 苦、辛、微寒；归肝、心经；清热解毒、平肝、降血压。

【临床应用】 ①用于预防流脑、流感，野菊花叶、鱼腥草、金银藤各30克，加水500毫升、煎至200毫升，每服20毫升，日3次。②治肝炎、痢疾、高血压。③治湿疹、皮炎。野菊花煎浓汁外敷。

【用法用量】 内服3～9克水煎服。外用适量水煎洗。

173. 马鞭草

【别名】 风颈草、铁马鞭、狗牙草。

为马鞭草科植物马鞭草[Verbena officinalis L.]的干燥地上部分。《别录》中品，收载于2000年版《药典》。主产于平原地区。夏、秋采集、晒干入药。

【化学成分】 含马鞭草甙、马鞭草醇、挥发油、强心甙。

【药理作用】 ①有消炎止痛作用。②有止血作用。③对疟原虫、钩端螺旋体有抑制作用。④对金黄色葡萄球菌、福氏痢疾杆菌有抑制作用。⑤可促进动物增加乳汁分泌。

【性味与功能】 苦、凉；归肝、脾经；活血散瘀、清热除湿、截疟杀虫、泻火。

【临床应用】 ①用于疟疾，马鞭草30～60克，水煎于疟发前4小时、2小时、1小时分三次服，一日一剂服7天。②治痢疾、肠炎、牙周炎、肝炎，马鞭草30克水煎分二次服，一日一剂。③治疖肿：鲜马鞭草捣烂外敷。

【用法用量】 4.5～9克水煎服。

174. 蟛蜞菊

【别名】 田黄菊、黄花墨菜、黄花龙舌草。

为菊科植物蟛蜞菊[Wedelia chinensis（Osb.）Merr.]的干燥全草。收载于1977年版《药典》。主产于广东福建等省，夏秋采收，晒干切段入药。

【化学成分】 含蟛蜞菊内脂、异黄酮类等。

【药理作用】 水提液对艾氏腹水癌有抑制作用。

【性味与功能】 甘、微酸、凉；清热解毒、泻火、养阴、凉血、平肝。

【临床应用】 ①治疗白喉，蟛蜞菊30克、甘草6克、通草2克、水煎服，本方亦有预防白喉作用。②治百日咳，蟛蜞菊、忍冬藤、鱼腥草各30克，水煎服。

【用法用量】 15～45克水煎服。

175．功劳木

【别名】　为小檗科植物阔叶、细叶十大功劳［Mahonia healei（Fort）Carr. Mahonia fortunei（Lindl.）Fedde］的干燥茎。收载于2000年版《药典》，全国均产、四季可采，切片晒干入药。

【化学成分】　含小檗碱、小檗胺、药根碱、防己碱等。

【药理作用】　同十大功劳叶。

【性味与功能】　苦、寒；归肝、胃、大肠经；清热燥湿、泻火解毒。

【临床应用】　①用于提取小檗碱。②用于湿热痢疾、黄疸、目赤肿痛、胃火牙痛、疮疖、痈肿。

【用法用量】　9～15克水煎服。

176．古山龙

【别名】　黄藤、黄连藤。

为防己科植物的古山龙［Arcangelisis loureiri（pier）Diels］的干燥藤茎及根。收载于1977年版《药典》。主产于广东、云南等地，全年可采，晒干切片入药。

【化学成分】　含小檗碱、掌叶防己碱、药根碱等。

【药理作用】　对革兰氏阳性、阴性细菌有抑制作用。

【性味与功能】　苦、寒，有小毒；清热、泻火、解毒。

【临床应用】　①治痢疾、上呼吸道感染、百日咳，单方或与清热药配伍煎服。②治阴道炎、外阴瘙痒，水煎坐浴或冲洗。

【用法用量】　9～15克水煎服。

177．十大功劳叶

【别名】　黄天竹、土黄柏、刺黄柏、木黄连。

为小檗科植物十大功劳及细叶十大功劳［Mahonia healei

（Fort）Carr. Mahonia fortunei（Lindl）Fedde]的干燥茎叶。收载于《中药大辞典》。

【化学成分】 含小檗碱、小檗胺、药根碱、掌叶防己碱、木兰碱等多种生物碱。

【药理作用】 ①抑菌作用、参考黄连素条。②用于阴虚发热，治疗肺结核，与百合、款冬花配伍使用。③治肝炎，十大功劳叶15克，水煎服。④用于支气管炎、肺炎，十大功劳、虎杖、枇杷叶各15克、水煎服。

【用法用量】 15～30克水煎服。

178. 马尾连

【别名】 马尾连、唐松草。

为毛茛科植物多叶唐松草[Thahctrum toliolsum DC. 及 T. cultratum Wall（T.）]及高原唐松草的根。收载于《全国中草药汇编》，主产于西南各地。春秋采挖、晒干入药。

【化学成分】 含小檗碱等多种生物碱。

【药理作用】 参考黄连素条。

【性味与功能】 苦、寒；清热燥湿、泻火解毒。

【临床应用】 ①主要用于肠炎、痢疾、黄疸、目赤肿痛，参照黄连条。②用于提取黄连素。

【用法用量】 3～10克水煎服。

三、清热解毒药

热毒属实热证，主要为火盛化毒或时邪化毒，多与现代医学的感染性疾病有关，临床多表现为发烧、感染、红肿热痛等炎证，治则用清热解毒药。一部分清热解毒药还适用于药物中毒，食物中毒及毒蛇、毒虫咬伤等。

179. 金银花

【别名】　银花、双花、二花、二宝花、忍冬花、苏花。

为忍冬科植物忍冬、红腺忍冬、山银花、毛花柱忍冬[Lonicera japonica Thunb. Lonicera hypoglauca Mia. , Lonicera confusa DC. 或 Lonicera dasystyla Rehd.]的干燥花蕾。始见于《唐本草》，收载于2000年版《药典》。全国均有栽培、花未开时采，晒干入药。

【化学成分】　含挥发油、黄酮类(木犀草素)、皂甙、肌醇等。

【药理作用】　①有广谱抗菌作用，对金黄色葡萄球菌、白色葡萄球菌、甲、乙型溶血性链球菌，非溶血性链球菌、伤寒、痢疾、结核杆菌、肺炎双球菌等有抑制作用。②可减少动物胆固醇的吸收。③可减轻致癌动物肝脏过氧化酶和胆碱酯酶的活性。

【性味与功能】　甘、寒；归肺、心、胃经；清热解毒、凉散风热。

【临床应用】　①用于外感风热或温病初起，常与连翘、荆芥、薄荷等同用，如银翘散。②用于湿热痢疾，金银花单味50克水煎服、或加黄连、赤芍煎服。③急性单纯性阑尾炎，金银花60克、蒲公英30克、甘草15克、水煎分二次服。一日一剂。④用于化脓性疾病、肺炎，金银花50克、连翘30克、蒲公英30克、甘草10克水煎服。⑤治子宫糜烂，金银花浸膏涂患处。⑥解农药(1059、1605、4049)中毒，金银花60克、明矾、大黄15克、甘草60克、水煎服。

【用法用量】　6~15克水煎服。

【附方】　银翘散：金银花100克、连翘100克、荆芥穗、薄荷、竹叶、牛蒡子、豆豉、桔梗、甘草、芦根各30克、共为细粉、每次10~20克、水煎服。

180．忍冬藤

【别名】 金银藤、千金藤、忍寒草、鸳鸯草。

为忍冬科植物忍冬［Lonicera japonica Thunb.］的茎叶。收载于 2000 年版《药典》。产于全国各地，秋冬采割，晒干切段入药。

【化学成分】 含忍冬甙、黄酮、生物碱等。

【药理作用】 参考金银花条。

【性味与功能】 甘、寒；归肺、胃经；清热解毒、疏风通络。

【临床应用】 ①用于上呼吸道感染、流行性感冒，忍冬藤浸膏打片，每次 5 片。②用于细菌性痢疾，忍冬藤 100 克、水煎服。③用于各种感染性疾病，用法参见金银花。

【用法用量】 15～30 克水煎服。

181．连 翘

【别名】 旱连子、大翘子、空壳、黄奇丹。

木犀科植物连翘［Forsythia suspensa（Thunb.）Valol］的干燥果实。《本经》下品，收载于 2000 年版《药典》。全国均产、果实未熟时采者称青翘、成熟时采称老翘。

【化学成分】 含连翘酚、本甾皂甙、香豆精类、齐墩果酸、甾醇。

【药理作用】 ①抑菌作用。连翘酚及煎剂对金黄色葡萄球菌、痢疾、伤寒、结核杆菌、肺炎双球菌等有抑制作用。②有强心、利尿作用。③有降血压作用。④有镇吐作用。⑤有降转氨酶及抗肝损伤作用。

【性味与功能】 苦、微寒；归肺、心、小肠经；清热解毒，消肿散结。

【临床应用】 ①用于上焦诸热，风热表证、发斑等，常与辛凉解毒药同用，如银翘散（见金银花条）。②消肿散结为疮家要药。治瘰疬，各种疮毒未溃，多与栀子、黄芩、花粉、玄参、赤芍等清热解毒药配伍用。③治视网膜出血，连翘 30 克，文火煎三次合在一起分二次服，一日一剂。

【用法用量】 6~15 克水煎服。

182. 胖大海

【别名】 大海、通大海、胡大海、大发、大洞果、安南子。

为梧桐科植物胖大海[Sterculia lychnophora Hance]的干燥成熟种子，收载于 2000 年版《药典》。主产于越南、泰国、印度尼西亚等地。

【化学成分】 含西黄芪胶素、乳糖、半乳糖、阿拉伯糖等。种仁含氢氰酸。

【药理作用】 ①有缓泻作用、增加肠蠕动。②有降血压作用、组织胺可增强其降压效果。③有利尿作用。④有镇痛作用。⑤种仁有氢氰酸样毒性作用。

【性味与功能】 甘、寒；归肺、大肠经；清热润肺、利咽解毒、润肠通便。

【临床应用】 ①用于肺热、声音嘶哑，慢性咽炎，胖大海 3~5 枚泡水当茶饮。②用于急性扁桃体炎，胖大海 10 克、麦冬 5 克、板蓝根 5 克、甘草 3 克泡水当茶饮。③治大便干燥，大便出血；胖大海 10 枚，开水泡开，去核，加冰糖 20 克一次服。

【用法用量】 2~3 克水煎服。

183. 蒲公英

【别名】 仆公英、凫公英、婆婆丁、黄花地丁、狗乳草。

为菊科植物蒲公英[Taraxacum mongoLicum Hand-Mazz. 或 Taraxacum sinicum Kitag]及同属植物的干燥全草，收载于 2000 年版《药典》，产于全国各地，春季花刚开时采挖，晒干入药。

【化学成分】 含蒲公英甾醇、胆碱、菊糖、果胶、多种维生素等。

【药理作用】 ①抑菌作用，对金黄色葡萄球菌有较强的抑制作用。②有很强的利胆作用。③有抗癌作用。④有利尿作用。⑤可促进妇人乳汁分泌。

【性味与功能】 苦、甘、寒；归肝、胃经；清热解毒、消肿散结、利尿通淋。

【临床应用】 ①用于疔毒疮肿、乳痈，蒲公英60克、忍冬藤30克，水煎服。②用于胆道炎，蒲公英、海金沙，连钱草各30克，水煎服。③治急性阑尾炎，蒲公英、地耳草、半边莲、泽兰、木香各15克，水煎服。④用于肠炎、痢疾，蒲公英30克，黄连、黄柏，金银花各15克水煎服。⑤也用于肾炎，慢性胃炎等。

【用法用量】 9～15克水煎服。

184. 甜地丁

【别名】 地丁、萝卜地丁、疔毒草。

为豆科植物米口袋［Viola yedoensis Mak］的干燥全草，收载于1977年版《药典》。主产于东北、华北地区。春季采挖，晒干入药。

【性味与功能】 甘、苦、寒；清热解毒。

【临床应用】 ①用于疔疮肿毒、化脓性炎症，常与公英，金银花等配伍使用。②用于急性阑尾炎，地丁、败酱草各30克，泽兰15克水煎服。③外用适量。

【用法用量】 9～15克。

185. 苦地丁

【别名】 地丁、苦丁、地丁草。

为罂粟科植物地丁紫堇［Corydialia bungeana Turcz.］的全草。

收载 1977 年版《药典》。主产于东北、华北地区。夏季采集、洗净、晒干、切段入药。

【化学成分】 含多种生物碱，香豆精内脂，甾体皂甙，挥发油等。

【药理作用】 ①抑菌作用，对甲型链球菌、肺炎双球菌、卡他球菌、大肠、绿脓杆菌有抑制作用。对流感病毒、单纯疱疹病毒有抑制作用。②有降血压作用。

【性味与功能】 苦、寒；清热解毒，活血消肿。

【临床应用】 用于痈疔疮、外耳道疖肿、阑尾炎等。常与蒲公英、金银花等药同用。

【用法用量】 9～15 克水煎服。

186. 紫花地丁

【别名】 铧头草、光瓣堇菜。

为堇菜科植物紫花地丁［Viola yedoensis Makino］的干燥全草。收载于 2000 年版《药典》。产于全国各省，春季采集，晒干入药。

【化学成分】 含甙类、黄酮类等。

【药理作用】 对金黄色葡萄球和卡他球菌有较强的抑制作用。对甲型链球菌和肺炎双球菌有不同的抑制作用。

【性味与功能】 苦、辛、寒；归心、肝经；清热解毒、凉血消肿。

【临床应用】 用于疔疮肿毒、痈疽发背、丹毒等，常与金银花、连翘、菊花等同用。

【用法用量】 15～30 克水煎服。

187. 苣荬菜

【别名】 苦菜、取麻菜、败酱草（北方）、小蓟（黑龙江）、苦苣菜。

　　为菊科植物苦苣菜属苣荬菜［Sonehus arvensis L］的全草。收载于 1977 年版《药典》。主产于东北、华北地区。夏秋采割全草晒干入药。

　　【化学成分】　含油、蜡醇、胆碱、酒石酸、苦味素、肌醇等。

　　【药理作用】　美蓝试管法，对白血病细胞有抑制作用。

　　【性味与功能】　苦、辛、寒；入胃、大肠、肝经；清湿热、消肿排脓、化瘀解毒。

　　【临床应用】　①用于细菌性痢疾，苣荬菜 30 克水煎服。②治急性咽炎，苣荬菜 30 克，灯心草 5 克，水煎服。③治阑尾炎：苣荬菜 30 克、红藤 30 克，水煎服。④用于疔疮肿毒，配伍蒲公英、金银花等。

　　【用法用量】　9～15 克水煎服。

188. 菥　蓂

　　【别名】　马辛、大蕺、析目、苏败酱。

　　为十字花科植物菥蓂［Thlaspi arvense L.］的全草。收载于1977 年版《药典》。全国均产。春季采收晒干入药。

　　【化学成分】　含黑芥子甙。

　　【药理作用】　有杀菌作用和利尿作用。

　　【性味与功能】　辛、微苦、平；清肝、明目、和中、解毒。

　　【临床应用】　治肝炎、阑尾炎、疖肿、肾炎、产后子宫内膜炎，多单味 30～60 克水煎服。也配伍金银花、连翘等药同用。

　　【用法用量】　9～15 克。

189. 败酱草

　　【别名】　黄花败酱、龙芽败酱。

　　为败酱科植物黄花败酱［Patrinia villosa Juss. 等同科植物］的

全草。收载于 1977 年版《药典》。全国均产、夏季采收、晒干入药。

【化学成分】 含挥发油、多种皂甙、齐墩果酸、多种糖类、生物碱等。

【药理作用】 ①可促进肝细胞再生，改善肝功能。②抑菌作用，对金黄色葡萄球菌，痢疾杆菌、伤寒、大肠、绿脓杆菌有抑制作用。③有镇静作用，且能增强戊巴比妥的催眠作用④能促进肝细胞再生，防止肝细胞变性。⑤对子宫癌细胞有很强的抑制作用。

【性味与功能】 辛、苦、凉；清热解毒，祛瘀排脓。

【临床应用】 ①治阑尾脓肿，败酱草、金银花、地丁、公英、大黄、马齿苋各 15 克，水煎服。②治化脓性扁桃体炎、肺炎、急性阑尾炎、胆道感染，败酱注射液、肌肉注射。

【用法用量】 15～30 克水煎服。

190. 苦豆草

为豆科植物苦豆子[Sophora alopccuroides L.]的全草，收载于 1997 年版《药典》。产于内蒙、新疆、西藏、全草入药。

【化学成分】 含苦参碱、苦豆碱、槐果碱等。

【药理作用】 有抑制痢疾杆菌和兴奋心脏作用。

【性味与功能】 苦、寒，有毒；清热止痛杀虫。

【临床应用】 ①用于慢性痢疾、阿米巴痢疾，苦豆草单方煎服。②用于滴虫性肠炎，苦豆子 5 粒研服。

【用法用量】 3～5 克。

191. 鱼腥草

【别名】 岑草、蕺菜、菹子、侧耳根、臭草、臭灵丹、臭菜。

为三白草科植物蕺菜[Houttuynia cordata Thunb.]的干燥地上

全草。《别录》下品，收载于 2000 年版《药典》。主产于西北、华北、华中地区，夏秋采收晒干入药。

【化学成分】 含挥发油、槲皮甙、鱼腥草素、氯化钾、硫酸钾、蕺菜碱等。

【药理作用】 ①抑菌作用，对卡他球菌、流感杆菌、肺炎双球菌、葡萄球菌有明显的抑制作用。②对流感病毒有抑制作用。③有利尿作用。④有镇痛作用。⑤有止血和促进组织再生作用。⑥有止咳作用。⑦蕺菜碱有刺激皮肤发疱作用。⑧毒性：鱼腥草素 61～64 毫克/公斤剂量对动物可致死，解剖见肺部有严重出血。

【性味与功能】 辛、微寒；入肺经；清热解毒，消肿排脓，利尿通淋。

【临床应用】 ①主要用于细菌性肺炎，支气管炎，鱼腥草、鸭跖草、半边莲各 3 克、野荞麦根 15 克、水煎服。②治小儿腹泻、鱼腥草 15 克。炒山药 6 克、白术 5 克、茯苓 6 克水煎。③治子宫糜烂，鱼腥草蒸馏液洗阴道，一天 2 次或以大棉球浸药塞入阴道内。

【用法用量】 15～25 克水煎服。

192. 白鲜皮

【别名】 白鲜、白膻、八股牛、八圭牛。

为芸香科植物白鲜［Dictamnus dasycarpus Turcz.］的根皮，收载于 2000 年版《药典》。全国各地均产，春秋季采挖，晒干切片入药。

【化学成分】 含白鲜皮碱、白鲜内脂、谷甾醇、胡芦巴碱，黄柏酮酸，白鲜明碱等。

【药理作用】 ①对多种致病真菌有抑制作用。②有解热作用。③白鲜碱对蛙心有抑制作用。④有止血作用。（可缩短凝血时间)。⑤对兔耳血管和子宫有收缩作用。

【性味与功能】 苦、寒;归脾、胃、膀胱经;清热除湿、祛风解毒。

【临床应用】 ①主要用于皮肤科病如皮肤瘙痒、荨麻疹,湿疹,常与地肤子、荆芥、苦参等配伍、水煎服或水煎洗。②用于淋巴结炎,白鲜皮粉米汤调外敷。③外伤出血,白鲜皮粉敷患处。

【用法用量】 4.5~9克水煎服。

193. 漏 芦

【别名】 野兰、狼头花、鬼油麻。

为菊科植物祁州漏芦[Rhaponticum uniflorum(L.)DC.]的根,《本经》中品,收载于2000年版《药典》。主产于东北及河南、安徽等地。秋季采挖晒干切片入药。

【化学成分】 祁州漏芦含挥发油,禹州漏芦含生物碱(蓝刺头碱)。

【药理作用】 ①对致病皮肤真菌有不同程度的抑制作用。②蓝刺头碱对中枢神经系统有兴奋作用。③蓝刺头碱可增加心肌收缩力。④蓝刺头碱对麻醉猫可引起血压下降,心肌收缩力增强,兔耳血管扩张,高浓度使心脏停止在收缩期。

【性味与功能】 苦、寒;归胃经;清热解毒,消痈下乳,舒筋通脉。

【临床应用】 ①用于痈疽初起,红肿热痛,黄芪、漏芦、连翘各15克、大黄5克(后下),甘草10克,沉香20克共为细粉,每次20克、姜枣汁调下。②治乳汁不通乳内胀痛:漏芦60克、瓜蒌10枚(急火炒焦存性),蛇蜕10条,共为细粉,每服10克。③治流行性腮腺炎,板蓝根5克,漏芦7克,牛蒡子、甘草各3克水煎服。④治皮肤瘙痒、湿疹、风毒、疥疮:漏芦、荆芥、白鲜皮、当归、蕲蛇、枸杞子各 30 克，甘草 20 克、苦参 50 克、泡酒、每服 10～20 毫升。

【用法用量】 4.5～9 克水煎服。

194. 白头翁

【别名】 胡王使者、白头公。

为毛茛科植物白头翁〔Pulsatilla chinensis（Bge.）Regel〕的干燥根，收载于 2000 年版《药典》。主产于北方各省，春季采挖，晒干切片入药。

【化学成分】 含皂甙、白头翁素、翁因、翁灵、多种糖类。

【药理作用】 ①抗菌作用，对金黄色葡萄球菌，绿脓杆菌、痢疾杆菌、流感病毒有抑制作用。②对阿米巴原虫有抑制作用。对滴虫有抑制作用。③白头翁素有镇静作用、镇痛作用和解痉作用。④含有一种强心成分（喔奇哪灵）。⑤几乎无毒性。

【性味与功能】 苦、寒；归胃、大肠经；清热解毒、凉血止痢。

【临床应用】 ①多用于湿热痢疾（菌痢），阿米巴痢，白头翁汤。②治湿疟发作，白头翁 30 克、柴胡、半夏、黄芩、槟榔各 6 克、甘草 3 克，水煎服。③治外痔肿痛：鲜白头翁捣汁涂患处。

【附方】 白头翁汤：白头翁 15 克、黄柏 12 克、秦皮 9 克、黄连 6 克、水煎服。

【用法用量】 9～15 克水煎服。

195. 板蓝根

【别名】 靛根、靛青根、板蓝根。

为十字花科植物菘蓝〔Isatis indigotica Fort.〕的干燥根。秋季采挖、晒干入药。全国均有栽培、冬初挖取、叶为大青叶入药。收载于 2000 年版《药典》。

【化学成分】 含靛甙、靛红、多种氨基酸、糖类、蛋白质、树脂类等。

【药理作用】 ①抗菌作用，水浸液对枯草杆菌、金黄色葡萄球菌、八联球菌、大肠杆菌、伤寒、痢疾杆菌、脑膜炎球菌有抑制作用。②有抗病毒作用。③有抗钩端螺旋体作用。④靛红有抗癌作用。⑤能对抗藜芦的毒性，解藜芦中毒。

【性味与功能】 苦、寒；归心、胃经；清热解毒、凉血利咽。

【临床应用】 ①治流行性腮腺炎，板蓝根90克、水煎服。②治扁桃体炎；板蓝根、金银花、连翘、桔梗各15克，水煎服。③治蔬菜日光性皮炎：板蓝根12克，黄芩、牛蒡子、玄参、桔梗各9克、黄连、甘草、薄荷各5克，水煎服。

【用法用量】 9～15克水煎服。

196. 大青叶

【别名】 蓝靛叶、大青。

为十字花科植物菘蓝［Isatis indigotica Fort］的干燥叶。收载于2000版《药典》。

【化学成分】 含靛甙、黄酮类、色氨酸等。

【药理作用】 ①水煎剂对金黄色白色葡萄球菌、链球菌、脑炎肺炎球菌、痢疾杆菌等有抑制作用。②对钩端螺旋体有杀灭作用。③可促进胆汁分泌，有利胆作用。④对实验致热动物有解热作用。

【性味与功能】 苦、寒；归心、胃经；清热解毒、凉血消斑。

【临床应用】 ①治乙脑、流脑、感冒、腮腺炎、大青叶30克、海金沙30克、水煎服。也可用于预防。②治肺热咳嗽、咽喉肿痛，大青叶30克，大黄（后下）10克、蒲公英20克、生地30克，水煎服。③亦用于其他炎症发热、发斑证，与清热药配伍用。④治疖、疮、痱子，大青叶50克水煎服。另煎一次外洗。

【用法用量】 9～15克水煎服。

197．蓼大青叶

为蓼科植物蓼蓝的［Polygonum tinctorium Ait.］干燥茎叶，收载于2000年版《药典》。

【性味与功能】 同大青叶。

【临床应用】 同大青叶。

【用法用量】 9～15克水煎服。

198．青 黛

【别名】 靛、靛花、蓝靛。

为爵床科植物马蓝、蓼科植物蓼蓝或十字花科植物菘蓝［Baphicacanthus cusia（Nees）Bremek.，Polygonum tinctorium Ait或 Isatis indigotica Fort.］的叶、或茎叶经加工制得的干燥粉末。收载于2000年版《药典》。

【化学成分】 含靛蓝5%以上。

【药理作用】 对炭疽杆菌、志贺氏痢疾杆菌、金黄色葡萄球菌有抑制作用。

【性味与功能】 咸、寒；归肝经；清热解毒，凉血、定惊。

【临床应用】 ①用于伤寒赤斑、咯血，青黛6～10克、水冲服。②治小儿惊痫：青黛2克冲服。③治肺热咳嗽，青黛、海石、瓜蒌仁、川贝母各等份，研细炼蜜为丸、每服10克。④治烂弦风眼，青黛、黄连各10克，泡汤日洗。⑤治诸毒虫咬伤：青黛、雄黄各等份。研细每服6克。

【用法用量】 1.5～3克冲服。

199．山豆根

【别名】 广豆根、苦豆根、云豆根。

　　为豆科植物越南槐[Sophora tonkinensis Gapnep.]的干燥根及根茎。收载于2000年版《药典》。主产于江南各省，春秋季采挖，晒干切片入药。

　　【化学成分】　含多种生物碱，苦参碱、臭豆碱、金雀花碱等及黄酮类槐酮、柔枝槐素等。

　　【药理作用】　①对白血病细胞有抑制作用、可延长患腹水癌动物的存活时间对腹水癌大鼠可治愈，治愈的大鼠体内血清中发现抗肿瘤性抗体存在。②有抗溃疡作用。③对葡萄球菌及常见皮肤真菌有抑制作用。④对网状内皮细胞有兴奋作用。

　　【性味与功能】　苦、寒，有毒；归肺、胃经；清热解毒、消肿利咽。

　　【临床应用】　①治扁桃体炎、咽喉肿痛：广豆根60克、甘草10克，共为细粉、每服3～6克。②治疮癣、狗咬伤、蛇咬伤、毒虫咬伤：山豆根研成细粉，水调外敷。

　　【用法用量】　3～4.5克水煎服。

200.　北豆根

　　为防己科植物蝙蝠葛[Menispermum dauricum DC.]的干燥根茎。收载于2000年版《药典》。主产于东北、夏秋采挖、晒干切段入药。

　　【化学成分】　含蝙蝠葛碱、山豆根碱、青藤碱、粉防己碱等。

　　【性味与功能】　苦、寒，有小毒；归肺、胃、大肠经；清热解毒、祛风止痛。

　　【临床应用】　同山豆根。

　　【用法用量】　3～4.5克煎服。

　　【附方】　北豆根片：为北豆根总碱制成的糖衣片，每片含总碱15毫克。收载于1990年版《药典》。主治：咽喉肿痛、扁桃体炎、慢性支气管炎。用量：每次 4 片，一日 3 次。

201．马　勃

【别名】　灰包、马庀、地烟、灰包菌。

为灰包科真菌脱皮马勃、大马勃、紫色马勃〔Lasiosphaera Fenzlii Reich. Calvatia gigantea（Batsch ex Pers）Lloyd. Calvatia lilacina（Mont et Berk.）Lloyd〕的干燥子实体。《别录》中品，收载于 2000 年版《药典》。全国均产、夏季采集，晒干入药。

【化学成分】　含磷酸钠、马勃素、麦角甾醇、氨基酸、尿素等。

【药理作用】　①脱皮马勃煎剂对金黄色葡萄球菌、绿脓杆菌、变形杆菌、肺炎双球菌及部分真菌有抑制作用。②对创口有明显的止血作用。③动物大剂量注射马勃提取物可引起内脏出血。

【性味与功能】　辛、平；归肺经；清热利咽，止血。

【临床应用】　①治咽喉炎、扁桃体炎、咳嗽声哑，马勃、马牙消各等份、研细和蜜丸、每服 10 克。②治外伤出血，马勃粉外敷。③治吐血、衄血，马勃粉 5 克、米汤冲服。④治臁疮不敛，盐汤洗净患处，马勃粉敷之。

【用法用量】　1.5～6 克。

202．射　干

【别名】　乌扇、乌蒲、扁竹、野萱花、剪刀草、山蒲扇、夜干。

为鸢尾科植物射干〔Belamcanda chinensis（L.）DC.〕的干燥根茎。《本经》下品，收载于 2000 年版《药典》。全国均有分布，春秋采挖，洗净晒干切片入药。

【化学成分】　含射干碱、鸢尾甙、鸢尾黄酮甙、芒果甙等。

【药理作用】 ①抑菌作用，对常见皮肤致病真菌有抑制作用。对埃可病毒和疱疹病毒有抑制作用。②醇提物能促进唾液分泌。③有抗透明质酸酶作用能抑制大鼠透明质酶性水肿和注射氮芥引起的腹水渗出有抑制作用。④有降血压作用。⑤可使呼吸一时性兴奋、频率加大。⑥鸢尾黄酮甙有雌性性激素样作用。

【性味与功能】 苦、寒；归肺经；清热解毒、消痰、利咽。

【临床应用】 ①治咽喉肿痛，射干10克、水煎服，或加山豆根、桔梗、金银花、玄参各6克，水煎服。②治稻田皮炎，射干700克加水13公斤煎水、加盐120克、温洗。③治腮腺炎、流感，射干9克、板蓝根10克、水煎服。④治咳嗽气喘，射干9克、麻黄6克、生姜6克、细辛、紫菀、款冬花各4克、五味子15克、加大枣7枚、半夏6克水煎服。

【用法用量】 3～4.5克水煎服。

203. 土茯苓

【别名】 禹余粮、仙遗粮、过岗龙、毛尾薯。山奇良。

为百合科植物土茯苓（光叶菝葜）[Smilax glabra Roxb.]的干燥根茎。收载于2000年版《药典》、主产于江南各省，冬初采挖、洗净切片晒干入药。

【化学成分】 含皂甙、鞣质、树脂、挥发油、生物碱、多糖等。

【药理作用】 ①有杀灭钩端螺旋体作用。②对小儿先天性梅毒口腔炎及现症梅毒有较好疗效。

【性味与功能】 甘、淡、平；归肝、胃经；除湿、解毒、通利关节。

【临床应用】 ①常用于湿热疮毒，为治梅毒要药。治梅毒，土茯苓60克，金银花、甘草各30克，水煎服。②治钩端螺旋体病，土茯苓30克，水煎服、一日一剂。③治淋巴结核，土茯苓20

克、黄药子 10 克、乌梅 15 克、蒲公英 30 克、水煎服。

【用法用量】 15～60 克。

204. 鸦胆子

【别名】 老鸦胆、苦楝子、苦参子。

为苦木科植物鸦胆子[Brucca jnvanica（L.）Merr]的干燥成熟果实，收载于 2000 年版《药典》。主产于福建、广西、广东、云南、台湾等地，果实成熟时采，晒干入药。

【化学成分】 含脂肪油、生物碱、酚性成分、鸦胆子酸、鸦胆子素、鸦蛋子醇等。

【药理作用】 ①有杀灭阿米巴原虫作用。②有抗疟作用。③有抗癌作用，鸦胆子油有细胞毒样作用，可使皮肤及癌细胞坏死。④可使局部组织退行性坏死。⑤可引起兔血压下降。⑥有杀灭蛟幼虫作用。⑦对肠道寄生虫有杀灭作用。⑧鸦胆子去油部分提取物有降 血压作用。⑨毒性：有毒成分溶于水，具苦味的甙类、可使动物内脏血管扩张甚至出血、中枢抑制、白细胞增多，死亡前呈全身抑制及四肢麻痹。去油鸦蛋子对猫灌胃的最小致死量为 0.1 克/公斤。

【性味与功能】 苦、寒。有小毒；归大肠、肝径；清热解毒、截疟、止痢、腐蚀赘疣。

【临床应用】 ①治湿热痢疾（菌痢和阿米巴痢），鸦胆子仁 10 枚、装胶囊吞服。②治疟疾，鸦胆子仁 6 枚吞服、日一次。③治赘疣，鸦胆子仁捣碎、敷于赘疣上（勿沾正常皮肤）。

【用法用量】 0.2～2 克取仁装胶囊或包外衣吞服。外用捣敷。

205. 马齿苋

【别名】 马齿草、五行草、蚂蚁菜、长寿菜。

为菊科植物马齿苋[Portulaca oleracea L.]的干燥地上部分。收载于2000年版《药典》。产于全国各地。夏秋季采收、热水烫后晒干入药。

【化学成分】 含去甲基肾上腺素、多种甲盐、多种有机酸、多种氨基酸、胡萝卜素、蛋白质、维生素A、B、C、生物碱、黄酮甙等。

【药理作用】 ①抗菌作用,对痢疾杆菌、大肠杆菌、结核杆菌、金黄色葡萄球菌、多种皮肤致病真菌有抑制作用。②对动物子宫有兴奋作用。③有抗糖尿病、改善脂肪代谢作用。④能促进上皮细胞的生理功能趋于正常,并能促进伤口愈合。⑤对血管有收缩作用,这种收缩兼有中枢及末梢性。

【性味与功能】 酸、寒;归肝、大肠经;清热解毒、凉血止血。

【临床应用】 ①用于下痢脓血、肠炎,马齿苋200克、水煎分2次服。②治产褥热,马齿苋120克、蒲公英60克,水煎服。③治淋巴结核,马齿苋与猪脂共制成膏敷于患处。④治急性阑尾炎,马齿苋、蒲公英各60克、水煎服。⑤治钩虫病,鲜马齿苋250克、水煎成200毫升加醋50毫升顿服。⑥治带状疱疹,鲜马齿苋捣烂敷。

【用法用量】 5～15克水煎服。

206. 绿 豆

为豆科植物绿豆[Phaseolus radiatus L.]的成熟种子,收载于2000年版《药典》,全国均产,成熟时收割打下种子入药。

【化学成分】 含维生素A、B_1、B_2、烟酸及肽类、脂肪油、蛋血质及大量淀粉。

【药理作用】 ①对葡萄球菌有抑制作用。②对农药1059中毒及铝中毒有解毒作用。

【性味与功能】　甘、寒；归心、胃经；清热祛暑、解毒。

【临床应用】　①用于食物药物中毒，绿豆50克、甘草15克水煎服。②治毒蕈中毒，绿豆60克、蒲公英、大青叶、紫草各30克水煎服。③治暑热烦渴、中暑，绿豆、荷叶各15克煎服。

【用法用量】　20～100克水煎服。

207. 重　楼

【别名】　七叶一枝花、草河车、蚤休。

为百合科植物云南重楼或七叶一枝花［Paris polpyhlla Smith var. yunnaensis（Franch）Hand-Mazz 或 Paris polyphlla Smith var chinensis（Franch）Hara.］的干燥根茎。收载于2000年版《药典》。主产于四川、广西。秋后采挖、洗净晒干切片入药。

【化学成分】　七叶一枝花含蚤休甙、生物碱及氨基酸。

【药理作用】　①抑菌作用，对流感病毒、痢疾杆菌、沙门氏菌、肺炎双球菌、脑炎双球菌、链球菌等有抑制作用。②有抗炎作用。③有镇静作用。④有镇咳作用。⑤可促进肾上腺功能。⑥七叶一枝花提取物对肉瘤180、实验型肝癌有抑制作用。⑦有抗蛇毒作用。⑧毒性：水煎剂60克/公斤剂量小鼠灌胃未见毒性。

【性味与功能】　苦、微寒，有小毒；归肝经；清热解毒、消肿止痛、凉肝定惊。

【临床应用】　①治流行性脑炎，七叶一枝花15克水煎服。②治流行性腮腺炎，七叶一枝花根粉、和醋外敷。③治毒蛇咬伤，七叶一枝花、八角莲、半边莲、徐长卿、紫花地丁各15克、水煎服。

【用法用量】　3～9克水煎服。

208. 拳　参

【别名】　草河车、紫参、虾参。

为蓼科植物拳参［Polygonum biatorta L.］的根状茎。收载于2000年版《药典》，主产于东北，春、秋季采挖、晒干切片入药。

【化学成分】 含鞣质、蒽醌、甾醇、儿茶酚、黄酮甙、微量元素钡、钴、铜、铁、锰、镍、锶、钛等。

【药理作用】 ①有局部止血作用。②对金黄色葡萄球菌、绿脓杆菌、枯草杆菌、大肠杆菌有一定的抑制作用。③毒性：100%提取液小鼠腹腔注射半数致死量为0.33/公斤。

【性味与功能】 苦、涩微寒；归肺、肝、大肠经；清热解毒、消肿、止血。

【临床应用】 ①用于菌痢，拳参、蒲公英、黄芩各15克、水煎服。②治肺结核，拳参片、每次6片（每片0.3克）。

【用法用量】 4.5～9克水煎服。

【备注】 无实火热毒者不宜用，阴证外疡者忌服。

209. 冬凌草

为唇形科植物碎米桠［Rabdosia rubescens（Hemsl.）Hara］的地上全草，收载于1977年版《药典》。夏季采收、主产于长江流域。

【性味与功能】 苦、甘、微寒；清热解毒、活血止痛。

【临床应用】 ①治咽喉肿痛、扁桃体炎，冬凌草30克水煎服，或冬凌草片（每片相当于生药3克）、每次6片。②治毒蛇咬伤，鲜冬凌草100克、捣烂敷。

【用法用量】 30～60克水煎服。

210. 半枝莲

【别名】 并头草、小韩信草、牙刷草、金挖耳、野夏枯草、四方草。

为唇形科植物半枝莲［Scutellaria barbara D. Don.］的干燥全

草，收载于 2000 年版《药典》。主产于中原和西南各地，花期采割、晒干切段入药。

【化学成分】　含生物碱、黄酮甙、甾体类。

【药理作用】　①乙醚提取物有利尿作用。②水煎液或水浸液注射有降压作用、口服无效。③对金黄色葡萄球菌、福氏痢疾杆菌、伤寒杆菌、绿脓杆菌、大肠杆菌有抑制作用。④美蓝试验对急性粒细胞型白血病有抑制作用。

【性味与功能】　辛、苦、寒；归肺、肝、肾经；清热解毒、化瘀利尿。

【临床应用】　①治肺癌、直肠癌、胃癌、食道癌，半枝莲、白英各 50 克、水煎服，或配伍化瘀、解毒药同服。②治恶性葡萄胎，半枝莲 60 克、龙葵、紫草各 30 克、水煎服。③治肝硬化腹水、配保肝利水药用。④治乳腺炎、疖肿、毒蛇咬伤、跌打损伤，鲜半枝莲捣烂外敷。

【用法用量】　15～30 克水煎服。

211. 白花蛇舌草

【别名】　蛇舌草、白花十字草、龙舌草、蛇针草、尖刀草、蛇总管。

为茜草科植物白花蛇舌草 [Oldenlandia diffusa (Willd.) Roxb.] 的干燥全草。收载于《全国中草药汇编》，主产于长江以南。夏季采集、晒干入药。

【化学成分】　含乌索酸、齐墩果酸、对香豆酸、豆甾醇等。

【药理作用】　①煎剂小鼠灌胃能刺激网状细胞增强白细胞的吞噬能力。②有抗炎作用。③对中枢系统有镇静、镇痛、催眠作用。④有抗癌作用。⑤对金黄色葡萄球菌和痢疾杆菌有抑制作用。⑥毒性：小鼠腹腔注射半数致死量为 104 克/公斤。

【性味与功能】　甘、淡、凉；清热解毒、利尿消肿、活血止痛。

【临床应用】　①用于胃癌、食道癌、直肠癌，白花蛇舌草100克、薏苡仁300克、黄药子、乌药、龙葵、乌梅各5克、三七2克，水煎服。②治阑尾炎、慢性盆腔炎，白花蛇舌草50克、海金沙藤、野菊花、当归、两面针各10克、水煎服。③也用于肝炎、肾炎、扁桃体炎、支气管炎，多复方用。④鲜品外用治毒蛇咬伤、疮疖痈肿等。

【用法用量】　15～60克水煎服。

212.　穿心莲

【别名】　一见喜、斩蛇剑、苦草、草胆草。

为爵床科植物穿心莲［Andrographis paniculata（Burm. f.）Nees］的干燥地上部分。收载于2000年版《药典》。主产于广西、广东。秋冬采割、晒干入药。

【化学成分】　含穿心莲内脂、新穿心莲内脂、黄酮类、生物碱、甙类等。

【药理作用】　①煎剂对金黄色葡萄球菌、绿脓杆菌、肺炎双球菌、溶血性链球菌、痢疾、伤寒杆菌有抑制作用。②可促进白细胞的吞噬作用。③有解热作用。④有抗病毒作用。⑤有抑制动物肿瘤生长作用。⑥有抗炎作用。⑦有抗蛇毒作用及抗罩毒作用。⑧有妊娠中止作用。⑨对大鼠有利胆作用。⑩无明显毒性。

【性味与功能】　苦、寒；归心、肺、大肠、膀胱经；清热解毒、凉血、消肿。

【临床应用】　①用于多种炎症：扁桃体炎、咽喉炎、腮腺炎、支气管炎、肺炎、肺脓疡、百日咳、菌痢、急性胃肠炎、泌尿路感染、急性盆腔炎、钩端螺旋体病、化脓性中耳炎等，穿心莲粉3～5克、装胶囊服，或穿心莲片、穿心莲内脂片（炎得平）内服。②治疖疮肿疡、脓疱疮、伤口感染、毒蛇咬伤，穿心莲6～10

克、内服外洗。

【用法用量】 3～9 克水煎服。

【附方】 穿心莲片：穿心莲 880 克水煎成流浸膏，120 克穿心莲粉成细粉，与流浸膏共制成片剂，每片 0.3 克。用量：每次 2～4 片，日服 3 次。

213. 虎 杖

【别名】 苦杖、斑杖、雄黄连、阴阳连。

为蓼科植物虎杖［Polygonum cuspidatum Sieb. et Zucc］的干燥根茎和根，收载于 2000 年版《药典》。主产于中南各地。春秋采挖洗净切段晒干入药。

【化学成分】 含蒽醌甙及游离蒽醌、大黄素、鞣质等。

【药理作用】 ①煎剂对金黄色葡萄球菌、卡他球菌、甲型或乙型链球菌、大肠、绿脓杆菌有抑制作用。②对流感病毒、腺病毒有抑制作用。③对外伤出血有止血作用。④对动物试验性糖尿病有降低发生率和死亡率的作用。⑤有泻下作用。⑥有镇咳作用。

【性味与功能】 微苦、微寒；归肝、胆、肺经。祛风利湿、散瘀定痛，化痰止咳。

【临床应用】 ①治传染性肝炎，虎杖 30 克水煎服，1 日 1 剂，30 天一疗程。②治肺炎，慢性支气管炎，阴阳莲、十大功劳、枇杷叶各 30 克，水煎服。③治烧伤，虎杖粉、浓茶水调敷。④治妇人经闭经痛，虎杖 15 克、香附 10 克水煎服。⑤治恶疮，虎杖、烧炭研外敷。

【用法用量】 9～15 克水煎服。

214. 红药子

【别名】 金荞仁。

为蓼科翼属植物翼蓼[Polygonum Ciliinerre（Nakai）Ohwi]的干燥块根。收载于1990年版《药典》。主产于山西、陕西、河南、四川等地。秋季采集洗净切片晒干入药。

【性味与功能】　酸、苦、涩、凉；清热、解毒、止血、止痛。

【临床应用】　①用于肠炎、痢疾、便血，与大黄、黄芩等清热药配伍用。②治烧伤、狂犬咬伤，鲜用捣烂外敷。

【用法用量】　6～15克水煎服。

215. 白药子

【别名】　白药脂、山乌龟、金线吊乌龟。

为防己科植物头花千金藤[Stephania cepharantha（S. bisciflora Hand-M）]的干燥块根，收载于《全国中草药汇编》；主产于中原地区，全年采挖，切片晒干入药。

【化学成分】　含头花藤碱，小檗胺、可待因、吗啡、异粉防己碱等多种生物碱及皂甙等。

【药理作用】　①对结核杆菌有抑制作用。②对过敏性休克有对抗作用。③有抗炎作用。④有镇痛、退热作用。

【性味与功能】　苦、寒；清热解毒、凉血止血。散瘀消肿。

【临床应用】　①用于各种内出血，白药子粉1克冲服，日3次。②治腮腺炎，淋巴结炎：白药子粉、醋调敷于患处。③治咽喉肿痛，白药子30克、冰片1克、共研细、炼蜜为丸、每用9克、日2次。④治神经性皮炎，鲜白药子捣烂外搽。

【用法用量】　9～15克水煎服。

216. 黄药子

【别名】　黄独、黄狗头、香芋、金钱吊虾蟆。

为薯蓣科植物黄独[Dioscorea hulhifera L.]的干燥块茎。收载于《全国中草药汇编》。分布于长江以南各，冬前采块茎，切片晒干入药。

【化学成分】 含薯蓣皂甙、黄药子萜等。

【药理作用】 ①对因缺碘所致的甲状腺肿有治疗作用。②黄药子浸膏有止血作用。③对常皮肤致病真菌有抑制作用。

【性味与功能】 苦、辛、凉，有小毒；解毒消肿、化痰散结、凉血止血。

【临床应用】 ①用于甲状腺肿大、淋巴结核，黄药子200克、白酒1000毫升、浸泡7天、每日100毫升分3次服。②治慢性气管炎，黄药子10克、加冰糖20克水煎服。③治食道癌，黄药子浸膏打片（片重0.3克）每次3片、日服3次。④治吐血、衄血，黄药子30克、蒲黄（包煎）15克煎服。

【用法用量】 9～15克水煎服。

217. 鸭跖草

【别名】 鸭舌草、碧竹草、碧蝉花、三角菜。

为鸭跖草科植物鸭跖草［Commelina communis L.］的干燥地上部分。收载于2000年版《药典》。全国均有分布、夏季采割、晒干入药。

【化学成分】 含黄酮甙、飞燕草甙。

【药理作用】 ①水浸液有兴奋子宫、收缩血管作用、并能缩短凝血时间。②水煎液有显著的降体温作用。③水煎液对金黄色葡萄球菌和大肠杆菌有明显的抑制作用。

【性味与功能】 甘、淡、寒；归肺、胃、小肠经；清热解毒、利水消肿。

【临床应用】 ①治赤白下痢、鸭跖草100克。②治黄疸型肝炎，鸭跖草120克、猪瘦肉60克、煮汤服。③治吐血、衄血，鲜鸭跖草捣烂取汁，每服100毫升。④治水肿、腹水，鸭跖草60克水煎服。

【用法用量】 13～30 克水煎服。

218. 两面针

【别名】 入地金牛、下山虎、双面针。

为芸香科植物两面针[Zcmhoxylum niuidum（Roxb）D. C.]的根、根皮、茎皮。收载于《全国中草药汇编》。主产于广东、广西、云南等地、全年可采，晒干入药。

【化学成分】 含两面针碱、布枯甙、氧化两面针碱等。

【药理作用】 有消炎凝血作用。

【性味与功能】 苦、辛、平，有小毒；解毒消肿、祛风活血、麻醉止痛。

【临床应用】 ①治神经痛、风湿痛、两面针、鸡骨香、子哥王各 10 克，1 斤酒泡酒 7 天、每天 50 毫升。②治牙痛，两面针 1000 克、水扬梅 1000 在、乙醇适量、共制成 1000 毫升，以棉球蘸药放于齿痛处。

【用法用量】 3～6 克。

【备注】 本品有毒、过量可引起中毒、腹泻、下痢。解救方法：导泻、服糖水、或注射葡萄糖注射液。

219. 了哥王

【别名】 地锦根、九信草、石棉皮、消山药。

为瑞香科植物南岭荛花[Wtkstroemia indica（L.）C. A. Mey]的根、叶。收载于 1977 年版《药典》。分布于江南各地，夏季采叶 秋季采根、晒干入药。

【化学成分】 根皮含黄酮甙、南荛素、芫花素、酸性树脂等。

【药理作用】 ①根及茎皮试管内对金黄色葡萄球菌有明显的抑制作用。叶对肺炎双球菌、金黄色葡萄球菌、绿脓杆菌有抑制作用。②水煎剂对动物肿瘤有抑制作用。③有利尿作用。④有止咳、祛痰作用。⑤有较强的泻下作用，中毒时可用桂枝，甘草防风水煎服。

【性味与功能】 苦、微辛、寒，有毒；清热解毒、化痰散结、通经利水。

【临床应用】 ①用于跌打损伤，了哥王二层皮研成细粉、炼蜜为丸、每丸重3克、每服一丸。②用于肺炎、支气管炎、扁桃体炎、淋巴结炎、腮腺炎、急性乳腺炎、蜂窝组织炎等，了哥王注射液、每次2毫升、1日2次。或了哥王浸膏胶囊、每次1丸。③治宫颈炎，煎洗。④治外伤出血：了哥王、断肠草(钩吻)各等量水煎膏外敷。

【用法用量】 6～9克久煎4小时以上口服。外用捣敷或煎洗。

220. 四季青

【别名】 红冬青、油叶树。

为冬青科植物冬青[Tlex chinensis Sims]的根皮、叶入药。收载于1977年版《药典》。主产于长江以南，全年可采。

【化学成分】 根皮含鞣质、四季青素、乌索酸、挥发油、黄酮等。

【性味与功能】 苦、寒；归肾经；清热解毒，活血止血。

【临床应用】 ①治流行性感冒、肺炎、上呼吸道感染，四季青注射液、每次2毫升。②治咽喉炎、慢性支气管炎，四季青50克、大青叶100克、百部、麻黄、桔梗各15克水煎分2次服。

【附方】 四季青注射液：四季青水提取、醇处理、制成每毫升相当于2克生药的溶液、封于2毫升安瓿内、灭菌即得。

【用法用量】 15～30克水煎服。

221. 雪　胆

【别名】　曲莲、蛇莲、金龟莲、赛金钢。

为葫芦科植物雪胆、大籽雪胆［Hemsleya amabilis Diels］等同属植物的干燥块根，收载于1977年版《药典》，主产于云南高山上。秋季采者佳、切片晒干入药。

【化学成分】　含三萜类苦味素、雪胆素、雪胆皂甙、齐墩果酸等。

【药理作用】　①对痢疾杆菌、伤寒、大肠杆菌、金黄色葡萄球菌等有抑制作用。②水溶液对动物血压、呼吸、心率均有抑制作用。③有溶血作用。

【性味与功能】　苦、寒，有小毒；清热解毒、健胃止痛。

【临床应用】　治细菌性痢疾、肠炎、胃及十二指肠溃疡、上呼吸道感染、肺炎、泌尿系感染等各种感染性疾病，①雪胆粉1克、冲服。②雪胆素片30毫克、一日2次口服。

【用法用量】　0.5～1克水煎服。

222. 万年青

【别名】　斩蛇剑、冬不凋、铁扁担。

为百合科植物万年青［Rohdea japonica（Thunb.）］的根状茎及全草，收载于《全国中草药汇编》。分布于关内各地，秋季采根茎、鲜用或晒干入药。

【化学成分】　含万年青甙甲、乙、丙等。

【药理作用】　①有强心作用、可减慢心律、对震颤心脏的不规则搏动有调整作用。②对平滑肌有收缩作用。③对白喉杆菌、金黄色葡萄球菌、乙型链球菌及枯草杆菌有抑制作用。④对四肢血管及冠脉有舒张作用。⑤有利尿作用。⑥毒性、最小致死量、万年青未对家兔为0.29毫克/公斤至死量的三分之一注射则引起呕吐。

【性味与功能】 苦、甘、寒。有小毒;清热解毒、强心利尿。

【临床应用】 ①防治白喉、咽喉肿痛、白喉引起的心肌炎,万年青 400 克、加醋 1000 毫升、浸泡 48 小时,每次服 3～5 毫升。②外用治跌打损伤、毒蛇咬伤、乳腺炎、烧烫伤、疖肿等、鲜品捣烂外敷。

【用法用量】 3～10 克水煎服。

223. 龙　葵

【别名】 黑天天、天茄子、苦葵、天泡草。

为茄科植物龙葵［Solanum nigrum L.］的全草,收载于 1977 年版《药典》,全国均有分布。夏秋采,鲜用或干用。

【化学成分】 含生物碱类、有茄边碱、茄达碱等,此外尚含皂甙。

【药理作用】 ①有祛痰作用。②乙醇提取物有镇咳作用。③煎剂对金黄色葡萄球菌、痢疾、伤寒、变形、大肠、绿脓杆菌有一定的抑制作用。④大剂量可引起白细胞下降。⑤有抗炎作用,可降低血管通透性及透明脂酸酶的作用。⑥对心脏有兴奋作用。大剂量呈抑制作用。⑦过量中毒引起头痛呕吐、腹泻、心率加快、龙葵碱有容血作用。其青果(未成熟)毒性大。

【性味与功能】 苦、寒,有小毒;清热解毒、利水消肿。

【临床应用】 ①用于慢性气管炎,龙葵 30 克、桔梗 9 克、甘草 3 克水煎服。②治乳腺炎,龙葵 60 克水煎服。③治癌症胸、腹积水,龙葵 100 克水煎服。

【用法用量】 10～30 克水煎服。

224. 千里光

【别名】 千里及、九里明、一扫光。

为菊科植物千里光［Senecio scandens Buch-Ham.］的干燥全草。收载于1977年版《药典》。分布于华东、中南地区。夏秋采收，晒干入药。

【化学成分】　含黄酮、酚类、生物碱、有机酸等。

【药理作用】　①煎剂有广谱抗菌作用。对金黄色葡萄球菌、白色葡萄球菌、流感、伤寒、痢疾杆菌有较强的抗菌作用。②有抗螺旋体作用。③生物碱有抗癌作用。④对肝脏有毒性。

【性味与功能】　苦、辛、凉；清热解毒、凉血消肿、清肝明目。

【临床应用】　①用于感染性炎症，千里光片、每日4次、每次3片。②治急性阑尾炎，千里光500克、煎成500毫升、每次10～20毫升、日服3次。③治皮肤瘙痒、皮肤过敏，水煎洗。

【用法用量】　15～30克水煎服。

【附方】　千里光片：千里光2120克、水煎成膏，另取千里光粉280克与膏共和打片。每次含生药1克。主治：上呼吸道感染、扁桃体炎、咽喉炎、痢疾、肠炎、疖肿、丹毒等。

225.　一点红

【别名】　红背叶、叶下红、羊蹄草。

为菊科植物一点红［Emilia Sonchifolia(L.)DC.］的干燥全草，收载于1977年版《药典》。产于江南地区、夏秋采收，鲜用或晒干入药。

【化学成分】　含黄酮类、生物碱类、酚类等。

【药理作用】　对溶血性金黄葡萄球菌有抑制作用。

【性味与功能】　苦、凉；清热解毒，散瘀消肿。

【临床应用】　①治小儿上呼吸道感染、急性扁桃体炎、大叶肺炎，一点红、岗梅、十大功劳叶各30克、水煎，成人分3次服、小儿均减。②治泌尿系感染，一点红、狗肝草、车前草各500克，水煎成 1000 毫升，每服 30 毫升。日 3 次。

【用法用量】 10～15 克，小煎服。

226. 土贝母

【别名】 假贝母、草贝、地苦胆。

为葫芦科植物土贝母[Pseudolarix Kaempferi Gord]的干燥块茎。收载于 2000 年版《药典》。产于关内各地，秋冬采挖、晒干入药。

【性味与功能】 苦、微寒；归肺、脾经；散结、消肿、解毒。

【临床应用】 ①用于淋巴结核，土贝母 10 克煎服、外敷土贝母粉。②治乳腺炎初起、红肿热痛，土贝母 60 克、白芷 30 克共为细粉、每服 6～10 克，冲服。

【用法用量】 4.5～9 克水煎服。

227. 虎掌草

【别名】 见风青、土黄芩、五朵云。

为毛茛科植物草玉梅[Anemone rivularis Buch.-Ham]的根或全草。收载于 1977 年版《药典》、主产于西南地区。秋季采挖，晒干入药。

【性味与功能】 辛、苦、寒。有小毒；清热利咽、消肿止痛。

【临床应用】 ①治黄疸型肝炎，虎掌草 10 克、青叶胆、黄滕12 克水煎服。②治风湿性腰痛，虎掌草 10 克水煎服。③治牙痛，虎掌草根咬在痛处。

【用法用量】 9～15 克水煎服。

228. 水杨梅

【别名】 小叶团花、水石榴、白消木。

为茜草科植物水杨梅[Adina rubella Hance]的干燥根、茎皮。

收载于 1977 年版《药典》。主产于长江下游地区。秋季采根，夏采花。

【化学成分】 含水杨梅甲素、三萜化合物、生物碱、酚性物等。

【药理作用】 ①对子宫颈癌细胞有抑制作用②对沙门氏菌、金黄色葡萄球菌有较强的抑制作用。

【性味与功能】 苦涩凉，清热解毒，散瘀止痛。

【临床应用】 ①治痢疾，水杨梅 15 克，水煎服。②治牙龈肿痛，水扬梅、茅梅各 12 克，两面针 10 克、生石膏 30 克，水煎服。③阴道滴虫、跌打损伤、疖肿、皮肤湿疹，煎浓汁外用。

【用法用量】 10～15 克水煎服。

229. 肿节风(草珊瑚)

【别名】 九节茶、九节风、竹节茶、接骨莲、草珊瑚、接骨金粟兰。

为金粟兰科植物草珊瑚［Sarcandra glabra（Thund）Nakai］的全草。收载于 2000 年版《药典》。分布于华东、中南、西南各地。秋季采收、晒干入药。

【化学成分】 含挥发油、酚类、鞣酸等。

【药理作用】 ①对金黄色葡萄球菌、痢疾杆菌、伤寒杆菌、大肠杆菌、绿脓杆菌有较强的抑制作用。②有抗炎作用。

【性味与功能】 辛、苦、平；抗菌消炎、祛风通络、活血散结。

【临床应用】 ①用于多种感染性炎症，肺炎、咽喉炎、流感等，肿节风 15 克，水煎服。②治丝虫病，肿节风注射液(每毫升含生药 0.5 克)：肌注，每日 2～4 毫升、分 2 次。7 天为 1 疗程。

【用法用量】 9～12 克煎服。

230. 金果榄

【别名】　山慈姑(广东)、金牛胆、青年胆、地苦胆、九牛子。

为防己科植物青牛胆或金果榄［Tinospora sagittata（Oliv）Gagnep 或 Tinospora capillipes Gagnep.］的干燥块根。收载于2000年版《药典》。主产于广东、广西、云南等地。秋季采挖、洗净切片晒干入药。

【化学成分】　含掌叶防己碱、黄酮甙、氨基酸、糖类等。

【药理作用】　①有明显的刺激动物垂体促肾上腺皮质的分泌作用。②有抗5-羟色胺作用。③掌叶防己碱有相当强的抗胆碱酯酶作用。④有兴奋子宫作用。⑤对金黄色葡萄球菌、酸性分枝杆菌有较强的抑制作用。

【性味与功能】　苦、寒；归肺、大肠经；清热解毒、利咽止痛。

【临床应用】　①治急、慢性咽炎、扁桃体炎，金果榄0.25克装入胶囊，每次服3粒、日服3次。②治菌痢，金果榄15克、水煎服。③治胃痛，金果榄研细，每服5～10克。

【用法用量】　3～9克水煎服。

231. 肺形草

【别名】　双蝴蝶、黄金线。

为龙胆科植物双蝴蝶［Tripterospermum affine（Wall）H Smith］的全草。收载于《全国中草药汇编》。产于中原和江南地区，四季可采、晒干入药。

【药理作用】　水煎剂对金黄色葡萄有抑制作用。

【性味与功能】　甘、辛、寒；清热解毒、止咳止血。

【临床应用】　①用于肺结核咳血，肺形草、白茅根各30克、桑白皮、地骨皮各10克、水煎服。②治肺脓疡，肺形草12克、蕹白、海金沙藤各 6 克、水煎服。

【用法用量】　9～15 克水煎服。

232. 金莲花

【别名】　旱金莲、金梅草、金芙蓉。

为毛茛科植物金莲花［Trollium chinensis Bge］的干燥花。收载于 1977 年版《药典》。主产于东北、华北。夏季开花时采，晾干入药。

【化学成分】　含生物碱及黄酮类。

【药理作用】　具有广谱抑菌作用，对肺炎双球菌、甲型链球菌、卡他球菌、绿脓杆菌、痢疾杆菌等有较强的抑制作用。

【性味与功能】　苦、微寒；抗菌消炎、清热解毒。

【临床应用】　①用于急、慢性扁桃体炎、咽炎、上呼吸道感染，金莲花片（每片相当于生药 1.5 克），每天 3 次，每次 3～4 片。②治急性淋巴管炎、急性结膜炎，金莲花 6 克、野菊花 9 克、甘草 3 克、水煎服。

【用法用量】　3～6 克水煎服。

233. 黄　藤

【别名】　藤黄连、大黄藤、假黄藤（两广）。

为防己科植物黄藤［Fibraurea recisa pierre］的根及茎。收载于 1977 年版《药典》。主产于广西、广东。全年可采、晒干切片入药。

【化学成分】　主含掌叶防己碱、黄藤素，黄藤乙素、药根碱、甾醇等。

【药理作用】　对绿脓球菌、肠道致病杆菌、及亚洲乙型病毒有较强的抑制作用。

【性味与功能】　苦、寒。有小毒；清热利湿、解毒。

【临床应用】 ①治菌痢，黄藤、千金藤各 13 克、苦草 5 克，水煎服。②治上呼吸道感染，黄藤、百部各 10 克、25%乙醇 100 毫升浸泡 10 天，每次 10 毫升，每日 3 次。③治皮肤溃疡、滴虫性阴道炎，外用。

【用法用量】 30～60 克水煎服。

234. 金荞麦

【别名】 金销银开、野荞麦、万年荞。

为蓼科植物野荞麦［Fagopyruw eymosum（Trev）Meisn］的根茎。收载于 2000 年版《药典》。产于中南各地，秋季采挖，晒干备用。

【化学成分】 含羟基蒽醌、桂皮酸等。

【药理作用】 对金黄色葡萄球菌、肺炎球菌、大肠杆菌、绿脓杆菌有抑制作用，酊剂作用强于水煎剂。

【性味与功能】 辛、苦、凉；清热解毒，排脓去瘀。

【临床应用】 ①治疖肿、外伤感染、急性乳腺炎、蜂窝组织炎、深部脓肿，金荞麦粉 5 克冲服、并用鲜叶捣烂外敷。②治闭经，野荞麦叶 30 克、煎汁、打入鸡蛋 4 枚、同服。

【用法用量】 15～45 克水煎服。

235. 猕猴桃根

【别名】 阳桃、藤梨、白毛桃。

为猕猴桃科植物猕猴桃［Actindia chinensis Planch］的干燥根，果实也入药。收载于 1977 年版《药典》，产于江南各地，秋季采果、挖根、晒干入药。

【化学成分】 果实含猕猴桃碱、叶含槲皮素、香豆精。

【性味与功能】 苦、涩、凉。清热解毒、活血散结、祛风胜湿。

【临床应用】 ①治胃癌，猕猴桃根 40 克，水杨梅 60 克、蛇葡萄、并头草各 15 克、水煎服。②治麻风病，猕猴桃根 120 克、鹿蹄草、葎草、天葵子各 15 克、水煎服。③根皮也用于损伤、风湿、丝虫病、淋巴结核、疖肿、痢疾、肝炎等。果多用于消化不良、饮食不振。

【用法用量】 30～60 克水煎服。

236. 三叉苦

【别名】 三桠苦、三丫苦、三叉虎、鸡骨树。

为芸香科植物三叉苦［Eukdia lepta（Spreng.）Merr］的干燥枝叶。收载于 1977 年版《药典》。分布于南方各省。全年可采，阴于切段入药。

【化学成分】 含挥发油、生物碱。

【药理作用】 对福氏痢疾杆菌有抑制作用。

【性味与功能】 苦、寒；清热解毒、消炎止痛。

【临床应用】 ①用于流行性乙型脑炎，流行性感冒的预防，三叉苦、野菊花、金银花各 10 克水煎服。②治感冒发烧，三叉苦 30 克煎服。③治外阴瘙痒，三叉苦 50 克水煎服。④治胃炎，如三九胃泰。⑤也用于肺炎、风湿性关节炎、胃痛、风湿、黄疸型肝炎等。

【用法用量】 9～15 克煎服。

237. 水蔓菁

【别名】 勒马回。

为玄参科植物水蔓菁［Veronion linariifolia pall，ex Link sub-sp，dilatata（Nakai）et Kitag Hong］的全草，收载于 1977 年版《药典》。

【性味与功能】 苦、微寒；清热解毒、利尿、止咳化痰。

【临床应用】　用于支气管炎、肺脓疡、急性肾炎、尿路感染、疖肿等。

【用法用量】　15～30 克水煎服。

238. 乌　韭

【别名】　金花草、雉鸡尾、蜢蚱参。

为鳞毛蕨科植物乌蕨［Stenoloma chusanum（L.）Ching］的干燥的全草。收载于 1977 年版《药典》。分布于长江以南各地，夏秋季采，晒干入药或鲜用。

【性味与功能】　苦、寒；清热解毒、利湿。

【临床应用】　①用于肠炎，乌韭 20 克，水煎分 2 次服。②治肝炎，金花草、虎刺、铁线蕨各 30 克、水煎服。③用于食物、农药中毒，乌韭 100 克、水煎服。④亦用于咽喉肿痛、咳嗽、发烧、皮肤湿疹等。

【用法用量】　30～60 克水煎服。

239. 火炭母

【别名】　赤地利、水炭藤、白饭草。

为蓼科植物火炭母［Polygonum chinense L.］或粗火炭母［Polygonum chinen se L, var hispiclam H. f.］的干燥全草，收载于 1977 年版《药典》，产于江南地区、四季可采，晒干入药或鲜用。

【化学成分】　含黄酮类。

【药理作用】　对金黄色葡萄球菌、伤寒杆菌、痢疾杆菌、大肠杆菌有抑制作用。

【性味与功能】　酸、涩、凉；清热解毒、利湿止痒，明目退翳。

【临床应用】　①治急性胃肠炎、痢疾，火炭母 30 克、凤尾草 15 克、海金沙草 15 克水煎服。②治霉菌性阴道炎，火炭母 30～

60 克，水煎坐浴。③用于白喉、小儿支气管炎、扁桃体炎、腮腺炎、疖肿，湿疹等。

【用法用量】 15～30 克水煎服。

240. 石椒草

【别名】 白虎草、羊膻草、九牛二虎草。

为芸香科植物石椒草［Boenninghausenia Sessilicarpa Levl.］的干燥全草。收载于 1977 年版《药典》。主产于西南各省。秋季采割、切段晒干入药。

【性味与功能】 苦、辛、凉，有小毒；清热解毒、活血止痛。

【临床应用】 ①用于感冒、扁桃体炎、腮腺炎、支气管炎，石椒草、杨梅根、香薷各 15 克、水煎服。②用于胃痛、腰痛、跌打损伤、血栓闭塞性脉管炎，多与其他中药伍用。

【用法用量】 6～15 克水煎服。

241. 四叶参

【别名】 奶参、羊乳、狗头参、乳薯。

为桔梗科、党参属植物四叶参［Codonopsis lanceolata（sieb et Zucc）Trautv.］的根。收载于 1977 年版《药典》。主产于东北、华北。秋季采挖、晒干切片入药。

【化学成分】 含皂甙类。

【药理作用】 ①对实验性小鼠咳嗽有镇咳作用。②对肺炎双球菌有较强的抑制作用，对甲型链球菌、流感杆菌有抑制作用。

【性味与功能】 甘、温；补血通乳、清热解毒、消肿排脓。

【临床应用】 ①用于乳汁不足、病后体弱，四叶参 2～4 两、猪脚 2 支、共炖熟、汤肉同食。②治乳腺炎、疖肿，四叶参 120 克、蒲公英 30 克、水煎服。③治肺脓疡，配伍冬瓜子、野菊花等。

【用法用量】 15～60 克。

242. 地胆草

【别名】 苦地胆、理肺散、地胆头、铁灯盏。

为菊科植物地胆草［Elephantopus scaber L.］的全草，收载于1977 年版《药典》，主产于广东、广西、云南。夏秋采收，晒干入药或鲜用。

【化学成分】 含生物碱、黄酮甙、氨基酸、酚类等。

【药理作用】 对金黄色葡萄球菌、变形杆菌、福氏痢疾杆菌有一定的抑制作用。

【性味与功能】 苦、寒；清热泻火、凉血解毒。

【临床应用】 ①治流感、上呼吸道感染，地胆草、紫珠草各30 克、大青叶、黄连叶各 15 克、水煎服。②治眼结膜炎，地胆草、小叶榕树叶各 30 克、水煎服。③治急慢性扁桃体炎、慢性肾炎、肝硬化腹水、痈疮肿毒等。

【用法用量】 15～30 克水煎服。

243. 向天盏

【别名】 韩信草、耳挖草、大力草、疔疮草。

为唇形科黄芩属植物向天盏［Scutellaria indica L.］的全草。收载于 1977 年版《药典》。分布于我国中、南部地区，全年可采，晒干入药或鲜用。

【化学成分】 含仅黄芩素、黄酮甙、有机酸、氨基酸、酚类等。

【性味与功能】 辛、微苦、平；清热解毒、活血疏肝。

【临床应用】 ①治疔疮，向天盏 30 克，水煎加酒 10 毫升服。②治跌打损伤，化脓性骨髓炎，向天盏 60 克，三叉苦、两面针各 30 克、水煎浓汁外敷。③治痢疾、肠炎、肺脓疡等。④外用治跌打损伤、毒蛇咬伤等。

【用法用量】 15～30 克水煎服。

244. 红头草

为菊科植物柔毛艾纳香［Blumea mollis（D. Don）Merr.］的全草。收载于 1977 年版《药典》。

【性味与功能】 微苦、平；清热解毒。

【临床应用】 用于肺炎、扁桃体炎、咽喉炎、支气管炎、肠炎、细菌性痢疾。

【用法用量】 9～15 克水煎服。

245. 红根草

为唇形科植物黄埔鼠尾草［Salvia prionitis prionitis Hance］的全草。收载于 1977 年版《药典》。

【性味与功能】 微苦、凉；清热解毒。

【临床应用】 用于扁桃体炎、咽喉炎、支气管炎、肠炎、细菌性痢疾。

【用法用量】 15～45 克水煎服。

246. 锦灯笼

【别名】 挂金灯、金灯、红姑娘、酸浆。

为茄科植物酸浆属植物酸浆［Physalis alkekengi L var. franchetii（Mast）Mast］的带果宿萼及全草。收载于 1977 年版《药典》。全国均产，夏秋采集、晒干入药。

【化学成分】 含生物碱、有机酸、维生素 C、酸浆苦素等。

【药理作用】 ①有降压作用。②有强心作用。③对离体子宫有收缩作用。④对金黄色葡萄球菌、绿脓杆菌有抑制作用。

【性味与功能】 苦、酸 寒；清热解毒、利咽、化痰。

【临床应用】 ①用咽喉肿痛，锦灯笼15克、甘草6克，水煎服。②用于肺热咳嗽、小便不利、音哑。③外用治湿疹、天疱疮。

【用法用量】 4.5～9克水煎服。

247. 爵 床

【别名】 香苏、赤眼老母草、小青草、六角英、孩儿草。

为爵床科植物爵床[Justicia procumhens L.]的全草。收载于1977年版《药典》，产于南部地区、夏秋采晒干入药。

【化学成分】 含爵床素、异爵床素、爵床定、生物碱类等。

【性味与功能】 微苦、寒；入肝胆经；清热解毒、消疳积。

【临床应用】 ①用于流行性感冒，爵床、白英、一枝黄花各30克，水煎服。②治乳糜尿，爵床60～100克，地锦草、蟛蜞菊、车前草各50克水煎服，3个月为一疗程。③治肠炎、痢疾、肝炎、肾炎、喉肿痛等。

【用法用量】 6～30克水煎服。

248. 山芝麻

【别名】 山芝麻、大山麻、石秤砣、岗油麻。

为梧桐科植物山芝麻[Sophova subprostrata Chun et T. Chen]的干燥根。收载于1977年版《药典》。主产广东、广西、四川等地。夏秋采挖，切片晒干入药。

【化学成分】 含黄酮甙、酚类、鞣质等。

【药理作用】 对金黄色葡萄球菌有抑制作用。

【性味与功能】 寒、凉。清热解毒，止咳。

【临床应用】 ①治感冒发烧、扁桃体炎、咽喉炎，山芝麻10克、青蒿、两面针各5克、水煎服。②治痔疮，山芝麻注射液局部注射。③外用治疗疮肿毒、毒蛇较伤等。

【用法用量】 9～15克水煎服。

249. 佛甲草

【别名】 鼠牙半支、指甲草、铁指甲。

为景天科植物指甲草［Sedum lineare Thunb.］的全草，收载于1977年版《药典》。主产于中、南部地区。四季可采，鲜用或晒干入药。

【化学成分】 含景天庚糖、果糖等。

【性味与功能】 甘、微酸、寒。清热解毒、消肿、止血。

【临床应用】 ①治迁延性肝炎，佛甲草30克、当归10克、红枣10枚、水煎服。②治乳腺癌，鲜佛甲草、鲜荠菜各100克（干品用半量），水煎、早晚服。③外用治烧伤、外伤出血、毒蛇咬伤等。

【用法用量】 9～15克水煎服。

250. 农吉利

【别名】 鼠蛋草、响铃草。

为豆科猪屎豆属植物野百合［Crotaria sessiliflora L.］的全草，收载于1977年版《药典》，主产于华东、中南地区，夏秋采割，切须晒干入药。

【化学成分】 含野百合碱、农吉利甲素、乙素等多种生物碱。

【药理作用】 ①农吉利甲素对小鼠肉瘤有抑制作用。②对肠平滑肌有解痉作用。③治疗量无毒性，半数致死量为325毫克/公斤。亚急性中毒可损害动物肝、肾、消化道等器官。

【性味与功能】 苦、淡、平；解毒、抗癌。

【临床应用】 ①治皮肤鳞状上皮细胞癌，农吉利细粉，水调外敷。②治食道癌，肌注农吉利甲素盐酸盐来灭溶液。每次4毫升、1日2次。③治宫颈癌，病灶边缘局部注射农吉利甲素盐酸盐溶液。隔日一次，配合口服农吉利片剂。

【用法用量】 外用适量、肌注每日100～200毫克。

【附方】 农吉利甲素盐酸盐灭菌溶液，农吉利甲素10克、加注射用水100毫升、滴加3%盐水使之溶解、加苯甲醇8毫升、加水至400毫升、调至pH6、分装2毫升安瓿、灭菌即可。

251. 沙枣叶

【别名】 银柳、得柳。

为胡颓子科植物沙枣[Elaeagnus angustifolia L.]的叶，收载于1977年版《药典》。果实和根另入药。主产于东北、华北。夏季采、冬采皮、晒干入药。

【化学成分】 含生物碱类哈尔满等，另含咖啡酸、绿原酸、儿茶精等。

【药理作用】 有抗炎作用。

【性味与功能】 甘、微涩、凉、清热解毒。

【临床应用】 用于痢疾、腹泻、肠炎、烧伤。

【用法用量】 15～30克、外用适量。

252. 飞杨草

【别名】 大飞杨、节节花。

为大戟科植物飞杨草[Euphorbia hirta L.]的全草，收载于1977年版《药典》，分布于广东、广西、云南等省，秋季采集、晒干入药。

【化学成分】 黄酮甙类、槲皮素、三萜类化合物、蒲公英酮等。

【药理作用】 ①水煎剂对金黄色葡萄球菌、绿脓杆菌有抑制作用。②有利尿和致泻作用。

【性味与功能】 微辛、酸、凉；清热解毒，收敛止痒。

【临床应用】 ①治细菌性痢疾、阿米巴痢疾、肠炎、肠道滴虫：飞杨草200克、水煎分4次服。②治慢性气管炎：飞杨草120克、桔梗15克、水煎分2次服。③治湿疹、脚癣等：飞杨草300克、水煎浓汁，外搽患处。

【用法用量】 15～30克水煎服。

253. 天葵子

【别名】 地丁子、天去子、散血球、天葵根。

为毛茛科植物天葵[Semiaquilegia adoxoides（DC.）makino]的干燥块根，收载于2000年版《药典》、产于长江以南、春季采挖、晒干切片入药。

【化学成分】 生物碱、内脂、香豆精类、酚性成分、氨基酸等。

【性味与功能】 甘、苦、寒；归肝、胃经；清热解毒，消肿散结。

【临床应用】 ①治瘰疬、乳癌、肺痨，天葵子15克、象贝10克、牡蛎15克、甘草5克水煎服。②治骨折、蛇咬伤捣烂外敷。

【用法用量】 9～15克水煎服。

254. 凤尾草

【别名】 五指草、山鸡尾、石长生、凤尾蕨。

为凤尾蕨科植物凤尾草[Pteris multifida poir.]的全草。收载于1977年版《药典》，产于江南，全年采晒干入药。

【化学成分】 含黄酮类、甾醇、氨基酸、内脂、酚类等。

【药理作用】 对金黄色葡萄球菌、大肠杆菌、痢疾杆菌、人型结核杆菌有抑制作用。

【性味与功能】 微苦、凉；清湿热、解毒、止血。

【临床应用】 ①治细菌性痢疾、胃肠炎,凤尾草、铁苋菜、地锦草各30克、水煎服。②治黄疸型传染性肝炎,凤尾草、酢浆草、连钱草各30克、水煎服。③治农药1059、1605中毒,凤尾草、金银花各120克,甘草60克、水煎一次服1000毫升。

【用法用量】 9～30克水煎服。

255. 白 蔹

【别名】 蛇白蔹、山地瓜、白根、见肿消。

为葡萄科植物白蔹［Ampelsis japonica（Thunb）makino］的干燥块茎。收载于2000年版《药典》,分布于东北、华北等地、春秋采挖,切片晒干入药。

【化学成分】 含黏液质、双氢黄酮。

【药理作用】 水煎剂对多种致病皮肤真菌有不同程度的抑制作用。

【性味与功能】 苦、微寒;归心胃经;清热解毒,消痈散结。

【临床应用】 ①用于烧伤,白蔹、地榆等份为细粉外敷。②治湿热白带,白蔹、苍术各6克研末冲服。③尿路感染,白蔹15克、车前草20克、水煎服。④治体虚低热、盗汗,白蔹、地骨皮各9克、水煎服。⑤治诸疮:外用。

【用法用量】 4.5～9克水煎服。

256. 百蕊草

【别名】 一棵松、青龙草、珊瑚草。

为檀香科植物百蕊草［Thesium chinense Turcz］的全草,收载于1977年版《药典》。全国均有。夏秋采晒干入药。

【化学成分】 含黄酮甙、甘露醇、钾、钙、镁、铝、铁等无机元素。

【药理作用】 对金黄色葡萄球菌、肺炎双球菌、白色葡萄球菌、卡他球菌、甲型链球菌有较强的抑制作用。对大肠杆菌、变形杆菌、绿脓杆菌、八叠球菌有一定的抑制作用。

【性味与功能】 辛、苦、涩、寒；清热解毒。消肿。

【临床应用】 ①用于肺炎、肺脓疡，扁桃体炎、乳腺炎、上呼吸道感染，百蕊草60克、水煎(不宜时间过长)，分二次服。②治急性膀胱炎，百蕊草、车前草各30克，水煎服。

【用法用量】 15～30克水煎服。

257. 光慈姑

【别名】 光姑、山慈姑、毛地梨、山蛋。

为百合科植物老鸦瓣[Tulipa edulis Baker]的干燥鳞茎。收载于1977年版《药典》。产于东北和长江流域，夏秋采集，去外皮蒸后晒干入药。

【化学成分】 含水仙碱等多种生物碱、淀粉等。

【药理作用】 ①抗肿瘤作用，能抑制细胞的有丝分裂，对白血病的白细胞有抑制作用。②对急性风湿性关节炎有治疗作用。③毒性作用：能引起恶心、呕吐、腹泻、虚脱等、继续应用可产生粒性白细胞缺乏和再生障碍性贫血。

【性味与功能】 辛、甘、寒，有小毒；解毒，消肿散结。

【临床应用】 ①用于淋巴结核、光慈姑5克煎服。②治无名肿毒：光慈姑捣敷。

【用法用量】 3～9克水煎服。

258. 山慈姑

【别名】 毛慈姑、冰球子、独蒜兰、杜鹃兰。

为兰科植物杜鹃兰、独蒜兰、云南独蒜兰[Cremastra appendiculata(D. Don) Makino. pleione bulblodies(Franch) Rolfe. Pleione yunnanensis Rolfe]的干燥假鳞茎。收载于2000年版《药典》。主

产于云南、贵州，4月采挖、煮透晒干入药。

【性味与功能】 甘、微辛、凉；归肝、脾经；清热解毒，化痰散结。

【临床应用】 ①治痈疽恶疮、汤、火、蛇、虫、犬伤、时行瘟疫，山慈姑、苍耳草等份捣烂、好酒冲服，每次9克。②治面黚䵟。捣成粉和醋涂之。

【用法用量】 3～9克水煎服。外敷适量。

259．朱砂根

【别名】 大罗伞、珍珠伞、开喉箭。

为紫金牛科植物朱砂根［Ardisia crenata Sims］的根。收载于1977年版《药典》。主产于陕西、广东、广西等，夏季采挖切碎晒干入药。

【化学成分】 含密花醌、香豆精、皂甙、酚性物等。

【药理作用】 ①25%煎剂对金黄色葡萄球菌、大肠杆菌、绿脓杆菌有轻度抑制作用。②醇提物有抗早孕作用。

【性味与功能】 苦、辛、平；解毒消肿、消炎止痛、活血散瘀、祛风除湿。

【临床应用】 ①治上呼吸道感染、咽喉炎、白喉、丹毒、淋巴结炎、气管炎，朱砂根10克，水煎服。②治跌打损伤：朱砂根15克水、酒各100毫升，煎服。③治毒蛇咬伤，朱砂根粉水调外敷、并内服每次10克。

【用法用量】 3～9克水煎服。

260．朱砂七

【别名】 黄药子、红药子（北京）、血三七。

为蓼科植物毛脉蓼［Polygonum cillinev（Nakai）Ohwi］的干燥块根，收载于《全国中草药汇编》，主产于东北、四川、云南。春季采挖切片晒干入药。或蜜炙、醋炒用。

【化学成分】　含大黄甙、大黄酚、大黄酸、大黄素等蒽醌类化合物。

【药理作用】　对金黄色、白色葡萄球菌、福氏痢疾杆菌有较强的抑制作用。

【性味与功能】　苦、凉，有小毒；清热解毒、止痛、止血、调经。

【临床应用】　用于扁桃体炎、胃炎、肠炎、痢疾、尿路感染、吐血、衄血、便血、功能性子宫出血、月经不调、跌打损伤等。单方煎服或泡酒服。孕妇慎服。

【用法用量】　3～9克水煎服。

261. 朱砂莲

【别名】　背蛇生、一点血。

马兜铃科植物朱砂莲［Aristolochia cinnabaria C. Y. Cheng mss］的干燥根茎。收载于《全国中草药汇编》。主产于四川、云南。春秋采挖切片晒干入药。

【化学成分】　含马兜铃酸、木兰花碱、巴婆碱等。

【药理作用】　对金黄色葡萄球菌、弗氏痢疾杆菌有抑制作用。

【性味与功能】　苦、辛、寒，有小毒；清热解毒、消肿止痛。

【临床应用】　用于肠炎、痢疾、胃及十二指肠溃疡、咽喉肿痛、毒蛇咬伤、痈疖肿毒、外伤出血等。研细粉服或外用。

【用法用量】　1～2克水煎服。

262. 杠板归

【别名】　穿叶蓼、猫爪刺、犁头刺、河白草、蛇牙草、蛇倒退、贯叶蓼。

为蓼科植物贯叶蓼［Polygonum perfoliatum L.］的干燥的全草，全国均有分布，收载于 1977 年版《药典》。夏秋采割、晒干入药。

【化学成分】 含靛甙、蒽甙、强心甙、鞣质、多种糖类等。

【药理作用】 水煎剂对金黄色葡萄球菌、乙型溶血性链球菌、枯草杆菌、大肠杆菌、绿脓杆菌、痢疾杆菌等有抑制作用。

【性味与功能】 酸、凉。清热解毒；利尿消肿。

【临床应用】 ①用于上呼吸道感染、气管炎、百日咳、急性扁桃体炎、痢疾、肠炎、肾炎水肿：杠板归 60 克水煎分 2 次服。②治带状疱疹、湿疹、疖肿、毒蛇咬伤：鲜品捣烂外用。

【用法用量】 15～30 克水煎服。

263. 岗 梅

【别名】 称星树、土甘草、天星木、百解茶。

为冬青科植物梅叶冬青［Ilexasprella（Hook et Arn）Champ ex Benth］的根、收载于 1977 年版《药典》。分布于华东、华南。全年可采，洗净、切片、晒干入药。

【化学成分】 含熊果酸。

【药理作用】 可改善冠心病、心绞痛的临床症状，对 T 段没改变有保护作用，对 S-T 段下移及节律紊乱有作用。

【性味与功能】 苦、凉。清热解毒、生津利咽、散瘀止痛。

【临床应用】 ①治感冒、高热烦渴、扁桃体炎、气管炎、百日咳、肠炎，岗梅 30 克，大叶桉叶、甘草各 15 克、水煎二次服。②治毒蕈、砒霜中毒，岗梅 40 克、甘草 20 克、水煎服。③为凉茶的主要原料。

【用法用量】 10～30 克水煎服。

264. 苦 木

【别名】 苦皮树、苦胆木、熊胆树。

为苦木植物科苦木［Picrasma quassioides（D. Don）Benn］的干燥枝和叶。收载于 2000 年版《药典》。产于黄河流域，全年可采，切片晒干入药。

【化学成分】 含苦木素、苦木碱等多种生物碱，鞣质等。

【药理作用】 对皮肤致病真菌有抑制作用。

【性味与功能】 苦、寒，有小毒；归肺、大肠经；抗菌消炎、祛湿解毒。

【临床应用】 用于感冒、急性扁桃体炎、咽喉炎、肠炎、菌痢 2～3 克煎服，外用治湿疹、疮疖、毒蛇咬伤。

【用法用量】 枝：3～4.5 克，叶 1～3 克煎服。

265．虎耳草

【别名】 石荷叶、全丝荷叶、石丹药。

为虎耳草科植物虎耳草［Saxifraga stolonifera Meerb.］的全草，收载于 1977 年版《药典》。主产于东北、华北，夏秋采收、鲜用或晒干入药。

【化学成分】 含生物碱、硝酸钾、氯化钾。

【性味与功能】 辛、苦、寒。有小毒；清热解毒、消炎。

【临床应用】 ①用于急性中耳炎，虎耳草汁滴耳。②治湿疹、风疹瘙痒、荨麻疹、肺热咳嗽，虎耳草 10 克水煎服。③治痔疮，虎耳草煎洗。

【用法用量】 9～15 克水煎服。

266．狗肝菜

【别名】 猪肝菜、羊肝菜、金龙棒、野青仔。

为爵床科植物狗肝菜［Dicliptera chinensis（L.）Nees］的全草，收载于《全国中草药汇编》。分布于南方各地。

【化学成分】 含有机酸、氨基酸、糖类。

【性味与功能】　甘、淡、凉。清热解毒、凉血利尿。

【临床应用】　①用于感冒发热、流行性乙型脑炎、风湿性关节炎、眼结膜炎、小便不利等，配伍其他清热药使用。②外用治带状疱疹、疖肿等。

【用法用量】　15～30克水煎服。

267．胆　木

【别名】　乌檀、山熊胆、熊胆树。

为茜草科植物乌檀［Nauclea officinalis pierre ex Pitard］的干燥根及根茎。收载于1977年版《药典》。产于华南，全年采，晒干切段入药。

【化学成分】　含黄酮类及酚类成分。

【性味与功能】　苦、寒；清热解毒。

【临床应用】　①用于感冒发热、急性扁桃体炎、咽喉炎、支气管炎、肺炎、泌尿系感染、肠炎、痢疾、胆囊炎，胆木30克、水煎分二次服。②治乳腺炎、痈肿，鲜品捣烂外敷或煎浓汁外敷。

【用法用量】　9～15克水煎服。

268．委陵菜

【别名】　野鸡膀子、蛤蟆草、山萝卜、翻白草（山东）、白头翁（湖北）。

为蔷薇科植物委陵菜［Potentilla chinensis Ser.］的干燥全草。收载于2000年版《药典》。全国均产，春季采挖幼草鲜用或晒干入药。

【化学成分】　含鞣质、蛋白质、维生素C、钙盐等。

【药理作用】　①对阿米巴原虫有杀灭作用。②有扩张支气管作用。③煎剂对麻醉狗肠管有抑制作用。

【性味与功能】　苦、寒；归肝、大肠经；清热解毒、凉血止血。

【临床应用】　①治阿米巴痢疾、菌痢、急性肠炎，委陵菜 15 克，水煎服。②治小儿消化不良，委陵菜 500 克、百蕊草 100 克、加水 3000 毫升、煎 2 小时，浓缩至 500 毫升，每日三次，每次 10 毫升服。③用于痈肿疮毒：外用。

【用法用量】　9～15 克水煎服。

269. 臭灵丹草

为菊科植物臭灵丹[Loggera pterodonta (DC.) Benth]的全草。主产于四川、云南、贵州。夏秋采收，鲜用或晒干入药。

【化学成分】　含挥发油、生物碱、黄酮等。

【药理作用】　①煎剂对上呼吸道有抗炎作用。②对白血病细胞有较强的抑制作用。

【性味与功能】　苦、平、寒；清热解毒、止咳祛痰。

【临床应用】　①治急性牙周炎、扁桃体炎、咽炎、中耳炎、腮腺炎，臭灵丹研成细粉装入胶囊，每服 0.5～1 克。②预防流感，臭灵丹草 25 克、生姜 10 克、煎服。

【用法用量】　9～15 克水煎服。

270. 大　蒜

为百合科植物蒜[Allium sativum L.]的新鲜鳞茎。收载于 1977 年版《药典》。全国均有栽培，春夏采收。

【化学成分】　含挥发油 2%，油中主要成分为大蒜辣素、大蒜氨酸、大蒜酶等。

【药理作用】　①生大蒜对革兰氏阴性、革兰氏阳性细菌及多种致病皮肤真菌均有不同程度的抑制作用。②对动物无菌性创伤有抗炎作用。③对皮肤黏膜有刺激。④可增加胃肠蠕动。⑤有杀蝇杀寄生虫作用。⑥有抗癌作用。⑦有抗关节炎作用。⑧可对抗铅中毒。⑨对动物子宫有兴奋作用。⑩有抗血凝作用。

【性味与功能】 辛、温；抗菌消炎。

【临床应用】 ①预防流行感冒，大蒜捣汁滴鼻。②治百日咳：大蒜 30 克捣烂、加开水 100 毫升浸泡 6 小时加糖服 15 毫升。③治细菌性痢疾、阿米巴痢疾，大蒜 30 克、捣烂加水、加糖 30 克一次服。④治蛲虫病，大蒜 100 克、捣烂、500 毫升开水浸泡 24 小时，睡前 20～30 毫升保留灌肠，7 天为 1 疗程。⑤大蒜生食确有抗菌作用，而熟后无抗菌作用，因而多生用。

【用法用量】 9～15 克吞服或外用。

271. 蜂　蜜

为中华蜜蜂或意大利蜜蜂［Apis cerana Fabr 或 Apis mellifera L.］分泌的蜜糖，收载于 2000 年版《药典》全国均产。

【化学成分】 含多种糖、激素类等。

【药理作用】 ①可增加机体抗病能力。②有止咳祛痰作用。③有润肠通便，刺激肠蠕动作用。

【性味与功能】 甘、凉，无毒；解毒、润肺通便调和诸药。

【临床应用】 ①用于润肺止咳。②用于润肠通便。③调和诸药，解百药毒。④作用为蜜炙中药的辅料。⑤用作丸剂的赋性剂。口服每次 15～30 毫升，兑开水服。

【用法用量】 15～30 克。

272. 蜂　房

【别名】 露蜂房、蜂巢、百穿巢。

为胡蜂科昆虫马蜂、日本长脚胡蜂、异腹胡蜂的巢。收载于2000 年版《药典》。全国均有分布，采后去死蜂略煮晒干入药。

【化学成分】 含挥发油、蜂蜡、树脂。

【药理作用】　①醇、醚浸出物有促进血液凝固作用。②有强心、降血压作用。

【性味与功能】　甘、平；归胃经；祛风、攻毒、杀虫、止痛。

【临床应用】　①治头癣，蜂房1个、蜈蚣2条、白矾10克，共烤焦、研细香油调敷。②用于急性乳腺炎，蜂房火烤焦20克、黄连、黄柏、黄芩各10克、共研细粉，麻油调敷。本方也可内服，每次6～10克。

【用法用量】　2.5～4.5克煎服。

273. 蟾　酥

为蟾蜍科动物中华大蟾蜍、黑眶蟾蜍［Bufo bufo gargarizans cantor 或 Bufo melanostictus Schueider］的干燥分泌物。收载于2000年版《药典》。全国均产，夏秋捉蟾蜍，挤取耳后膜及皮肤腺的白色浆液，加工干燥而成。

【化学成分】　含华蟾蜍毒素类、蟾蜍碱、蟾蜍甲碱、甾醇、华蟾次素等。

【药理作用】　①有强心作用。②对因放射法引起的白细胞减少症有升高白细胞作用。③有局部麻醉作用。④有镇痛作用。⑤有抗炎作用。⑥有抑制肿瘤作用。⑦有止咳作用。⑧毒性：可使小鼠呼吸急促，肌肉痉挛、心律不齐最后麻痹而死。蟾酥水煮沸后毒性大为降低。

【性味与功能】　辛、温，有毒；归心经；解毒、止痛、开窍、醒神。

【临床应用】　多入丸散剂使用。主治：痈疽疔疮、咽喉肿痛、中暑吐泻、腹痛神昏等。

【用法用量】　0.015～0.03克入丸散。

【备注】　孕妇慎用。

274. 小野鸡尾

【别名】 野鸡尾、金粉蕨。

为中国蕨科植物野鸡尾[Omychium japonicum（Thunb）Kunze]的干燥叶，收载于1977年版《药典》。主产于长江以南。晒干入药。鲜用尤佳。

【性味与功能】 苦、寒；清热解毒。

【临床应用】 ①用于砷中毒、沙门氏菌食物中毒、野菰、木薯中毒、肝炎、痢疾：（1）鲜野鸡尾1000克、捣烂、绞汁、每服50毫升。（2）野鸡尾50克、水煎服。②治烧伤烫伤：鲜野鸡尾捣烂绞汁、煮沸10分钟，放冷外敷。

【用法用量】 30～60克水煎服。

275. 马槟榔

【别名】 马金南、紫槟榔、水槟榔。

为白花菜科植物马槟榔[Capparis masaikai Levl]的干燥成熟种收载于1977年版《药典》，主产于广东、广西、云南。种子成熟时采，去壳入药。

【化学成分】 含挥发油。

【药理作用】 对大肠杆菌、葡萄球菌、枯草杆菌、霍乱弧菌等有抑菌作用。

【性味与功能】 苦、甘、寒；清热解毒。

【临床应用】 治热病咽喉肿痛、疮疡肿毒。生嚼服或煎汤服，每次3～9克。

【用法用量】 3～9克水煎服。

276. 阴地蕨

【别名】 一朵云、小春花、春不见、肺心草。

为阴地蕨科植物阴地蕨[Botrychium ternatum(Thunb.)Sw.]的全草。收载于1977年版《药典》，全国均产，主产江南、晒干入药。

【化学成分】 含草木犀黄素。

【性味与功能】 甘、微苦、微寒。无毒。清热解毒。

【临床应用】 ①治小儿高热、支气管炎、百日咳：阴地蕨、白英、鹿茸草、钩藤各15克、水煎服。②治羊痫风、小儿惊风、疔疮肿毒，阴地蕨15克水服。③治眼角膜云翳：阴行草30克、水煎去渣、饨鸡肝二具，一日一剂。

【用法用量】 6～15克水煎服。

277. 草红藤

【别名】 红藤(四川)、铁马、毛宿苞豆。

为豆科植的毛宿苞豆[Shutcria pampaniniana Hand-Mazz.]的干燥全草，收载于1977年版《药典》，产于云南、贵州、四川。夏秋采收、晒干入药。

【性味与功能】 苦寒。消炎、解毒、清肺。

【临床应用】 用阑尾炎、乳腺炎、腮腺炎、肺结核咳嗽。单方或配伍金银花、败酱草、地丁、公英等煎服。

【用法用量】 9～30克水煎服。

278. 匍伏堇

【别名】 野白菜、黄瓜香、石白菜。

为堇菜科植物蔓茎堇菜[Viola diffusa Ging.]的全草，收载于1977年版《药典》。主产于江南，春秋采集，晒干入药。

【性味与功能】 苦、寒。清热解毒，消肿止痛。

【临床应用】 用于肝炎、百日咳、目赤肿痛，单方煎服。治乳腺炎、疔疮、痈肿、带状疱疹、毒蛇咬伤，鲜品捣烂外敷或干品煎浓汁外敷。

【用法用量】 9～15克水煎服。

279. 甜瓜子

为葫芦科植物甜瓜［Cucumis melo L.］的种子，收载于1977年版《药典》。产于全国各地，果成熟时采集、晒干入药。

【性味与功能】 甘、寒。无毒；清热、排脓、化痰、接骨。

【临床应用】 治肺脓疡、支气管炎、肺热咳嗽。

【用法用量】 9～30克煎服或研服。

280. 蜣螂

【别名】 推粪虫、铁甲将军、牛屎虫。

为鞘翅目金色子科昆虫蜣螂［Catharsium molossus L.］的干燥全虫。收载于《全国中草药汇编》。产于全国各地，夏季夜间捕捉，捉回后置沸水中烫死、烘干入药。

【化学成分】 含蜣螂毒素。

【药理作用】 ①蜣螂毒素对骨骼肌有麻痹作用。②对离体蛙心有抑制作用。③对家兔肠管有抑制作用。

【性味与功能】 咸寒，有毒；解毒、消肿、通便。

【临床应用】 ①用于疮疡肿毒、痔漏，蜣螂10克焙、冰片2克、共研香油调敷患处。②蜣螂7只，虎目树皮10克，煎汁服。③治赤白痢，蜣螂焙研、每服1.5克，酒调服。

【用法用量】 1～1.5克入丸散或泡酒。

281. 啤酒花浸膏

为桑科植物啤酒花［Humulus lupuus L.］未授粉雌花提取物。收载于1977年版《药典》，产于全国各地，9月时采花，提取浸膏入药。

【化学成分】 啤酒花中含挥发油、油中含香叶烯、葎草烯、香叶醇酯、卢杷酮、卢杷醇、葎草酮等。

【药理作用】 ①葎草酮对奈瑟菌、结核杆菌、葡萄球菌、皮肤致病真菌有抑制作用。②对小鼠中枢神经系统有抑制作用。③有利尿健胃作用。④有镇咳、平喘作用。⑤有抗炎作用。

【性味与功能】 苦平、抗菌、消炎、健胃、利尿。

【临床应用】 用于肺结核、结核性胸膜炎、麻风、食欲不振、腹胀、膀胱炎：酒花素片（每片含啤酒花 2 克）。

【用法用量】 每次 4～8 片、日服 3 次。

282. 西瓜霜

【别名】 西瓜硝。

为西瓜皮 Citrullus vulgarad Schrad 和芒硝混合制成的结晶。收载于《全国中草药汇编》。

【化学成分】 主含水硫酸钠[$Na_2SO_4 \cdot 10H_2O$]。

【药理作用】 参见"芒硝"条。

【性味与功能】 咸、寒；清热解解毒。

【临床应用】 用于喉痹、口疮、牙疳、久咳多研吹喉内或冲入汤药中服。

【用法用量】 1～2 克冲服或入丸散。

四、清热凉血药

清热凉血药适用于热邪侵入营、血之证。

热邪侵入营分则表现为热邪伤阴、血不循经，发热夜重、烦躁少眠，神昏谵语、口渴不欲多饮、斑疹隐现等症状，治则以清热透营。

热入血分伤及经络则出现昼静夜躁，烦扰不安、神昏谵语、外发斑疹、吐血、衄血、便血、尿血、舌质深绛、脉细等热扰心神、迫血妄行等症状，治则以清热凉血药。

入血之热邪内侵心包、扰乱神明则应清心开窍；热入血分而累及肝肾则高热神昏、牙紧抽搐，治则以凉肝熄风；热入下焦伤及肾阴则出现低热、骨蒸、口渴、肢颤、阳虚风动证，治则以滋阴熄风。

出血量较大者可配合止血药。

283. 犀　角

【别名】 香犀角、低密。

为犀科动物印度犀、爪哇犀、苏门犀〔Rhinoceros unnieornis L., Rhinderos sondaicus, Rhinoceros sumatrensis(Fischer).〕的角。收载于 1963 年版《药典》。产于东南亚、非洲等热带地区。我国主要从印度及非洲进口，由于保护稀有动物已不用。

【化学成分】 主含角蛋白、肽类、游离氨基酸二十余种、胍衍生物等。

【药理作用】 ①有强心作用、可使血压先升后降。②角质蛋白有解热作用。③对离体家兔肠管有抑制作用。④水牛角、猪蹄甲的作用与犀角相同。

【性味与功能】 苦、酸、咸、寒。入心、肝、胃经。清热凉血、解毒。

【临床应用】 多研极细入丸散剂。①用于清热定惊，治温病热盛火炽、神昏谵语、壮热不退或小儿惊风等如：紫雪丹。②用于凉血解毒治热病毒盛、多与石膏等泻火药配伍。③用于泻火止血，治血热妄行吐血衄血：犀角地黄汤。

【用法用量】 1～2 克水煎服或入丸散。

【附方】 犀角地黄汤：犀角（锉研成极细粉）1 克、生地 20 克、丹皮、白芍各 15 克，后三味水煎、冲入犀角粉服。

284. 水牛角

为牛科动物水牛[Bubalus Linnaeus]的角。收载于 2000 年版《药典》。全国均产。镑片或锉成粗粉入药。黄牛角也可入药。

【化学成分】 ①成分与犀角相似，可以用作犀角的代用品。②含多种氨基酸、肽类、胆甾醇、蛋白质等。

【药理作用】 ①水牛角提取物有强心作用。②水牛角提取物可缩短凝血时间。③有镇静作用。④醇提物对离体兔肠有兴奋作用。

【性味与功能】 苦、寒；归心、肝经；清热解毒、凉血定惊。

【临床应用】 可作犀角的代用品、用于温病高热、神昏谵语、发斑发疹、吐血衄血、惊风、癫狂等。

【用法用量】 15～30 克煎服。

285. 水牛角浓缩粉

为水牛角的半浓缩粉。收载于 2000 年版《药典》。加工方法为水牛角尖部细粉、角柱部分镑成薄片煎 10 小时浓缩混入牛角尖细粉干燥，再粉碎过筛入药。

【性味与功能】 同水牛角。

【临床应用】 同水牛角。

【用法用量】 1.5～3 克丸散。

286. 地 黄

【别名】 生地黄、怀庆地黄。

为玄参科植物地黄[Rehmannia glutinosa Libosch]的新鲜或干燥块根。收载于 2000 年版《药典》。分布于黄河下游，夏秋采挖，鲜用称鲜地黄，切片晒干为干地黄。蒸熟称"熟地"，另入药。

【化学成分】 含梓醇、地黄素、多种糖类、多种氨基酸类、磷酸。

【药理作用】 ①地黄的乙醇提取物有促进家够兔血液凝固的作用。②地黄流浸膏对蛙心有显著的强心作用。③可扩张肾血管、有利尿作用。④有降血糖作用。⑤对多种皮肤致病癣菌有抑制作用。

【性味与功能】 甘、苦、寒；归心、肝、肾经。清热生津、凉血、止血。生地炒炭止血。

【临床应用】 ①鲜地黄用于热病热邪入营、舌绛口渴、或水亏火亢的吐血、衄血及阴虚内热、消渴等，可煮粥食或捣汁用。常用量50～100克。②干地黄除清热作用外长于养阴，常同茯苓、人参等配伍治干咳、虚劳证；同山药、茯苓、泽泻、丹皮、山茱萸等配伍用滋补肝肾，如六味地黄丸。

【用法用量】 9～15克煎服。

287．牡丹皮

【别名】 丹皮、粉丹皮、木芍药、洛阳花。

为毛茛科植物牡丹［Paeonis suffruicosa Andr.］的干燥根皮。《本经》中品。收载于2000年版《药典》主产于河南、安徽等地。

【化学成分】 含芍药甙、丹皮酚、丹皮甙、挥发油、苯甲酸、糖类、甾醇等。

【药理作用】 ①丹皮水煎剂与丹皮酚对动物实验性高血压有降压作用。②有静和催眠作用。③有止痛作用。④有抗惊厥作用。⑤有退热作用。⑥有抗炎作用。⑦对痢疾杆菌、伤寒副伤寒杆菌、霍乱弧菌、变形菌、大肠、绿脓杆菌、溶血性链球菌、肺炎双球菌等均有较强的抑制作用。⑧有抗病毒作用。

【性味与功能】 苦、辛、微寒；归心、肝、肾经；清热凉血、活血化瘀。

【临床应用】 ①用于清热凉血、治热邪入血分、夜热早凉、吐血、衄血、发疹及阴虚发热证，常与青蒿、鳖甲、知母、丹皮等配伍用。②用于血滞经闭、恶血积聚作痛、跌打损伤等，常配活血化瘀药同用。③治荨麻疹，丹皮、赤芍、连翘、地肤子各9克、蝉蜕5克、浮萍3克水煎服。

【用法用量】 6～12克水煎服。

288. 地骨皮

【别名】 杞根、地节红榴根皮。

为茄科植物枸杞和宁夏枸杞[Lycium chinense Mill 或 Lycium barbarum L.]的干燥根皮。《本经》中品，收载于2000年版《药典》。全国均产、春秋采挖，剥根皮晒干入药。

【化学成分】 含甜菜碱、皂甙、桂皮酸、酚类、氨基酸等。

【药理作用】 ①浸剂和煎剂有明显的降压作用和舒张血管、减慢心律作用。②有降血糖作用。③乙醇提取物及水提取物有显著的退热作用。④对离体动物子宫有兴奋作用。⑤有镇静作用。⑥对金黄色葡萄球菌、伤寒副伤寒杆菌、痢疾杆菌有较强的抑制作用。

【性味与功能】 甘、寒；归肺、肝、肾经；凉血除蒸、清肺降火。

【临床应用】 ①用于肺热咳嗽、喘息，地骨皮、桑白皮、甘草、粳米各15克，水煎服。②用于骨蒸劳热，地骨皮、麦冬、小麦各15克，水煎服，也可配知母、白人参、茯苓同服。③治消渴、血淋、下血、目痛证，地骨皮30克，水煎服。

【用法用量】 9～15水煎服。

289. 紫 草

【别名】 紫丹、地血、红石根。

为紫草科植物新疆紫草、紫草、内蒙紫草[Arneb euchroma

（Royle）Johnst，Lithospermum erythrorhizon Sieb et Zucc，Arnebia guttata Bunge］的干燥根。《本经》中品，收载于 2000 年版《药典》。主产于新疆、东北、华北。春季采挖、晒干入药。

【化学成分】 含乙酰紫草素、紫草醌、紫草红等。

【药理作用】 ①对实验家兔有解热作用。②有明显的抗垂体促性激素作用。③对离体动物心脏有兴奋作用。④对常见皮肤致病真菌有抑制作用。⑤有抗病毒作用。⑥对金黄色葡萄球菌、化脓杆菌、大肠杆菌有抑制作用。⑦有解热作用。⑧有抗肿瘤作用，对绒毛上皮癌及恶性葡萄胎有一定疗效，可降低乳腺癌的发生率。⑨有强心作用。

【性味与功能】 甘、咸、寒；归心、肝经；凉血、活血、解毒透疹。

【临床应用】 ①用于血热毒盛、斑疹紫黑、疹出不透、疮疡、湿疹等，多配清热解毒药同用。②用于水火烫伤，紫草 100 克，以 300 毫升香油加热浸泡，去渣外搽。③治玫瑰糠疹，紫草 30 克水煎服。④治下肢溃疡，紫草 30 克、黄丹 6 克、麻油 60 克、冰片 3 克、黄蜡 30 克、共加热熬膏外用。

【用法用量】 4.5～9 水煎服。

290. 紫草茸

【别名】 赤胶、紫胶、虫胶。

为胶蚧科昆虫紫胶虫［Laccifer lacca Kerr.］所分泌的胶质，收载于《药典》1977 年版。主产于云南、四川等地，夏季煎取树枝，取胶去枝，阴干入药。

【性味与功能】 甘、咸、平；凉血、和血、敛疮。

【临床应用】 ①用于月经过多，紫草茸 6 克、开水冲服。②外用治外伤出血、湿疹、溃疡不收等。

【用法用量】 1.5～6 克入丸散。

291. 银柴胡

【别名】 银胡、山菜根、土参。

为石竹科植物银柴胡［Stellaria dichotoma L. var lanceolata Bge.］的干燥根，收载于 2000 年版《药典》。主产于华北、西北等地。春季采挖，晒干切段入药。

【化学成分】 含三萜皂甙类。

【药理作用】 三萜皂甙对冠状动脉硬化可降低胆固醇浓度、降低血脂浓度。

【性味与功能】 甘、微寒；归肺、胃经；清虚热、除疳积。

【临床应用】 ①治骨蒸痨热，多配黄连、秦艽、鳖甲、地骨皮等。②治小儿疳疾，配伍栀子、连翘、黄芩、人参、川芎、桔梗，水煎服。

【用法用量】 3～9 克水煎服。

292. 白 薇

【别名】 白马尾、薇草。

为萝藦科植物白薇、蔓生白薇［Cynanchum atratum Bge, Cynanchum Versicolor Bge］的干燥根及根茎。《本经》中品，收载于 1990 年版《药典》。全国均产，春季采挖，晒干切段入药。

【化学成分】 含白薇素、挥发油、强心甙等。

【药理作用】 ①有强心作用。②有利尿作用。③有解毒作用。

【性味与功能】 苦、咸、寒；归胃、肝、肾经；清热凉血、利尿通淋、解毒疗疮。

【临床应用】 ①治低热盗汗，白薇、地骨皮各 12 克、水煎服。②治尿感染，白薇、车前草各 10 克，水煎服。③治痈疽肿毒，配伍公英、地丁煎服。

【用法用量】 4.5～9 克水煎服。

293. 青 蒿

【别名】 草蒿、方溃。

为菊科植物黄花蒿［Artemisia annua L.］的干燥地上部分，《本经》下品，收载于 2000 年版《药典》。全国均产、秋季采收、晒干切段入药。

【化学成分】 含挥发油、青蒿碱、维生素 A、柠檬烯、蒎烯等。

【药理作用】 ①浸剂对致病皮肤真菌有抑制作用。②对钩端螺旋体有抑制作用。③对疟原虫有明显的抑制作用。④注射液有降压作用。⑤有解热镇痛作用。⑥有驱蚊虫作用。⑦大量对狗有升高丙谷转氨酶作用。

【性味与功能】 苦、辛、寒；归肝、胆经；清热解暑、除蒸、截疟。

【临床应用】 ①治暑邪发热、阴虚发热、骨蒸痨热，青蒿、麦冬各 10 克，水煎服。②治疟疾、治温疟痰甚，青蒿 60 克、黄丹 10 克、共为细粉，每服 6 克，白汤调服。③治湿热黄疸、中暑、夏令感冒等，配伍泻火药同用。

【用法用量】 4.5～9 克。

294. 蓍 草

【别名】 一支蒿、蜈蚣草、锯草。

为菊科植物蓍草［Achillea alpina L.］的地上部分，收载于 1977 年版《药典》。主产于东北、华北。夏季采收，晒干入药。

【化学成分】 含挥发油、蓍草酸、蓍草素、生物碱、黄酮、多种氨基酸等。

【药理作用】 ①对金黄色葡萄球菌、痢疾杆菌、大肠杆菌、绿脓杆菌等有强的抑制作用。②有抗炎作用。

【性味与功能】 苦、酸、平,有小毒;归肾、大肠经;抗菌消炎、解毒、镇痛。

【临床应用】 ①治乳腺炎、急性扁桃体炎、阑尾炎、肾盂肾炎等,菁草粉,每次1克,水冲服。②治跌打损伤、蛇咬伤,鲜菁草捣烂外敷。

【用法用量】 1～5克水煎服。

295. 紫萁贯众

【别名】 贯众、紫萁、见血长。

为紫萁科的植物紫萁[Osmunda japonica Thunb.]的干燥根茎及叶柄基部。收载于1977年版《药典》。产于华北、东北等地,夏季采挖,晒干去叶入药。

【化学成分】 含甾类化合物。

【药理作用】 对金黄色葡萄球菌、大肠杆菌有较强的抑制作用。

【性味与功能】 苦、寒;清热发毒、止血。

【临床应用】 ①用于防治感冒、鼻衄、头晕、痢疾、血崩漏证等,单方煎服。②外伤止血:紫萁毛,焙焦研细敷患处。

【用法用量】 4.5～9克水煎服。

296. 绵马贯众

【别名】 贯众。

为鳞毛蕨科植物绵马鳞毛蕨[Dryopteris crassirhizoma Nakai]的干燥根茎、叶柄。收载于2000年版《药典》。主产于东北、华北。夏季采收、晒干入药。

【性味与功能】 苦、微寒,有小毒;清热、解毒、凉血、止血、杀虫。

【临床应用】　①预防感冒，贯众 500 克，收于水缸中。②治虫积、腹痛：贯众 10 克，煎服。③治崩漏、肝炎、麻疹，配方用。

【用法用量】　4.5～9 克煎服。

297．土大黄

【别名】　金不换、红筋大黄、血三七、化血莲、洋铁叶、止血草。

为蓼科植物土大黄［Bunex madaio Makino（R. daiwoo Marki-no）］的根。收载于《全国中草药汇编》。产于关内各地，秋季挖根，切片晒干入药或鲜用。

【化学成分】　含蒽醌类。

【药理作用】　①可显著缩短凝血时间，有止血作用。②可使毛细血管收缩，通透性降低。

【性味与功能】　辛、苦、凉；清热解毒、凉血止血、祛瘀通便、杀虫。

【临床应用】　①用于创伤吐血、咳嗽吐血，土大黄 25 克，水煎服。②治便秘、肺痈，土大黄 15 克，水煎服。③治腮腺炎、肿毒、皮炎顽癣，土大黄 30 克水煎外敷。

【用法用量】　9～30 克水煎服。

298．天花粉

【别名】　栝蒌根、瑞雪、蒌粉。

为葫芦科植物栝楼或双边栝蒌［Trichosanthes kirilowii Maxim 或 Trichosanthes rosthornii Herms］的干燥根，《本经》中品。收载于 2000 年版《药典》。全国均有栽培、春秋采挖，切片晒干入药。

【化学成分】　含大量淀粉、蛋白质、皂甙、多种氨基酸类。

【药理作用】　①子宫内注射对动物可中止妊娠，有引产作用，有效成分为蛋白质类。②对实验动物无降血糖作用。③对小鼠、豚鼠注射给药可引起过敏反应，并可出现食欲减退、白细胞增高、严重的可引起肝肾、细胞变性甚至死亡。

【性味与功能】 甘、微苦、微寒；归肺、脾经；清热生津、消肿排脓。

【临床应用】 ①用于清热生津、治胃热大渴、消渴，天花粉20克，生地、麦冬、芦根各15克，水煎服。②用于消肿排脓，治痈肿、乳腺炎、天疱疮、杨梅疮，栝蒌根60克，研细冲服，或加滑石粉20克冲服。③天花粉注射液用于中期引产。

【用法用量】 10～15克煎服。

299. 儿 茶

【别名】 孩儿茶、儿茶膏。

为豆科植物儿茶［Acacia catechu（L. f.）Willd］的干燥煎膏。收载于2000年版《药典》。主产于云南、海南岛等地，冬季收枝，砍成段煎膏浓缩，干燥入药。

【化学成分】 含儿茶鞣酸、儿茶精、儿茶酚、树脂等。

【药理作用】 ①抑制肠蠕动，有止泻作用。②有杀死腹水癌细胞作用。③对金葡菌、白喉杆菌、变形杆菌、福氏痢疾杆菌及伤寒杆菌有抑制作用，对致病皮肤真菌亦有抑制作用。

【性味与功能】 苦、涩、微寒；归肺经；收湿生肌敛疮。

【临床应用】 ①用于肺结核咯血，儿茶30克、明矾15克、共研细粉、每次0.3克，日服6次。②治疮疡久不收口、湿疹，儿茶、龙骨各3克、冰片0.5克，共研粉、敷患处。③治口疮糜烂、扁桃体炎，儿茶、柿霜、硼砂各等份，细研敷或吹喉内。

【用法用量】 1～3克煎服。

300. 救必应

【别名】 白兰香、铁冬青、熊胆木。

为冬青科植物铁冬青[Ilex rotunb Thunb.]的树皮、根、叶。收载于1977年版《药典》，生于长江以南，全年可采，晒干入药。

【化学成分】 含冬青甙。

【药理作用】 ①有止血作用。②可缓解胃痉挛。

【性味与功能】 苦、寒；清热凉血、消炎、止痛。

【临床应用】 ①治胃炎、胃、十二指肠溃疡，救必应、黑老虎各30克，研粉、每次2克冲服。②治感冒、腹泻救必应、地胆草等份研细粉，每服10克，泡开水服。③治烧、烫伤、神经性皮炎，救必应煎浓汁外敷。

【用法用量】 9～15克煎服。

301. 木槿花

【别名】 篱障花、清时篱、白饭花。

为锦葵科植物木槿[Hibiscus syriacus L.]的花。收载于1977年版《药典》。全国均有，夏季开花时采，晒干入药。

【化学成分】 含肥皂草甙、异牡荆素、有机酸、鞣质等。

【药理作用】 ①对金黄色葡萄球菌、痢疾杆菌、伤寒杆菌及常见致病皮肤真菌有抑制作用。②果实水提物对艾氏腹水癌有一定的抑制作用。③其花粉有致敏作用。

【性味与功能】 甘、淡、凉；凉血、清热、利湿。

【临床应用】 ①治痔疮出血，木槿花15克，水煎服。②治痢疾，木槿花30克，冰糖30克，水煎服。③治水肿，木槿根皮10克、灯心草30克、水煎服。

【用法用量】 10～30克煎服。

302. 芙蓉叶

【别名】 柜霜叶，木芙蓉叶。

为锦葵科植物木芙蓉[Hibiscus mutabilis L.]的叶。收载于

1977年版《药典》，全国均有，夏秋采集，晒干入药。

【化学成分】 含黄酮甙、酚类、氨基酸等。

【性味与功能】 微辛、凉；清肺凉血、消炎解毒、消肿排脓。

【临床应用】 ①用于肺热咳嗽、肥厚性鼻炎、淋巴结炎、阑尾炎，单方水煎服。②治疖肿、烧伤，鲜芙蓉叶捣烂外敷。

【用法用量】 10克～30克。

303. 罗汉果

【别名】 拉汉果、假苦瓜。

为葫芦科植物罗汉果［Momordica grosvenori Swingle］的干燥果实，切片晒干入药。主产于广西。收载于《全国中草药汇编》。

【化学成分】 含多种糖类。

【性味与功能】 甘、凉，无毒；入肺、脾经；清肺润肠。清热通便

【临床应用】 ①用于百日咳、痰饮咳嗽、声音嘶哑、咽喉肿痛、罗汉果15克、柿饼15克，水煎服。②治血燥便秘、胃热便秘，罗汉果30克、玄参15克，水煎服。

【用法用量】 9～15克煎服。

304. 猪蹄甲

【别名】 猪悬蹄、猪爪甲、猪退。

为猪科动物猪的蹄甲。收载于《中药大辞典》，杀猪时剁下洗净晒干备用。

【性味与功能】 咸、平，无毒；入手足阳明经；清热、凉血、平喘止咳。

【临床应用】 ①可用作犀角的代用品。②治痔疮出血，猪蹄甲30克，烧研，温酒冲服。③治冻疮，猪蹄甲烧研和猪脂敷患处。

【用法用量】 5～30克煎服。

五、清热解暑药

凡清热解暑邪为主的药物为清热解暑药。暑邪多发生在夏季，人中暑邪则发热、出汗、烦渴，暑中挟湿则胸脘痞闷，身重懒言，清热解暑药常与化湿药和益气生津药配伍使用。

305. 西 瓜

为葫芦科植物西瓜[Citrullus vulgaris Schrad]的果瓤。其皮另入药收载于《全国中草药汇编》。夏季鲜食。

【性味与功能】 甘、寒；入心、胃经；清热解暑、止咳除烦。

【临床应用】 为夏季解暑佳品，人称天然白虎汤，用于夏季中暑、热感伤津、心烦口渴、小便不利。

【用法用量】 2～3 斤鲜食。

306. 黄 瓜

为葫芦科植物黄瓜[Cucumis sativus L.]的嫩果，收载于《中药大辞典》，全国均产。

【化学成分】 含维生素 C、碳水化合物等。

【药理作用】 ①有生津止渴作用。②有利尿作用。

【性味与功能】 甘、淡、凉；入脾、肾经；清热、解暑、利尿。

【临床应用】 ①用于暑热烦渴、中暑，鲜黄瓜 2～3 根，生食或煮汤服。②用于尿少尿赤，老黄瓜 300～500 克，煮汤服。

【用法用量】 多鲜用，300～500 克。

307. 荷 叶

为睡莲科植物莲[Nelumbo nucifera Gaern]的干燥叶。收载于

《中药大辞典》，全国均有，夏季采集，晒干入药。

【化学成分】　含莲碱、荷叶碱、原荷叶碱、番荔枝碱、鹅掌楸碱、槲皮素、有机酸等。

【性味与功能】　苦、涩、平；入心、肝、脾经；清暑利湿、止血。

【临床应用】　①用于解暑，荷叶 30 克，水煎加糖 20 克、盐 3 克服。②治咳血吐血、崩漏下血、浮肿，荷叶烧研，每服 10 克，或荷叶粉、蒲黄粉各 10 克，水煎服。

【用法用量】　5～15 克。鲜荷叶 30～50 克煎服。

此外，清热药中的芦根、薄荷、藿香、甜瓜等均有解暑作用。

第九章　温里祛寒药

寒邪内侵则出现胃腹冷痛、呕吐泄泻、食欲不振等称里寒证，治则温里散寒；阴寒内生则出现阳气衰微、冷汗大出、四肢逆厥、脉微欲绝等称亡阳证，治则以回阳救逆。

温里祛寒药包括温里散寒药和回阳救逆药。有的一种药兼有两种功能。

实热病者禁止用温里散寒药。

308．附　子

为毛茛科植物乌头［Aconitum carmichaeli Debx.］的子根的加工品，《本经》下品，收载于2000年版《药典》。主产于长江中下游，四川产者佳。带黑皮的干燥纵片为"黑顺片"，无外皮的干燥片为"白附片"，经盐制的为"盐附子"。炒烫至鼓起微变色者为"炮附子"。

【化学成分】　含乌头碱、次乌头碱、中乌头碱、附子磷酸脂钙等。

【药理作用】　①具有肾上腺皮质样作用，煎剂能提高动物的抗寒能力。②能兴奋迷走神经中枢，有强心作用，在低温条件下强心作用增强。③乌头碱有镇痛作用。④次乌头碱有局麻作用。⑤对甲醛致炎和蛋清致炎的动物有明显的抗关节炎和消肿作用。⑥可提高小鼠体液免疫能力及豚鼠血清补体含量。⑦能结抗洋金花的毒副作用。⑧毒性：乌头碱剂量过大可引起中毒，中毒表现为口唇肢体麻木，恶心、呕吐、心慌、气促、烦躁不安、严重者可抽搐、昏迷、呼吸暂停、心电图显示室性早搏，而呈阿一斯二氏综合征征象，及时抢救可恢复。⑨附子与干姜、甘草同煎可降低毒性。

【性味与功能】 辛、甘、大热，有毒；归心肾、脾经；回阳救逆、补火助阳、逐风湿寒邪。

【临床应用】 ①回阳救逆，治脉微欲绝，大汗、大吐、大下后的四肢厥逆或大汗不止症，常与干姜、人参、甘草等配伍，如四逆汤。②补阳益水、治阳气不足、命门火衰、下元虚冷，常与补肝肾药配伍使用。③温中止痛，治脾阳不运、胸腹冷痛之症，多与补脾药配伍。④散寒燥湿，治风寒湿痹，周身关节疼痛，多与桂枝及祛风湿药同用。

【用法用量】 3～15 克宜久煎。

【附方】 四逆汤：熟附子 15 克、干姜 4.5 克、甘草 12 克。水煎服。

309. 干 姜

【别名】 白姜、均姜。

为姜科植物姜［Iingiber officinale Rosc.］的干燥根茎。《本经》中品，收载于 2000 年版《药典》。主产于四川、贵州。冬季采挖、切片晒干为"干姜"，干姜沙烫至鼓起为"炮姜"，炒炭存性为"姜炭"。

【化学成分】 含挥发油、姜烯、水芹烯、莰烯、姜辣素、姜醇等。

【药理作用】 ①有促进消化作用。②有兴奋中枢呼吸及运动系统作用。③可增加血液循环、升血压、促进发汗作用。④水浸液对堇色毛癣菌有抑制作用。⑤对阴道滴虫有杀死作用。⑥浸膏能抑制狗由硫酸铜引起的呕吐，服 10～50% 的姜汁也有相同作用。

【性味与功能】 辛、热；归脾、肾、心肺经；干姜温中散寒、回阳救逆；炮姜温中散寒，调经止血。

【临床应用】　①治阳虚欲脱症，与附子等配伍用，如四逆汤。②温脾胃之阳、治脾胃虚寒、阴冷吐泻，腹胸冷痛，单方煎服。③温肺化痰，治肺寒咳嗽，多与细辛、五味子配伍。④温经止血、用于虚寒证的吐血、便血、血崩，姜炭与地榆、棕炭、乌梅等配伍使用。

【用法用量】　3～9克煎服。

310. 肉　桂

【别名】　玉桂、牡桂、菌桂、筒桂。

为樟科植物肉桂［Cinnamomum cassin Presl］的干燥树皮，《别录》上品，收载于2000年版《药典》。主产于广西、广东、云南等地。春秋采皮，晒干入药。

【化学成分】　含挥发油(桂皮油)、鞣质、树脂、黏液质等。

【药理作用】　①桂皮油能增强胃功能，排除消化道积气，缓解胃肠痉挛。②有中枢性及末梢性血管扩张作用，能促进血液循环。③有明显的抑制 ADP 诱导的大鼠血小板聚集作用，体外试验显示有抗凝作用。④对中神经系统，桂皮油对蛙心呈兴奋继则中枢麻痹作用。桂皮醇对小鼠有明显的镇静作用。⑤对消化系统，使蠕动增强，有健胃作用。⑥可引起子宫出血。⑦桂皮油对金黄色葡萄球菌等有抑制作用。⑧有抗 Co60 辐射作用。有抗补体作用。

【性味与功能】　辛、甘、大热；归肾、脾、心、肝经；补胃助阳，引火归源、散寒止痛、活血通经。

【临床应用】　①用于命门之火不足、治下元虚冷、小便不利、脾寒泄泻，肉桂3克研粉冲服，或配伍附子与六味地黄丸同服。②治虚寒胃痛，妇人血寒经痛，附子、艾叶、干姜、人参水煎服。③治疝气，配茴香、橘核水煎服。④治肾虚作喘、阳虚眩晕，配伍补肾药同用。

【用法用量】 1～4.5 克煎服。

有出血倾向者及孕妇慎用。

311. 吴茱萸

为芸香科植物吴茱萸[Evodia rutaecarps(Juss)Benth]的干燥成熟果实,《本经》中品,收载于 2000 年版《药典》。产于江南各地,夏季果实变黄时采,晒干入药。炮吴茱萸为吴茱萸用甘草水拌后炒干。

【化学成分】 含多种生物碱,其中有吴茱萸碱、吴茱萸次碱、安伏卡品等。另含挥发油类。

【药理作用】 ①水提取物有镇痛作用。②对动物有升高体温作用。③有收缩子宫作用。④有杀蛲蚓和蛔虫作用。⑤对霍乱弧菌有较强的抑制作用,对常见致病皮肤真菌有不同程度的抑制作用。⑥对中枢有兴奋作用,大剂量可引起视力障碍和错觉。能对抗樟脑对大鼠所致的惊厥作用。⑦从中提取的生物碱有增强肾上腺作用,松弛小肠平滑肌,提高横纹肌张力,与麻黄碱的作用相似。⑧有抗病毒作用。⑨对血压有轻的升高作用,对呼吸有轻度兴奋作用。

【性味与功能】 辛、苦、大热,有小毒;入肝、胃、脾、肾经;散寒温中,燥湿解郁。

【临床应用】 ①解厥阴气滞、消阴寒之气、治胃寒痛、腹痛、疝痛等:多配川楝子、荔枝核同用。②治阴厥病干呕,配生姜、人参、大枣煎服。③治高血压:吴茱萸粉适量醋和晚上睡前敷于足心。④治湿疹:吴茱萸、乌贼骨各 30 克、硫黄 6 克,研细外敷。

【用法用量】 1.5～6 克煎服。

312. 高良姜

【别名】　风姜、良姜、蛮姜。

为姜科植物高良姜［Alpinia officinaum Hance］的干燥根茎。《别录》中品，收载于 2000 年版《药典》。产于广东、广西、海南岛、云南等地，秋初采挖 4～6 年生根茎，切片晒干入药。

【化学成分】　含挥发油，油中主要为蒎烯、桉油精、桂皮酸甲脂、高良姜酚、山奈醇等。

【药理作用】　①水煎服对炭疽杆菌、溶血型链球菌、白喉及类白喉杆菌、肺炎双球菌、白色、金黄色、柠檬色葡萄球菌有不同程度的抑制作用。②对冠状动脉有扩张作用和降血压作用。③对胃肠功能有增加蠕动作用。

【性味与功能】　辛、热；归脾、胃经；温胃散寒。消食止痛。

【临床应用】　①用于胃寒气滞作痛，高良姜、制香附各等份共研细粉，装入胶囊每次 3 克服，日服 3 次。②治胃胀痛，高良姜、厚朴、当归各 10 克、生姜 6 克，水煎服。

【用法用量】　3～6 克煎服。

313. 小茴香

【别名】　茴香、茯香。

为伞形科植物小茴香［Poeniculum vulgar Mill］的成熟种子，收载于 2000 年版《药典》。全国均产，秋季采收，晒干入药。盐水炙炒至微黄色叫"盐小茴香"。

【化学成分】　含挥发油、油中主要为茴香醚、柠檬烯、茴香醛等，此外尚含脂肪油、蛋白质、维生素类、糖类等。

【药理作用】　①对小鼠实验性结核有疗效。②有较轻的局部止痛作用。③可降低胃张力，使胃蠕动正常。④可增加肠张力，促进气体排除。⑤有与樟脑相似的局部麻醉作用。

【性味与功能】　辛、温；归肝、肾、胃经；散寒止痛、理气和胃。

【临床应用】　①治胃寒痛，小茴香、干姜、木香各10克，甘草6克，水煎服。②治疝气腹痛，小茴香、巴戟天、橘核各10克，水煎服。③治痛经、睾丸鞘膜积液等，配活血化瘀药水煎服。④盐小茴香暖肾散寒止痛，多用于肾虚腰痛，配伍补肾药同用。

【用法用量】　3～6克煎服。

314. 荜 茇

【别名】　荜拨、鼠尾。

为胡椒科植物荜茇［Piper longum L.］的干燥近成熟果穗，收载于2000年版《药典》，产于云南、广东、印度等地。果近成熟时采，晒干入药。

【化学成分】　含胡椒碱、棕榈酸、挥发油、酚性物等。

【药理作用】　①挥发油成分对白色及金黄色葡萄球菌、枯草杆菌、大肠及痢疾杆菌、蜡样芽孢杆菌有抑制作用。②可明显降低大鼠直肠温度。③胡椒碱对家蝇的神经和肌肉均有破坏作用。④对口腔有局部麻醉止痛作用。

【性味与功能】　辛、热；归胃、大肠经；温中散寒、下气止痛。

【临床应用】　①治伤寒积冷、呕吐、泄泻、自利自汗、米谷不化，荜茇、高良姜、干姜、肉桂各等份共为细末，制成水丸，每服5～10克，米汤送下。②治偏头痛，荜茇粉吸入头痛对侧鼻孔内。③治牙痛，荜茇粉上于牙痛处。

【用法用量】　1.5～3克煎服。

315. 荜澄茄

【别名】　澄茄子、毗陵茄子。

为樟科植物山鸡椒[Litsea cubeba(Lour.)Pers.]的干燥成熟果实，收载于 2000 年版《药典》。主产于长江以南。近成熟时采，晒干去杂质入药。

【化学成分】 主含挥发油 10%～18%，另含荜澄茄素、荜澄茄酸，脂肪油、木兰箭毒碱等。

【药理作用】 ①口服对尿道、呼吸道有刺激作用，对尿道有防腐作用。②有利尿作用。③有增加尿量作用。④水浸液有杀灭蚊虫幼虫作用。⑤体外对血吸虫有抑制作用。⑥其生物碱有士的宁样作用。

【性味与功能】 辛、温；归脾、胃、肾、膀胱经；温中散寒，行气止痛。

【临床应用】 ①治脾胃虚寒、心腹刺痛，荜澄茄、高良姜等份，共为细粉，每服 5 克，冲服。②治寒疝腹痛、寒湿、小便混浊，配伍补肾药煎服。治噎食不纳，荜澄茄、白蔻等份为末，每次 5～10 克含服。

【用法用量】 1.5～3 克煎服。

316. 丁 香

【别名】 公丁香、丁子香、支解香。

为桃金娘科植物丁香[Eugenia caryophyllata Thunb.]的干燥花蕾。收载于 2000 年版《药典》。主产于广东、广西，花蕾变红时采，晒干入药。

【化学成分】 含丁香油和少量黄酮类、有机酸、山柰酚等。

【药理作用】 ①水浸液对常见皮肤致病真菌有抑制作用，对葡萄球菌、链球菌、大肠杆菌、痢疾杆菌、绿脓杆菌、结核杆菌等均有抑制作用，对流感病毒者有抑制作用。②有驱蛔虫作用。③有局部止痛作用。④小鼠半数致死量为：1.8 克/公斤。⑤可抑制胃肠异常发酵，排除积气，减轻腹胀作用。⑥对猪蛔虫有麻痹和死灭作用。⑦家兔静脉滴注丁香油可引起麻醉，血压下降，呼吸抑制，并有抗惊厥作用。

【性味与功能】 辛、温；归脾、胃、肺、肾经；温中降逆，补肾助阳。

【临床应用】 ①治脾胃虚寒、食少腹冷、呃逆不止，丁香、柿蒂等份，焙干共为细粉，每服 3 克，人参汤送下。②治肾虚阳痿，配伍壮阳药服。③治癣，丁香酊剂外搽。

【用法用量】 1～3 克煎服或入丸散。

317. 母丁香

【别名】 鸡舌香。

为桃金娘科植物丁香［Eunenia Cavyophyllata Thunb］的干燥果实。收载于 1963 年版《药典》。秋季果实成熟时采入药。

【性味与功能】 辛、温；温中、散寒。

【临床应用】 ①用于暴气心痛、胃冷呕逆、小儿冷疳。②外用治口臭舌疮、牙宣龋齿、妇人阴冷。

【用法用量】 1～3 克煎服。

318. 胡 椒

【别名】 浮椒、玉椒、古月。

为胡椒科植物胡椒［Piper nigrum L.］的干燥近成熟或成熟果实，始见于《唐本草》，收载于 2000 年版《药典》。主产于华南、西南地区。果实近成熟时采，晒干入药为"黑胡椒"。果实成熟时采，泡于水中，搓去外皮晒干入药为"白胡椒"。

【化学成分】 含胡椒碱、胡椒脂碱、挥发油等。

【药理作用】 ①正常人含服 0.1 克胡椒粉有升血压作用。②可产生全身热感，促进血液循环。③有解热作用。④醇提物有杀绦虫作用。⑤对动物心肌有抑制作用。⑥有健胃及排除肠内气体作用。⑦有镇静和抗惊厥作用。⑧对子宫有收缩作用。对两栖及哺乳动物的心脏有抑制作用，减少冠脉流量，此作用可被阿托品拮抗。

【性味与功能】　辛、热；归胃、大肠经；温中散寒，下气、消痰。

【临床应用】　①用于胃寒呕吐、食欲不振、腹痛泄泻，胡椒1克、研粉冲服。②治阴囊湿疹：胡椒粉10粒，研粉，加水2000毫升，煮沸，外洗患部，日2次。3.10%胡椒酒浸剂外搽患部，可治冻疮。

【用法用量】　0.6～1.5克煎服。

319. 花　椒

【别名】　川椒、蜀椒、青椒、香椒、椒目。

为芸香科植物青椒或花椒［Zanthoxylum schinifolium Sieb et Zucc. 或 Zanthoxylum bungeaum Maxim］的干燥成熟果实。《本经》中品，收载于2000年版《药典》。主产于四川。果实成熟时采。果皮称"川椒"、"青椒"，种子称"椒目"。

【化学成分】　果皮含挥发油，生物碱等。

【药理作用】　①挥发油对离体兔肠有增强蠕动作用。②小量有利尿作用，大剂量显著抑尿。③花椒有降血压、并能兴奋呼吸。④稀醇浸液有局部麻醇醉作用。⑤大剂量有呼吸麻痹作用。⑥对消化系统，小剂量兴奋，大剂量抑制作用。⑦有降血压作用。

【性味与功能】　辛、温；归脾、胃、肾经；温中止痛、杀虫止痒。

【临床应用】　①用于胃腹冷痛、呕吐、泄泻，川椒、干姜各6克、党参12克，水煎服。②治蛔虫性肠梗阻，花椒10克、麻油200克，炸至花椒微焦为止，去花椒放冷一次服。③用于回乳，花椒 10 克、水煎成 250 毫升，加红糖 30 克，一日服一剂、一般服二剂。④治血吸虫病、丝虫病，花椒焙研、每日 3～5 克服。⑤治瘙痒性疾病，水煎洗。

【用法用量】 3～6 克煎服。

320. 肉豆蔻

【别名】 迦拘勒、肉果、肉蔻。

为肉豆蔻科植物肉豆蔻［Myristica fragrans Houtt］的干燥种仁。始见于《宋本草》，收载于 2000 年版《药典》。主产于马来西亚、印度尼西亚。

【化学成分】 含挥发油、脂肪油、豆蔻醚等。

【药理作用】 ①有局部麻醉作用。②对单胺氧化酶有抑制作用。③对大脑有兴奋作用。④人服 7.5 克肉蔻粉可使呼吸变快，步态不稳，瞳孔散大，有中枢麻醉作用。⑤猫服 1.5 克/公斤剂量 24 小时内死亡病理见肝脂肪变性。

【性味与功能】 辛、温；归脾、胃、大肠经；温中行气、涩肠止泻。

【临床应用】 ①治脾胃虚寒、久泻不止、脘腹胀痛、食少呕吐，肉豆蔻 1 枚，饭后嚼服。或肉豆蔻、补骨脂等份研粉每服 5 克。②治水湿胀鼓，肉豆蔻、槟榔、牵牛各 10 克，水煎服。

【用法用量】 3～9 克煎服。

321. 红豆蔻

【别名】 红豆、红蔻、良姜子。

为姜科植物大高良姜［Alpinia galanga willa］的果实，主产于广西、广东、台湾。收载于 2000 年版《药典》。果实近成熟时采，晒干入药。

【化学成分】 含挥发油类。

【药理作用】　①挥发油对黏膜有刺激作用。②有较轻的抗菌和抗原虫作用。③对大鼠中枢系统有抑制作用。④有祛痰作用。

【性味与功能】　辛、温；归脾、肺经；燥湿散寒，醒脾消食。

【临床应用】　①用于脘腹冷痛、食积胀满、呕吐泄泻、饮酒过多。与健脾药配伍入汤剂或丸散剂。②治风寒牙痛，红豆蔻共为细粉，吸入鼻内，并擦牙取涎。

【用法用量】　3～6克煎服。

322．八角茴香

【别名】　大茴香、大八角、茴香八角珠。

为木兰科植物八角茴香［Illicium verum Hook f.］的干燥成熟果实。收载于2000年版《药典》。主产于广东、广西、云南、台湾等地，果实变黄时采，在沸水中烫后晒干入药。

【化学成分】　含挥发油、脂肪油、蛋白质、胡椒酚、茴香酸、茴香酮等。

【药理作用】　①醇提取物对革兰氏阳性细菌有抑制作用，抑菌作用与青霉素钾盐相似，对革兰氏阴性菌和常见致病真菌也有抑制作用。②有健胃作用。

【性味与功能】　辛、温；归肝、肾、脾、胃经；温阳散寒，理气止痛。

【临床应用】　用于寒疝腹痛、肾虚腰痛、胃寒呕吐、脘腹冷痛；单方泡酒或煎服，也可配补肾祛寒药使用。

【用法用量】　3～6克煎服。

323．八角茴香油

为木兰科植物八角茴香的新鲜枝叶及成熟果实经水蒸气蒸馏得到的挥发油，收载于2000年版《药典》。

【化学成分】　挥发油中主要含茴香醛及茴香醚。

【药理作用】　①有健胃作用。②对革兰氏阳性细菌如金黄色葡萄球菌，肺炎双球菌，白喉杆菌有抑制作用。③对真菌有抑制作用并强于水杨酸。④对气管支气管可促进分泌，有促进痰液排出作用。⑤对平滑肌有增强蠕动，促进排空作用。

【性味与功能】　芳香调味药及健胃药。

【临床应用】　用于消化不良、食少不化。多制成酊剂或糖浆服用。

【用法用量】　0.02～0.2毫升，日服3次。

324. 刀　豆

【别名】　刀豆子、大弋豆。

为豆科植物刀豆[Canavalia gladiata (Jacq) DC.]的干燥成熟种子，收载于2000年版《药典》，主产于长江流域，种子成熟时采收，晒干入药。

【化学成分】　含纱酶、血球凝集素、刀豆氨酸等多种氨基酸。

【药理作用】　①有抗肿瘤作用，可使癌症细胞转为正常细胞。②可舒张消化道平滑肌。③刀豆中含有一种血球凝集素，此凝集素可引起人淋巴细胞变性，能使用于化学物质致癌毒性产生的细胞变性发生改变逐渐变成正常细胞。

【性味与功能】　甘、温；归胃、肾经；温中，下气，止呃。

【临床应用】　①用于虚寒呃逆、呕吐，老刀豆10克，研细开水冲服。②治鼻渊、小儿疝气，刀豆焙、研、每服5～10克。

【用法用量】　4.5～9克煎服。

325. 九香虫

【别名】　屁巴虫、打屁虫。

为蝽科昆虫九香虫［Aspongopus chinensis Dallas］的干燥虫体。收载于 2000 年版《药典》。产于长江以南，春冬捕捉，沸水中烫死晒干入药。

【化学成分】 含脂肪、蛋白质、甲壳质等。

【药理作用】 ①对金黄色葡萄球菌、伤寒杆菌、甲型副伤寒杆菌及福氏痢疾杆菌均有较强的抑制作用。②有促进机体新陈代谢作用。

【性味与功能】 咸、温；理气止痛、温中助阳。

【临床应用】 ①治胃痛、胃寒胀满，九香虫 30 克、全蝎 20 克，研细炼蜜为丸，每次 1 丸（5 克），日服二次。②治肾虚阳痿、腰膝痠痛、九香虫 30 克、陈皮、车前子各 15 克，共研细炼蜜为丸，每服 5～10 克。

【用法用量】 3～9 克煎服。

326. 山 奈

【别名】 三藾、沙姜。

为姜科植物山奈（Kaenpferia galanga L）的根状茎。收载于 2000 年版《药典》。主产于广西、广东、台湾等地。秋季采挖，切片晒干入药。

【化学成分】 含挥发油、桉油精、桂皮酸、黄酮、香豆精类等。

【药理作用】 ①对常见皮肤致病真菌有抑制作用。②有抗炎作用。

【性味与功能】 辛、温；归胃经；行气温中，消食、止痛。

【临床应用】 ①治心腹冷痛，山奈、丁香、当归、甘草等份共为细粉，醋糊为丸，每服 10 克。②治胸膈胀满、饮食不消，山奈、白术各 10 克，水煎服。

【用法用量】 6～9 克煎服。

327. 茉莉花

【别名】 木梨花

为木犀科植物茉莉[Jasminun sambac（L.）Ait]的干燥花。收载于《中药大辞典》，全国均有，花初开时采，晒干入药。

【化学成分】 含挥发油、茉莉花素等。

【药理作用】 ①有镇静和催眠作用。②对小鼠离体子宫有兴奋作用。③对血管有扩张作用。

【性味与功能】 辛、甘、温。行气、开郁、辟秽、和中。

【临床应用】 ①用于下痢腹痛，茉莉花5克，水煎服。②治疮毒，鲜茉莉花捣敷。

【用法用量】 3～9克煎服。

第十章　理气药

　　气有两种，其一是指维持人体生命活动的基本物质，其二是指人体脏腑组织的功能活动。理气药所理之气指的是后者。凡能调节脏腑组织的活动功能，疏通气机、消除气滞的药物，称之为理气药或行气药。

　　"气机不畅"和"气滞"原因是冷热失调、精神抑郁、饮食不节以及湿浊、瘀血、痰饮等。其临床表现为：脘腹胀痛、食欲不良、恶心呕吐、便秘或泻而不畅等以及由于肝郁气滞所致的胁肋胀痛、月经不调、疝气痛，乳房结块或胀痛，脘闷吞酸等症；另外还可因呼吸不畅而致胸闷疼痛、咳嗽、气喘等。

　　理气药大多辛温香散、易伤阴耗气，因此，气虚、阴虚病人慎用。

328．陈　皮

　　【别名】　橘皮、广陈皮、红皮。

　　为芸香科植物橘[Citrus reticulata Blanco]及其栽培变种的干燥成熟果皮。《本经》上品，收载于2000年版《药典》。主产于江南。去络为橘红，另入药。

　　【化学成分】　含挥发油，油中主要为柠檬烯。另含橙皮甙、胡萝卜素、核黄素等。

　　【药理作用】　①对心血管的作用，煎剂使蛙心收缩力增强，输出量增加，扩张冠状动脉，有降血压作用。②有松弛平滑肌作用。③有抗炎、抗溃疡作用④有利胆作用。⑤对实验性冻伤有对抗作用。⑥对葡萄球菌、卡他奈氏菌、溶血性嗜酸杆菌有抑制作用。

【性味与功能】 苦、辛、温;归肺、脾经;理气健脾、燥湿化痰。

【临床应用】 ①用于中气不和发生的呕吐、腹胀、食少,陈皮、白术各等份共粉成细粉制成水丸,木香汤送服10克。②用于痰湿滞塞、气逆喘咳、胸膈不舒、消化不良,陈皮、半夏、茯苓、甘草各10克,水煎服。③治胸痹气短,陈皮、枳实、生姜各10克煎服。④治痰膈气胀,陈皮15克煎服。⑤治急性乳腺炎,陈皮30克、甘草6克、水煎服,1日1剂,重者一日2剂。

【用法用量】 3～9克煎服。

329. 橘 红

为芸香科植物橘［Citrus reticulata Blanco］的干燥外层果皮,收载于2000年版《药典》。秋末冬初果实成熟时采收,用刀削下外果皮晒干入药。

【化学成分】 同陈皮。

【药理作用】 同陈皮。

【性味与功能】 辛、苦、温;归肺、脾经;散寒、燥湿、利气、消痰。

【临床应用】 ①治呕吐嘈杂,橘红为末,睡前服5克。②用于风寒咳嗽、喉痒多痰,配伍止咳化痰药服。③用法同陈皮。

【用法用量】 3～9克煎服。

330. 青 皮

为芸香科植物橘［Citrus reticulata Blanco］及其栽培变种的干燥幼果或未成熟果实的果皮,5～6月自落果称"个青皮",7～8月收采未成熟果去瓤晒干称"四花青皮"。收载于2000年版《药典》。

【化学成分】　同陈皮，但挥发油及橙皮甙的含量均高于陈皮。

【药理作用】　参照陈皮。

【性味与功能】　苦、辛、温；归肝、胆、胃经；疏肝破气，消滞化积。

【临床应用】　①用于肝气不和、胸胁刺痛，青皮80克、白芥子、苏子、胆草、当归各30克研细每服10克，韭菜汤送下。②治疝气，配温肾药煎服。③治乳腺增生、乳腺癌，青皮粉成粗粉，每次10克水略煎服，每日早晚各1剂。④治食积胀痛，青皮、山楂、神曲、麦芽共为细粉、炼蜜为丸，每服10克。

【用法用量】　3～9克煎服。

331. 橘　核

【别名】　橘米、橘仁。

为芸香科植物橘[Citrus reticulata Blanco]及其栽培变种的干燥成熟种子，收载于2000年版《药典》。

【化学成分】　含脂肪油、蛋白质、苦味成分为黄柏内脂。

【性味与功能】　苦、平；归肝、肾经；理气、散结、止痛。

【临床应用】　①治小肠疝气、睾丸肿痛，橘核、海藻、昆布、川楝子、桃仁各30克研细末面糊为丸，每服10克。②治乳痈结核、急性乳腺炎，橘仁研成细粉，每次10克，黄酒冲服。

【用法用量】　3～9克煎服。

332. 橘　络

【别名】　橘丝、橘筋。

为芸香科植物橘[Citrus reticulata Blanco]或朱橘等多种橘类的果皮内层的筋络。收载于1963年版《药典》。

【性味与功能】　甘、苦、平；入肝脾经；通经络、舒气、化痰。

【临床应用】 用于经络气滞、痰积血郁、伤酒口渴。单方或复方入汤剂。

【用法用量】 3～4.5克煎服。

333. 枳 壳

为芸香科植物酸橙［Citrus aurantium L.］及其栽培变种的干燥未成熟果实，《本经》中品，收载于2000年版《药典》。产于四川、江西、浙江。7～8月采，切片去瓤入药。

【化学成分】 含挥发油、黄酮甙、生物碱等。

【药理作用】 参见"枳实"条。

【性味与功能】 苦、辛、酸、微寒；归脾、胃经；理气宽中、行滞消胀。

【临床应用】 ①用于胸胁气滞、胀满腹痛、食积不化，枳壳、木香、厚朴、大黄各等份，研，每次20克水煎服。②治胃下垂、子宫脱垂、脱肛，枳壳、人参各10克，升麻5克，水煎服。③治大便下血，枳壳、乌梅核6克、黄连3克，煎服。

【用法用量】 3～9克煎服。

334. 枳 实

为芸香科植物酸橙［Citrus aurantirm L.］及其栽培变种的干燥幼果。收载于2000年版《药典》，主产于四川、广西、福建等地，5～6月份采摘，切成两半晒干入药。

【化学成分】 含挥发油、黄酮甙、生物碱、维生素等。

【药理作用】 ①煎剂对兔子在体和离体子宫有兴奋作用。②可使心肌收缩力增强，心输出量增加，并有升血压作用。③可使动物的血清胆固醇含量降低。④煎剂对结核杆菌有抑制作用。⑤有健胃作用可增强胃肠缩节律。

【**性味与功能**】　苦、辛、酸、微寒；归脾、胃经；破气消积、化痰散痞。

【**临床应用**】　①治气结在胸、胸满胁痛，枳实 10 克、厚朴 15 克、薤白 10 克　桂枝 5 克、瓜蒌 20 克，水煎服。②治痞积、饮食不消，白术 30 克、枳实 15 克，共为细粉，每服 5～10 克。沸水冲服。③治胃下垂、子宫脱垂、脱肛，枳实 15 克，黄芪 20 克，水煎服。

【**用法用量**】　3～9 克煎服。

335. 香　橼

【**别名**】　香园。

为芸香科物枸橼或香橼［Citrus medica L. 或 Citrus wilsonii Tanaka］的干燥成熟果实，收载于 2000 年版《药典》。主产于广东、广西，9～10 月份采，晒半干切片，阴干入药。

【**药理作用**】　所含橙皮甙能使兔耳灌流量增加，可拮抗肾上腺引起的血管收缩，血压上升，对试验性"动脉硬化"和"血栓塞"能延长存活时间。

【**化学成分**】　含橙皮甙、柠檬酸、苹果酸、挥发油、果胶、生物碱等。

【**性味与功能**】　辛、苦、酸、温；归肝、脾、肺经；疏肝理气、宽中、化痰。

【**临床应用**】　①用于肝胃气滞、胸胁胀痛、脘腹痞满、呕吐嗳气，香橼 20 克、砂仁 5 克、当归 10 克、桔梗 15 克、水煎服。②用于痰多咳嗽，香橼 30 克，慢火煮 1 小时，加糖服。

【**用法用量**】　3～9 克煎服。

336. 佛　手

【**别名**】　佛手柑、五指柑、福寿柑。

为芸香科植物佛手［Citrus medica L var sarcodacylis Swingle］的干燥果实，收载于 2000 年版《药典》。主产于广东、广西、四川等地，果实初熟时采，切片晒干入药。

【化学成分】 含柠檬油素、橙皮甙。

【药理作用】 ①醇提物对离体大鼠肠管明显的抑制作用②有降血压作用。③对平滑肌有舒张作用。

【性味与功能】 辛、苦、酸、温；归肝、脾、肺经；疏肝理气、和胃止痛。

【临床应用】 用于肝胃气滞、胸胁胀痛、胃脘痞满、食少呕吐。入汤剂服。阴虚有火者慎服。

【用法用量】 3～9 克煎服。

337．代代花

为芸香科植物代代花［Citrus aurantium L. var amara Engl］的干燥花蕾，收载于 1977 年版《药典》。主产于江苏、浙江等地，花初开时采蕾，阴干入药。果实可当枳壳入药。

【化学成分】 含挥发油、橙皮甙、多种有机酸等。

【药理作用】 ①所含挥发油对胃肠有温和的刺激作用，能促进经腺分泌，排除肠内气体。②所含橙皮甙有抗炎作用。

【性味与功能】 甘、微苦、平；理气、宽胸、开胃。

【临床应用】 用于脘腹胀痛、恶心、食欲不振，代代花单方或配方煎服。

【用法用量】 1.5～3 克煎服。

338．厚朴花

【别名】 万重花、枸仔花。

为木兰科植物厚朴［Magnolia officinalis Rehd et Wils］的干燥花蕾。收载于 2000 年版《药典》。主产于四川、湖北等地，春季采花蕾晒干入药。

【性味与功能】　苦、微温；理气、化湿。

【临床应用】　用于胸脘痞闷胀满。单方或复方入汤剂服。

【用法用量】　3～9克煎服。

339. 降　香

【别名】　降真香、降真、花梨母。

为豆科植物降香 [Dalbergia odorifera T. Chet] 的树干和根的干燥心材，主产海南岛，全年可采，镑成小片入药，收载于2000年版《药典》。番香，为印度进口。

【化学成分】　含黄檀素等。

【药理作用】　有增加冠流量，减慢心律和抗炎作用。

【性味与功能】　、辛、温；归肝、脾经；行气活血、止痛、止血。

【临床应用】　用于脘腹疼痛、肝郁胁痛、胸痹刺痛，跌打损伤，外伤出血，多配伍行气药或活血药入丸散剂。入煎剂宜后下。

【用法用量】　9～15克煎服。

340. 沉　香

【别名】　蜜得。

为芸香科植物白木香 [Aquilaria sinensis（Lour）Gilg] 含有树脂的木材。收载于2000年版《药典》。主产于印度、越南等国，我国台湾、海南岛、广西也有栽培。

【化学成分】　含挥发油、氢化桂皮酸、沉香醇、沉香呋喃等。

【药理作用】　①煎剂对人型结核杆菌有完全抑制作用，对伤寒杆菌，福氏痢疾杆菌亦有很强的抗菌作用。②挥发油有麻醉，镇痛，肌松作用。③有镇咳祛痰作用。

【性味与功能】 辛、苦、微温；归脾、胃、肾经；行气止痛，温中止呕。

【临床应用】 ①治冷气攻冲，心腹作痛，配伍乌药、木香等煎服。②治气逆喘急，配伍莱菔子、枳壳、木香。③治呕吐呃逆，配伍紫苏、白蔻。

【用法用量】 1.5～4.5克煎服。

341. 川木香

【别名】 木香、铁杆木香。

为菊科植物川木香、灰毛木香［Vladimiria souliei（Franch）Ling，Vladimivia souliei（Franch.）Ling var，cinerea Ling］的干燥根，产于川西及西藏。收载于2000年版《药典》。秋冬采挖用火烘烧切片晾干入药。

【化学成分】 含挥发油。

【性味与功能】 辛、苦、温；归脾、胃、大肠、胆经；行气止痛。

【临床应用】 用于脘腹胀痛、肠鸣腹泻、里急后重，两胁下舒，肝胆疼痛。

【临床应用】 多复方入丸、散、汤剂。

【用法用量】 3～9克。

342. 木 香

【别名】 云木香、蜜香、广木香、越木香。

为菊植物木香［Aucklandia lappa Decne.］的干燥根，收载于2000年版《药典》。产于云南、广西、四川东。秋季采挖，切片晒干入药。

【化学成分】 云木香含挥发油，木香醇、木香烯、木香内脂等。及甾醇、木香碱、树脂等。

【药理作用】 ①有解痉作用,对肠管、气管、血管平滑肌均有舒张作用。②有降血压和利尿作用。③对副伤寒杆菌、痢疾、绿脓杆菌、肺炎菌、链球菌有不同的抑制作用,对某些真菌有抑制作用。

【性味与功能】 辛、苦、温;归脾、胃、大肠、三焦、胆经;行气止痛、健胃消食。

【临床应用】 用于胸脘胀痛、泻痢后重、食积不消、不思饮食。煨木香用于泄泻腹痛,多配伍健胃或行气药入丸散汤剂。

【用法用量】 1.5~6克煎服。

343. 檀 香

【别名】 白檀香、洛香。

为檀香科植物檀香[Andrographis paniculata (Burm f.) Nees]的树干心材。《别录》下品,收载于2000年版《药典》。主产于印度,马来西亚、澳大利亚等地,我国台湾也有。

【化学成分】 含挥发油(白檀油),油中含檀香萜、檀萜烯、檀萜烯酮、檀油酸。

【药理作用】 ①有促进肠蠕动,促进消化液的分泌作用。②有止痛作用。

【性味与功能】 辛、温;归脾、胃、心、肺经;理气温中、开胃止痛。

【临床应用】 ①用于寒凝气滞、腹痛、胃痛食少。②治冠心病、心绞痛、胸痛,檀香3克、砂仁3克、丹参30克,水煎服。

【用法用量】 1.5~3克煎服。

344. 香 附

【别名】 雷公头、雀头香、莎草根、香附米。

为莎草科植物莎草［Cyperus rotundus L.］的干燥根茎。《别录》下品，收载于 2000 年版《药典》。全国均产，秋季采挖拣去毛须晒干入药。

【化学成分】 含挥发油、糖类。挥发油中主要成分为香附酮、香附醇、香附烯、香附罗酮桉油精、柠檬烯、伞花烃等，另含三萜类化合物。

【药理作用】 ①对在体和离体动物子宫有兴奋作用，挥发油有微弱的雌性激素样作用。②可提高小鼠的痛阈，有镇痛作用。③对某些真菌有抑制作用。④有健胃、驱除消化道积气的作用。

【性味与功能】 辛、微苦、微甘、平；归肝脾、三焦经；行气解郁、调经止痛。

【临床应用】 ①用于精神不快，情志抑郁产生的消化不良、胸膈痞满、呕吐吞酸、腹痛、胁胀等，越鞠丸。②治妇女月经不调、痛经，可单方煎服，也可配活血药同用。③治腹中冷痛、疝气、脱肛，香附子、荆穗各 10 克煎服。

【用法用量】 6～9 克煎服。

345. 乌 药

【别名】 台乌、香桂樟、矮樟。

为樟科植物乌药［Lindera aggregata(sims)Kosterm.］的干燥块根，收载于 2000 年版《药典》，产于江南，春秋采挖，晒半干切片，晒干入药。

【化学成分】 含樟醇、龙脑、倍半萜、烯类、有机酸、乌药烃、乌药薁、内脂类等。

【药理作用】 ①可促进肠蠕动排除肠内积气。②乌药挥发油有促进呼吸、兴奋心肌、加速血循环、升血压作用。③有扩张血管作用。④可缓和肌肉痉挛。⑤对金黄色葡萄球菌、甲型溶血性链球菌，伤寒、变形、大肠、绿脓杆菌等有抑制作用。⑥有兴奋大脑皮质作用。

【性味与功能】 辛、温;归肺、脾、肾、膀胱经;顺气止痛,温肾散寒。

【临床应用】 ①治一切气逆寒邪之症,常与香附、良姜、茴香、厚朴等配伍。②治下焦虚寒,疝气,小便频数,多同益智仁、山药、巴戟配伍。③用于妇女气滞瘀、痛经,与香附子配伍。④治胃肠炎,胃痛,乌药、木香各等份为细粉,每服10克。

【用法用量】 3~10克煎服。

346. 薤 白

【别名】 野蒜。

为百合科植物小根蒜[Allium macrosteman Bunge.]的干燥鳞茎。收载于2000年版《药典》。全国均有,春、夏采挖,沸水煮后晒干入药。

【化学成分】 含大蒜氨酸,大蒜糖等。

【药理作用】 ①水煎剂对痢疾杆菌、溶血性金黄色葡萄球菌有抑制作用。②对平滑肌有先兴奋后抑制作用。

【性味与功能】 辛、苦、温;归脾、胃、大肠经;通阳散结,行气导滞。

【临床应用】 ①用于胸痹疼痛,薤白250克、枳实50克、厚朴100克、桂枝30克,栝蒌一枚,煎服,取浓汁1000毫升,分3次服。②用于痰饮咳嗽,配伍止咳药用。③治赤白痢疾,里急后重,薤白,黄柏各30克,煎服。

【用法用量】 4.5~9克煎服。

347. 荔枝核

【别名】 荔枝、枝核。

为无患子科植物荔枝[Litchi chinensis Soun]的干燥成熟种

子。收载于 2000 年版《药典》。主产于广东、广西、四川、台湾等省。

【化学成分】 含皂甙、鞣质、甘氨酸等。

【药理作用】 有降血糖和降肝糖元作用。

【性味与功能】 甘、微苦、温；归肝、肾经；行气散结、祛寒止痛。

【临床应用】 ①用于寒疝腹痛，荔枝核 3 克研成细粉，黄酒调服。②治睾丸肿痛，荔核 100 克、陈皮 60 克、茴香 60 克、共研细粉、制成水丸，每次 10 克，温酒调服。

【用法用量】 4.5～9 克煎服。

348. 川楝子

【别名】 金铃子、楝实。

为楝科植物川楝 [Melia toosendan Sid. et Zucc] 的干燥成熟果实。收载于 2000 年版《药典》。主产于四川、河北、甘肃等。冬季采收，晒干入药。

【化学成分】 含楝素、生物碱、山柰碱、树脂、鞣质等。

【药理作用】 ①对金黄色葡萄球菌、大肠杆菌和鸡胚病毒有抑制作用。②对动物可引起恶心、呕吐、下泻、呼吸困难心悸等，其中猪最敏感，200 克可引起死亡。

【性味与功能】 苦、寒。有小毒；归肝、小肠、膀胱经；舒肝、行气止痛、驱虫。

【临床应用】 ①用于胸胁、脘腹胀痛，楝实 100 克，延胡索 100 克，共研细末，每服 10 克，黄酒调服。②治疝气，川楝子 10 克、小茴香 2 克、木香 4 克、吴茱萸 4 克，水煎服。③治虫积配乌梅，吴茱萸煎服。④治膏淋，炒川楝子，小茴香等份共研粗粉，每次煎服 10 克。

【用法用量】 4.5～9 克煎服。

349. 柿 蒂

【别名】 柿钱、柿丁、柿萼。

为柿科植物柿[Diospyros kaki Thunb.]的干燥宿萼。收载于2000年版《药典》，主产于华北。

【化学成分】 含三萜酸、齐墩果酸、熊果酸、多种糖类。

【性味与功能】 苦、涩、平；归胃经；降逆下气。

【临床应用】 ①治呃逆，柿蒂、丁香、人参等份，共研细粉，每服6克。②治百日咳，柿蒂12克，乌梅仁10克，水煎加白糖20克服。③治血淋，柿蒂烧炭存性研细，每次6克空腹服。

【用法用量】 4.5～9克煎服。

350. 紫苏梗

为唇形科植物紫苏[Pevilla frutescens(L.)Britt]的干燥茎，收载于2000年版《药典》，全国均产，秋季收割，晒干切片入药。

【性味与功能】 辛、温；归肺、脾经；理气宽中，止痛，安胎。

【临床应用】 ①治胸膈痞闷、胃脘疼痛、嗳气呕吐，配伍行气药及祛痰药同用。②用于胎动不安，紫苏梗20克、白术10克，煎服。

【用法用量】 5～9克煎服。

351. 甘 松

【别名】 甘松香

为败酱科植物甘松[Nardostachys chinsis Batal.]或匙叶甘松的干燥根及根茎。收载于2000年版《药典》。主产于四川、云南。春秋采挖，阴干入药。

【化学成分】 含挥发油、缬草酮、甘松香酮、马兜铃烯等。

【药理作用】　①有与缬草相似的镇静作用。②有抗心律不齐作用。③有拮抗组织胺。5-羟色胺及乙酰胆碱作用，对平滑肌有舒张作用和解痉作用。④有较弱的抑菌作用。

【性味与功能】　辛、甘、温；归脾、胃经；理气止痛、开郁醒脾。

【临床应用】　①用于脘腹胀满、食欲不振、呕吐，甘松、乌药、陈皮各等份，共为粗粉，每次 15 克水煎服。②外用治牙痛。

【用法用量】　3～6 克煎服。

352. 玫瑰花

为蔷薇科植物玫瑰[Rosa rugosa Thunb.]的干燥花蕾，收载于 2000 年版《药典》。全国均有。五月花含苞未放时采，晒干入药。

【化学成分】　含挥发油（玫瑰油），油中主要成分为香茅醇、牻牛苗醇、丁香酚、槲皮素等。

【药理作用】　①玫瑰油可增加胆汁分泌而有利胆作用。②可解除吐酒石的锑剂中毒。

【性味与功能】　甘、微苦、温；归肝、脾经；行气解郁、和血、止痛。

【临床应用】　①用于肝胃气痛、食少呕吐、月经不调、跌伤扑痛。②可单方或复方使用。

【用法用量】　1.5～6 克煎服。

353. 素馨花

【别名】　素方花

为木犀科植物素方花或素馨花[Jasminum officinule L，或 Jasminum officinale L. var grandiflorum(L.) Kobuski]的干燥花蕾。收载于 1977 年版《药典》。花初开时采，晒干入药。

【性味与功能】　微苦、平；入肝经；疏肝解郁。

【临床应用】　用于肝气郁滞，胸脘肋胁疼痛，单方或配方使用。

【用法用量】　6～9克煎服。

354. 梅　花

为蔷薇科植物梅［Prunus mume（Sieb）et Iucc.］的干燥花蕾。收载于1977年版《药典》。主产于关内，花未开时采，晒干入药。

【性味与功能】　微酸、涩、平。开郁、和中、生津、解毒。

【临床应用】　用于郁闷心烦、口干、咽部异物感，痈疮肿毒。单方或复方使用。

【用法用量】　2.5～4.5克水煎服。

355. 蜘蛛香

【别名】　马蹄香、土细辛。

为败酱科植物蜘蛛香［Valeriana jatamansi Jones］的根状茎及根。收载于1977年版《药典》，主产于河南、湖北、四川等地。秋冬采挖，晒干入药。

【化学成分】　含挥发油，柳穿鱼甙异戊脂、柠檬烯等。消炎止泻祛风除湿。

【性味与功能】　微苦、辛、温；理气止痛。

【临床应用】　用于胃痛腹胀，消化不良，小儿疳积，胃肠炎，痢疾，风湿疼痛等。单方或复方入丸散剂，也可入汤剂。

【用法用量】　3～6克煎服。

356. 预知子

【别名】　仙沼子、压惊子。

为木通科植物木通、三叶木通、白木通［Akebia quinata（Thunb.）Decne，Akebia trifoliata（Thund）Koidz，Akebia trifoliata

K，var. australia（D.）R.]的干燥近成熟果实。主产于中原地区，秋季采摘，晒干入药。收载于《中药大辞典》。

【化学成分】 含脂肪油、亚油酸甘油酯等。

【性味与功能】 苦、寒；归肝、胆、胃、膀胱经；疏肝理气，活血止痛，利尿、杀虫。

【临床应用】 用于脘胁胀痛、经闭腹痛、小便不利、蛇虫咬伤。多配方用。

【用法用量】 3～9克煎服。

357．支柱蓼

【别名】 红三七、鸡血七。

为蓼科植物支柱蓼的［Polygonum suffultum Maxim］的干燥的根茎，收载于1977年版《药典》。主产于华北、华中地区。秋季采挖切片晒干入药。

【化学成分】 含鞣质。

【性味与功能】 微苦、涩、平；入肝、肾、胃经。散瘀止血、理气止痛。

【临床应用】 ①治便血、崩漏，支柱蓼研粉每次10克，水煎服。②治腰痛、胃痛、配方用。

【用法用量】 10～15克煎服。

358．木腰子

【别名】 榼藤子、象豆、合子。

为豆科植物榼藤［Entada phasedoides（L.）Merr.］的成熟种子。收载于1977年版《药典》。产于广东、广西、云南等地，种子成熟时采，晒干入药。

【化学成分】 含甾醇、黄酮类、酚类、有机酸、氨基酸，皂甙等。

【药理作用】　①有扩张血管作用。②对阿米巴原虫有抑杀作用。③有抗癌作用。④有溶血作用。有毒性。

【性味与功能】　甘、平；解痉止痛。

【临床应用】　①胃痛、痔痛，炒焦研粉，每次冲服1克。②治大肠风毒、泻血不止，榼藤子三枚，煨熟、研细、黄芪汤服。

【用法用量】　1～3克煎服。

359. 娑罗子

【别名】　苏罗子、开心果、索罗果。

为七叶树科植物七叶树、天师栗［Aesculus chinensis Bge 或 Aesculus wilsonii Rehd.］的干燥成熟种子。产于华中、华北。秋季采收，晒干入药。收载于《中药大辞典》。

【化学成分】　含脂肪油、七叶树甙等。

【性味与功能】　甘、温；归肝、胃经；理气宽中，和胃止痛。

【临床应用】　①治七种心痛、胃痛，娑罗子5克，烧灰，酒冲服。②治胃痛；娑罗子1枚，去壳捣碎煎服。

【用法用量】　3～9克煎服。

360. 颠茄草

为茄科植物颠茄［Atropa belladonna L.］的干燥全草。收载于2000年版《药典》。全国均有，夏季采收，晒干入药。

【化学成分】　含生物碱、莨菪碱。

【药理作用】　有抗胆碱作用。可解平滑肌痉挛、抑制腺体分泌。

【临床应用】　用于胃、十二指肠溃疡、胃、肠、肾、胆绞痛。多制成颠茄酊、颠茄浸膏、颠茄片等。一般不入汤剂。

【用法用量】　颠茄浸膏，每次10～20毫克，每日3克。

【备注】　青光眼患者忌用。

361. 莨菪子

【别名】 天仙子、牙痛子。

为茄科植物莨菪[Hyoscyamus niger L.]的干燥成熟种子。收载于《全国中草药汇编》，主产于东北、华北、西南等地。

【化学成分】 含莨菪碱、阿托品等。

【药理作用】 ①抑制腺体分泌。②弛缓平滑肌。③有散瞳作用。④可加快心率。⑤对呼吸中枢有兴奋作用。⑥有解有机磷中毒作用。

【性味与功能】 苦、温。有大毒。解痉、镇痛、安神。

【临床应用】 用于胃痉挛、胃痛、腹泻、脱肛、神经痛、咳嗽、哮喘、癔病、癫狂等。多制成片剂内服。

【用法用量】 莨菪子：0.2～0.6克。莨菪碱：2～5mg/次，每日2次。

【备注】 青光眼忌用。

362. 狗 宝

【别名】 狗结石。

为犬科动物狗的胃中结石。收载于《中药大辞典》。

【化学成分】 含碳酸钙、碳酸镁、磷酸镁。

【性味与功能】 甘、咸、平；降逆气、开郁结、解毒。

【临床应用】 治噎膈反胃、痈疽、疔疮。多配丸散剂用。

【用法用量】 1～1.5克入丸散。

第十一章　消导药

宿食不消则出现胸脘胀闷、不思饮食、嗳气吞酸、恶心呕吐、大便失常等，治则以消导药。消导药可导行积滞，消化食物。

如因脾胃失健所致的食积停滞，不能单用消导药，而应以健脾调胃为主方能见效；如若宿食停滞已经化热，又当配以苦寒轻下药以泻热导滞，如若积滞中阻而致气机不运者，又可配以适量的理气药以行气宽中。以上为消导药的用法通则。

363. 山　楂

为蔷薇科植物山里红和山楂［Crataegus pinnatifida Bge，ver. major N. E. Br，或 Crataegus pinnatifida Bge.］的干燥成熟果实，收载于2000年版《药典》。全国均有，果熟时采，切片晒干，炒至变色入药。

【化学成分】　含山楂酸、酒石酸、枸橼酸、黄酮类、内脂、甙类、蛋白质、槲皮素等。

【药理作用】　①可增加胃中消化酶的分泌、促进消化。②有扩张血管，增加冠脉流量，降低血压作用。③久服有降胆固醇及降血脂作用。④有强心作用。⑤对痢疾杆菌及绿脓杆菌均有抑制作用。⑥对子宫有收缩作用。⑦有降转氨酶作用。

【性味与功能】　酸、甘、微温；归脾、胃、肝经；消食健胃，行气散瘀。

【临床应用】　①用于伤食腹胀、肉食积滞、消化不良，与神曲、麦芽配伍，称"三仙"。煎服或入丸剂。②治细菌性痢疾，山楂、红糖各30克、红茶5克，水煎服。③治血脂过高症，山楂、

玉米须共为细粉、每服 20 克。④治绦虫病，鲜山楂 500～1000
克，午后至晚间食完。⑤治瘀血闭经，复方入汤剂。

【用法用量】 6～12 克煎服。

364. 神　曲

【别名】 六曲、六神曲。

为面粉、辣蓼、青蒿、杏仁、苍耳草共同发酵而制成的曲剂。
收载于《中药大辞典》。发酵后晒干打成小块炒黄入药。

【化学成分】 含酵母菌、挥发油、酶类、甙类等。

【药理作用】 ①淀粉酶有助消化作用。②淀粉酶不耐高温，
炒焦后药效降低。

【性味与功能】 辛、温；入脾、胃经；消食和胃、健脾调中。

【临床应用】 用于消化不良、食积腹泻、腹胀。多配方用、
入丸、散、汤剂。

【用法用量】 6～15 克煎服。

【备注】 曲剂由于配方不同还有健曲、红曲也入药。其性
味、功能、临床应用与神曲大致相同。

365. 麦　芽

【别名】 麦蘖。

为禾本科植物大麦［Ophiopogicus（Thunb.）Ker-Gawl］的成熟
果实经发芽干燥而得。《别录》中品，收载于 2000 年版《药典》。
炒黄或炒焦入药，也可生用。

【化学成分】 含淀粉酶、转化糖酶、维生素 B、脂肪、磷质、
糖类等。

【药理作用】 ①有助消化作用。②麦芽根中的一种毒素成
分有烟碱样作用。③有比较稳定的降血糖作用。④肾上腺素样作
用，大麦碱有肾上腺素样作用，可兴奋心脏，收缩血管，扩张支

气管，抑制肠蠕动，但药材中含量很少，正常用量显示不出来肾上腺素样作用。⑤含有一种肌松样生物碱，大量饲养家畜可引起中毒。

【性味与功能】 甘、平；归脾、胃经；行气消食、健脾开胃、退乳消胀。

【临床应用】 ①炒麦芽用于食积不消，脘腹胀痛，脾虚食少，多与山楂、神曲等配伍使用。②用于乳汁郁积、或断乳回乳，生麦芽200克水煎一次服。

【用法用量】 9～15克煎服。

366. 谷 芽

【别名】 蘖米、谷蘖、粟芽。

为禾本科植物粟[Setaria italica(L.)Beauv]的成熟果祥经发芽处理而得。《别录》中品，收载于2000年版《药典》。炒黄或炒焦入药。

【性味与功能】 甘、温；归脾、胃经；消食和中，健脾开胃。

【临床应用】 炒谷芽用于食积不消、腹胀口臭、脾胃虚弱，不饥食少。焦谷芽用于积滞不消。配方入汤剂或丸散剂。

【用法用量】 9～15克煎服。

367. 稻 芽

【别名】 稻蘖。

为禾本科植物稻[Oryza sativa L.]的成熟果实，经发芽干燥而得。收载于2000年版《药典》。炒黄或炒焦入药。

【性味与功能】 同谷芽。

【临床应用】 同谷芽。

【用法用量】 9～15克煎服。

368. 水红花子

【别名】　大蓼实、水红子、荭红、狗尾花子。

为蓼科植物红蓼[Polygonum orientale L.]的干燥成熟果实。收载于 2000 年版《药典》。全国均产、籽熟时采、晒干炒熟入药。

【性味与功能】　咸、微寒；归肝、胃经；破血消癥、消积止痛。

【临床应用】　用于癥瘕痞块、瘿瘤肿痛、食积不消、胃脘胀痛。常配伍消食健脾药同用。

【用法用量】　15～30 克煎服。

【备注】　同科植物水蓼种子称蓼实，亦有健脾消食作用，但以利水为主，多用于浮肿、消渴及疮痛。

369. 莱菔子

为十字花科植物萝卜[Raphanus sativus L.]的干燥成熟种子。收载于 2000 年版《药典》。全国均有，去杂质炒熟入药。

【化学成分】　含芥子碱、芥子油、甲硫酸等。

【药理作用】　①对甲状腺素的合成有抑制作用。②介子油对葡萄球菌、肺炎球菌、大肠杆菌、常见皮肤真菌有抑制作用。

【性味与功能】　辛、甘、平；归肺、脾、胃经；消食除胀，降气化痰。

【临床应用】　用于饮食停滞、脘腹胀痛、大便秘结，积滞泻痢、痰壅咳喘。多配伍行气药入丸、散、汤剂。

【用法用量】　4.5～9 克煎服。

370. 阿　魏

【别名】　熏渠、魏去疾。

为伞形科植物新疆阿魏、阜康阿魏[Ferula sinkingensis K. M.

Shen 或 Ferula fukanensis KM. Shen.]的树脂。收载于 2000 年版《药典》。主产于伊朗、阿富汗、我国新疆也产。开花前采树脂，阴干入药。

【化学成分】 含挥发油、树脂、树胶、伞花内酯、阿魏酸。

【药理作用】 ①有刺激性祛痰作用。②能延长血凝时间明显降低血浆对肝素的耐受力。③对人型结核杆菌有抑制作用。④有收缩子宫作用。⑤有杀虫作用，可减少小鼠感染血吸虫尾蚴后成虫的发生率。⑥有加快心率作用。⑦有抗惊厥作用。

【性味与功能】 苦、辛、温；归脾、胃经；消积、散痞、杀虫。

【临床应用】 用于肉食积滞、瘀血癥瘕、腹中痞块、虫积腹痛。可单方或配伍消食行气药同用，入汤剂或丸、散剂。

【用法用量】 1～1.5 煎服。

371. 鸡内金

【别名】 化石胆、化骨胆、鸡黄皮。

为雉科动物家鸡[Gallus gallus domesticus Brisson]的干燥沙囊内壁，收载于 2000 年版《药典》。杀鸡后取下鸡肫内皮洗净，干燥炒至鼓起入药。

【化学成分】 含胃激素、角蛋白、维生素等。

【药理作用】 ①可以促进胃液分泌。②可增强胃蠕动。③水煎剂对加速放射性锶排泄有作用，尿中排出锶量较对照组高出 2～3 倍。④有抑制肿瘤细胞作用。

【性味与功能】 甘、平；归脾、胃、小肠、膀胱经；健胃消食、涩精止遗。

【临床应用】 ①治食积腹满、宿食不消、呕吐泻痢、小儿疳积，鸡内金细粉 2～5 克水或乳冲服。②治遗尿遗精、小便淋沥，焦鸡内金粉 3 克，黄酒冲服。

【用法用量】 3～9 克煎服或入丸散。

372. 布渣叶

【别名】 蓑衣子、破布叶。

为椴树科植物破布树[Microcos paniculata L.]的干燥叶，收载于 1977 年版《药典》。产于广东、广西、云南。夏秋采叶，晒干入药。

【性味与功能】 微寒、平；清热消食化瘀。

【临床应用】 用于感冒食积，食欲不振，配伍解表药与消食药同用。煎服。

【用法用量】 15～30 克煎服。

373. 沙 枣

【别名】 银柳、香柳、红豆。

为胡秃子科的沙枣[Elaeagnus angustifolia L.]的成熟果实。收载于 1977 年版《药典》。主产于东北、华北、西北。四季采皮，秋末采果。

【化学成分】 含生物碱类、有机酸类。

【性味与功能】 酸、甘、平；健脾、止泻。皮清热凉血。

【临床应用】 ①果用于脾虚性消化不良、腹泻、单方或配伍行气药同服。②根皮用于烧、烫伤、白带、外伤出血。

【用法用量】 果：10～30 克，皮：3～9 克。

【备注】 沙枣叶也入药，功效清热解毒，用于痢疾肠炎。

374. 沙 棘

为胡秃子科植物沙棘[Hippophae rhamnoides L.]的干燥成熟果实，收载于 2000 年版《药典》，系蒙、藏族习用药材。主产于沙漠草原。秋冬果实成熟时采，蒸后干燥入药。

【性味与功能】 止咳祛痰、消食化滞、活血散瘀。

【临床应用】 用于咳嗽多痰、消化不良，食积腹痛、跌打瘀肿，瘀血经闭。多入汤剂。

【用法用量】 3～9 克煎服。

375. 槟 榔

【别名】 榔玉、宾门、青仔、国马。

为棕榈科植物槟榔[Areca cachecu L.]的干燥的成熟种子。《别录》中品，收载于 2000 年版《药典》。产于热带，成熟时采，切片晒干炒黄入药。果皮称大腹皮，另入药。

【化学成分】 含生物碱(主要为槟榔碱)、脂肪油、鞣质等。

【药理作用】 ①有较强的驱虫作用。对蛲虫有麻痹作用。②有类似毛果芸香碱样的拟副交感神经作用、对平滑肌和腺体有兴奋作用。③有抗流感病毒作用。煎剂对常见皮肤致病真菌有抑制作用。

【性味与功能】 苦、辛、温；归胃、大肠经；杀虫消积、降气、行水、截疟。

【临床应用】 ①用于绦虫、蛔虫、姜片虫病；槟 60～100 克，水煎服。②治食积不消，里急后重：多配伍行气和消食药同用。③用于青光眼，制成 100%浓度的滴眼液点眼。

【用法用量】 3～9 克煎服。

376. 青 果

【别名】 橄榄

为橄榄科植物橄榄[Ccmarium album Raeusch]的干燥成熟果实。收载于 2000 年版《药典》。主产于广东、广西、台湾。

【性味与功能】 苦、辛、温；归胆、肝、胃经；清热疏肝、破气、消积、化滞。

　　【临床应用】　用于咽喉肿痛、咳嗽、烦渴、鱼蟹中毒。单方或复方煎服或入丸剂。
　　【用法用量】　4.5～9克。

第十二章　活血化瘀药

瘀血多由于气滞或气虚，使血行不畅而凝滞，或因外伤及其他原因造成的内出血不能及时排除和消散而形成。瘀血病证的特点是：

1. 疼痛：瘀阻经脉、不通则痛。痛点固定不移，刺痛，持久不愈。

2. 肿块：外伤瘀血，局部青紫色血肿；或内脏瘀血，常可在患处触及肿块，聚而不散，如肝脾肿大和宫外孕形成的包块。

3. 出血：瘀血也可造成出血症状，如妇女月经不调、产后恶露不尽等，血中多紫色，常伴有血块。

除以上三个特点外，瘀血尚有一些全身症状表现，如面色黧黑、肌肤甲错、舌色紫暗有瘀点、瘀斑脉细涩等。若瘀血攻心，还可见谵妄、发狂精神症状。

凡能疏通血脉、消散瘀血的药物、称活血化瘀药。

活血化瘀药常与行气同用。对月经过多及孕妇忌用或慎用。

377. 红　花

【别名】　草红花、刺红花。

为菊科植物红花［Carthamus tinctorius L.］的干燥花，收载于2000年版《药典》。全国均产，夏季采摘，晒干入药。

【化学成分】　主含黄酮化合物：红花甙、红花醌甙。另含木脂素，牛蒡子甙、甾体皂甙等。

【药理作用】　①对动物子宫有较强的兴奋作用对已孕子宫

作用更为显著。②对猫、狗有持久的降血压作用。③煎剂可使心脏收缩和扩胀增加，可提高冠流量，提高肌体耐缺氧能力。④对肠管有兴奋作用。⑤可降低血清胆固醇含量。⑥可使全血凝固时间及血浆复钙时间明显延长，可抑制 ADP 诱发的血小板凝集，明显改善由高分子左旋糖所致的微循环障碍。⑦对气管支气管平滑肌有收缩作用。

【性味与功能】 辛、温；归心、肝经；活血通经、散瘀止血。

【临床应用】 用于经闭、痛经、恶露不尽、癥瘕痞块，跌扑损伤、疮疡肿痛等各种血瘀证状。入汤剂或丸散剂。多配伍行气药清热药同用。

【用法用量】 3～10 克煎服。

378. 番红花

【别名】 藏红花、西红花、撒法即。

为鸢尾科植物番红花[Crocus sativus L.]的干燥柱头，收载于1963 年版《药典》。主产于伊朗、南欧等地。我国也有栽培，秋季花开时采柱头，晒干入药。

【化学成分】 含藏红花素、藏红花酸、藏红花醛、糖类、氨基酸等。

【药理作用】 ①对子宫有兴奋作用。②对动物有降血压作用。③对气管、血管、肠管平滑肌有兴奋作用。④可延长动物的动情期。⑤毒性，小鼠灌胃致死量为 20.7 克/4 克。

【性味与功能】 甘、平；入心、肝经；活血、解郁、清血、解毒。

【临床应用】 ①治各种痞块、气闷不散：藏红花 3 克，水煎服。②治伤寒发狂、惊怖恍惚：藏红花 4 克，水煎服。③治斑疹大热：藏红花、金银花、板蓝根水煎服。

【用法用量】 3～6 克煎服。

379. 益母草

【别名】　茺蔚、坤草。

为唇形科植物益母草[Leonurus heterophyllrs Sweet]的干燥地上部分,《本经》上品,载于 2000 年版《药典》。全国均产,夏季花开时采,切段晒干入药。

【化学成分】　含生物碱:益母草碱、水苏碱、益母草定。另含甾醇、香豆精、氨基酸等。

【药理作用】　①对在体和离体子宫,已孕和未孕子宫均有兴奋作用,使子宫肌收缩力显著增强,煎剂比酊剂作用强。②有明显的利尿作用。③水浸剂对常见皮肤致病真菌有不同抑制作用。④有降血压作用。⑤对兔小肠平滑肌有舒张作用。⑥益母草注射液对犬实验性心肌梗死有保护和减轻作用。可保护心肌超微结构。⑦对呼吸中枢有兴奋作用。⑧益母草碱对蛙神经肌肉标本有箭毒样作用。

【性味与功能】　苦、辛、微寒;归肝、心包经:活血调经、利尿消肿。

【临床应用】　①用于月经不调、痛经、经闭、恶露不尽、妇科诸证,益母草 50 克,水煎服。或加鸡血藤、当归煎服。②治急性肾炎水肿,水肿尿少,益母草 100 克、加水 700 升煎至 300 毫升,一日剂分二次服。③也可治跌打损伤、瘀血作痛,单方或复方使用。

380. 丹　参

【别名】　赤参、紫党参、血参根、红根。

为唇形科植物丹参[Salvin miltiorrhiza Bge]的干燥根及根茎。《本经》上品,收载于 2000 年版《药典》。全国均产,春秋采挖,洗净切片晒干入药。

【化学成分】 含多种丹参酮，丹参酸、丹参酚、鼠尾草酚、维生素类。

【药理作用】 ①有镇静和安定的作用，可使小鼠自发活动减少，延长环巴比妥的作用时间。②有扩张冠状动脉增加血流量、增加心肌收缩力。③有降血压作用。④有降血糖作用。⑤对小鼠有抗结核作用。⑥对葡萄球菌、霍乱杆菌、结核杆菌、大肠杆菌、变形杆菌、伤寒杆菌、福氏痢疾杆菌有抑制作用。

【性味与功能】 苦、微寒；归心、肝经；祛瘀止痛、活血通经、清心除烦。

【临床应用】 ①用于月经不调、经闭痛经，丹参30克水煎服。②用于癥瘕积聚、胸腹刺痛、热痹疼痛，丹参片口服。③用于痈肿疮毒，配伍清热药煎服。④用于热病伤营、肝脾肿大，配伍生地、麦冬等清热药。⑤用于心绞痛、机械性耳聋，丹参片口服。⑥也可制成针剂用。

【用法用量】 9～15克煎服。

381. 川 芎

【别名】 芎藭、胡藭、西藭。

为伞形科植物川芎［Ligusicum chuanxiong Hort］的干燥根茎，《本经》上品，收载于2000年版《药典》。主产于四川，四季可采，去须根切片晒干入药。

【化学成分】 含挥发油、川芎内酯、阿魏酸、生物碱、酚性物等。

【药理作用】 ①有镇静、安眠作用、可抑制动物自运动，延长巴比妥钠的睡眠时间。②对动物有明显的降血压作用。③对蛙心脏有兴奋作用，但高浓度抑制④降低小鼠的耗氧量。⑤对子宫平滑肌有收缩作用。⑥对大肠杆菌、痢疾、绿脓、伤寒、副伤寒杆菌有抑制作用，对常见皮肤致病真菌有抑制作用。⑦可对抗维生素 E 缺乏引起的脑病。⑧对延髓运动中枢、呼吸中枢及脊髓反射有兴奋作用，但剂量过大反而抑制。

【性味与功能】 辛、温：归肝、胆、心经；活血行气，祛风止痛。

【临床应用】 ①用于月经不调，经闭痛经，配伍当归、红花等煎服。②用于癥瘕腹痛、胸胁刺痛、心绞痛、头痛眩晕、川芎、蔓荆子、菊花各 10 克，水煎服。③治跌扑肿痛、风湿痹痛、配伍活血药或祛风湿药入汤剂、丸剂。

【用法用量】 3～9 克煎服。

382. 延胡索

【别名】 元胡、玄胡索。

为罂粟科植物延胡索［Corydalis yanhusuo W. T. wang］的干燥块茎。收载于 2000 年版《药典》。主产于东北。立夏后采挖，晒干入药，醋制炒后入药。

【化学成分】 含生物碱：延胡索甲素、乙素、丙素、丁素等，及白屈菜碱、黄连碱、防己碱、延胡胺碱等。

【药理作用】 ①延胡索甲、乙、丙素有明显的镇痛作用，其中左旋延胡索乙素即颅痛定，其镇痛作用明显，并有镇静作用。②有降血脂作用。③大鼠皮下注射可产生耐受性。④有安眠作用。⑤对心血管系统能减慢心率，抗心率失常，增加冠流量作用。⑥可抑制胃液分泌，有抗胃溃疡作用。⑦中毒剂量可抑制呼吸中枢和全身肌肉松弛。

【性味与功能】 辛、苦、温；归肝、脾经、活血、利气、止痛。

【临床应用】 ①用于胸胁、脘腹疼痛，延胡索、川楝子等份研末、每服 6 克、日 3 次。②治经痛、产后血瘀，元胡止痛片，每次 3 片，每日 3 次。③治跌打损伤，元胡、当归、赤芍各 10 克，水煎服。

【用法用量】 3～9 克煎服。

383. 郁 金

【别名】 玉金、马莶(温郁金习称片姜黄)。

为姜科植物温郁金、姜黄、广西莪术或蓬莪术[Curcuma we-nyujyn Y. H Chen et C. Ling, Curcuma louga L, Curcuma Kwangeiensis S, G…, Curcuma phaeocaulis Val.]的干燥块根,前两者习称"温郁金"和"黄丝郁金",后两者分别称桂郁金或绿丝郁金。收载于 2000 年《药典》。产于江南地区,冬季或早春采挖,开水煮熟晒干入药。

【化学成分】 含挥发油、姜烯、倍半萜烯、樟脑、莰烯等、姜黄素、黄酮等。

【药理作用】 ①挥发油有促进胆汁分泌作用。②可降低血清胆甾醇含量促进脂代谢,有改善冠状动脉硬化作用。③对多种皮肤致病真菌有抑制作用。

【性味与功能】 辛、苦、寒;归肝、心、肺经;行气化瘀、清心解郁、利胆退黄。

【临床应用】 ①用于经闭腹痛,延胡索 10 克,郁金 15 克,水煎服。②用于胸腹胀痛,配伍香附、柴胡等煎或入丸剂。③治热病神昏、癫痫发狂,配伍清热化痰药服。④治黄疸尿赤、肝胆结石,郁金、熊胆、明矾共为丸,每服 10 克。

【用法用量】 3～9 克煎服。

384. 桃 仁

为蔷薇科植桃[Prunus(L.)Batsch. Prunus davidiana (Carr) Franch]的干燥种仁,《本经》下品,收载于 2000 年版《药典》。主产于北方各省,砸取桃仁,炒黄入药。其叶、花、胶另入药。瘰桃干称桃奴，亦入药。

【化学成分】　含苦杏仁甙、脂肪油、儿茶精等。

【药理作用】　①有抑制血凝作用。②对呼吸中枢有镇静作用和镇咳作用。③有滑肠作用。④对蛙心有抑制作用，有短时间的降压作用。

【性味与功能】　苦、甘、平；归心、肝、大肠经；活血祛瘀，润肠通便。

【临床应用】　用于经闭、痛经、癥瘕痞块、跌扑损伤、肠燥便秘。多与其他药配伍入汤剂或丸散剂。

【用法用量】　4.5克～9克煎服。

385. 月见草

【别名】　夜来香。

为柳叶菜科植物红萼月见草的根，收载于《中药大辞典》。全国均有培植，秋季采收，晒干入药。

【化学成分】　含挥发油。

【药理作用】　①有降血脂作用，②可改善冠心病的症状。

【性味与功能】　甘、温；强筋壮骨、祛风除湿、解郁活血。

【临床应用】　1用于风湿病、筋骨疼痛，月见草、散血草、透骨草各20克，水煎服。2月见草油用于冠心病。高脂血症。

【用法用量】　10～15克煎服。

386. 牛　膝

【别名】　怀牛膝、红牛膝。

为苋科植物牛膝［Achyranthes bidentata Bl］的干燥根，《本经》上品，收载于2000年版《药典》全国均产，河南产者佳，称怀牛膝，秋季采挖，晒干切段入药。

【化学成分】　含皂甙、牛膝甾酮、钾盐、黏液质等。

【药理作用】 ①有降血压作用。②有利尿作用。③对子宫有兴奋作用。

【性味与功能】 苦、酸、平；归肝、肾经；补肝肾、强筋骨、逐瘀通经、引血下行。

【临床应用】 ①用于破血通经、消积下胎。②用于腰膝痠痛、筋骨无力，牛膝补肾作用强于川牛膝，配伍补肾药同用。③用于肝阳眩晕、高血压，牛膝15克，水煎服。

【用法用量】 4.5～9克煎服。

【备注】 孕妇慎用。

387. 川牛膝

【别名】 甜牛膝、白牛膝、龙牛膝。

为苋科植物川牛膝[Cyathula officinalis Kuan]的干燥根，收载于2000年版《药典》。主产于四川、云南、贵州。

【化学成分】 含多种皂甙昆虫变态甾体、甾酮、紫苋甾酮等多种甾酮类。

【药理作用】 浸膏对豚鼠子宫紧张有松弛作用。对家兔子宫的收缩作用与直接刺激神经末梢有关。

【性味与功能】 甘、微苦、平；归肝、肾经；逐瘀通经，通利关节、利尿通淋。

【临床应用】 川牛膝逐瘀通经作用强于牛膝主要作用于经闭癥瘕，胞衣不下，关节痹痛、足痿筋挛、尿血血淋、跌打损伤。常与红花、当归、桂枝等配伍使用。

【用法用量】 4.5～9克煎服。

【备注】 孕妇禁用。

388. 莪术油

莪术的同属植物块根经水蒸气蒸馏制得的挥发油收载于

1977 年版《药典》。供制针剂用。

【药理作用】 对癌细胞有杀灭作用。对宫颈癌细胞敏感。

【临床应用】 主要用于抗癌药。用于子宫颈癌，多制成注射剂病灶部注射。配合放射疗法效果更好。

【用法用量】 10%莪术油注射液，每次 2～5 毫升。

389. 三　棱

【别名】 黑三棱(东北习称京三棱)。

为黑三棱科植物黑三棱[Sparganium stoloniferum Buch-Ham]的干燥块根，收载于 2000 年版《药典》。主产于中南、西南地区。全年可采，洗净，晒干，切片入药。

【化学成分】 含挥发油，糖类。

【药理作用】 ①可促进血块吸收。②煎剂促进家兔腹腔出血的吸收。

【性味与功能】 辛、苦、平；归肝、脾经；破血行气、消和止痛。

【临床应用】 ①用于血瘀经闭、腹痛，配伍活血药及温经药煎服。②用于癥瘕痞块、肝脾肿大。三棱、莪术、赤芍各 10 克、煎服。③用于食积腹胀。三棱、莱菔子各 10 克、煎服。

【用法用量】 4.5～9 克煎服。

【备注】 孕妇禁用。

390. 荆三棱

【别名】 光三棱、泡三棱(东北习称黑三棱)。

为沙草科植物荆三棱[Scirpus fluviatilis (Torr) A. Gray]的干燥根茎。收载于 2000 年版《药典》。主产于东北，去须根切片晒干入药。

【性味与功能】 同三棱，质量与作用次于三棱。

【临床应用】 同三棱。

【用法用量】 3～9克煎服。

391. 莪 术

为姜科植物蓬莪术，广西莪术，温郁金［Curcuma phaeocaulis Valeton, Curcum Kwangsiensis S. G. Lee et C. F Liang, Cucurm wenyujim Y. H ChenetC.］的干燥根茎，后者称温莪术，收载于2000年版《药典》，产于江南，秋季采挖，煮熟切片入药。

【化学成分】 含挥发油，油中主要含姜烯，莰烯、桉油精、莪术醇、莪术酮等。另含脂肪油、豆甾醇，三萜酸等。

【药理作用】 ①有抗肿瘤作用。②可延长血凝时间。③有利胆作用。

【性味与功能】 辛、苦、温；归肝、脾经；行气破血、消积止痛。

【临床应用】 ①用于癥瘕痞块、肝脾肿大，多与三棱配伍煎服。②用于瘀血经闭，莪术、三棱、香附各10克、煎服。③用于食积腹胀；配伍消食药用。④用于早期子宫癌，制成针剂局部病灶注射。

【用法用量】 4.5～9克煎服。

392. 姜 黄

【别名】 黄姜、毛姜黄、宝鼎金。

为姜科植物姜黄［Curcuma longa L.］的干燥根茎，收载于2000年版《药典》。主产于江南及台湾，冬季采挖，切片晒干入药。

【化学成分】 含姜黄素、挥发油、姜黄酮、姜烯、桉油精等。

【药理作用】 ①有收缩胆囊，消除阻塞性黄疸，促进胆汁分泌和排除，有明显的利胆作用。②有兴奋子宫作用。③可降低血清胆固醇。④有抗病毒作用。⑤对常见皮肤致病真菌有抑制作用。

【性味与功能】　辛、苦、温；归脾、肝经；破血行气、通经止痛。

【临床应用】　用于胸胁刺痛、闭经、癥瘕、风湿肩臂疼痛、跌打损伤等。多配伍红花、当归、白芍等活血与行气药同用。

【用法用量】　3～9 克煎服。

【备注】　片姜黄、实为温莪术或温郁金。

393. 皂角刺

【别名】　天丁、皂丁。

为豆科植物皂荚［Gleditisis sinensis Lam］的干燥棘，收载于2000 年版《药典》，各地均有。秋季剪刺，晒干入药。

【化学成分】　含黄酮类成分。

【药理作用】　有抗癌作用。对小鼠肉瘤 180 有抑制作用。对 JTC-26 的抑制率为 50%～70%。

【性味与功能】　辛、温；归肝、胃经；消肿、抗毒、排脓、杀虫。

【临床应用】　①用于痈疽初起、脓成及溃；单用或配活血药煎服。②外用治疗癣麻风，煎洗。③治胎衣不下，小便淋沥，皂刺烧为灰、黄酒冲服 3 克。④治急性扁桃体炎，皂刺 10 克水煎服。

【用法用量】　3～9 克煎服。

394. 乳　香

【别名】　熏陆香、西香、浴香。

为橄榄科植物卡氏乳香树［Boswellia carterii Birdw.］的干燥胶树脂。收载于《中药大辞典》，产于利比亚、苏丹、土耳其等红海沿岸国家。炒至表面溶化，喷米醋凉干入药。

【化学成分】 含挥发油、树脂、树胶、乳香酸等。

【药理作用】 ①有较广泛的镇痛作用。②口服乳香能促进多核白细胞增加，以吞噬死亡的细胞，因而有消炎作用。③有防腐作用。

【性味与功能】 辛、温、苦；入心、肝经、活血、定痛、伸筋、消肿、生肌。

【临床应用】 ①用于跌打损伤，常配伍没药、当归、红花煎服或入丸散剂。②用于筋脉构挛，乳香、没药、鸡血藤煎服。③用于胃痛、心气疼痛，乳香 10 克、胡椒 5 克、煎服。④用于痈肿疮疽、乳腺炎，乳香、葱白、白矾、花椒捣烂外敷。

【用法用量】 3～12 克煎服。

395. 没 药

为橄榄科植物没药树、爱伦堡没药树［Commiphora myrrha Engl. Balsamodendron ehrenbergianum Berg］的干燥胶树脂。收载于《中药大辞典》。主产于非洲。

【化学成分】 含挥发油，没药树脂、没药酸、没药酚、丁香酚、没药萜、糖类等。

【药理作用】 ①对多种致病皮肤真菌有抑制作用。②可增强胃肠蠕动。③可降低血清胆固醇含量。④可减轻家兔体重。

【性味与功能】 苦、平；入肝经；散瘀定痛、消肿、止痛、生肌。

【临床应用】 用于各种血瘀症，尤其是妇科血瘀症，常与乳香配伍使用煎服或入丸散剂。外用可治痈疽疮毒、痔疮等。入散剂外敷。

【用法用量】 5～15 克煎服。

396. 枫香脂

【别名】 白胶香、白云香、枫脂。

为金缕梅物科植物枫香树［Liquidarnbar formosana Hance］的干燥树脂，始见于《唐本草》，收载于 2000 年版《药典》。主产于江南，冬春收集树脂，晒干入药。其果实为路路通，另入药。

【化学成分】 含挥发油、树脂、桂皮酸等。

【性味与功能】 辛、微苦平；归肺、脾经；活血止痛、解毒、生肌、凉血。

【临床应用】 用于跌打损伤、痈疽肿痛、吐血、衄血、外伤出血、宜入丸散剂，也可外用。

【用法用量】 1.5～3 克水煎服。

397. 路路通

【别名】 枫实、楸子、枫球子、狼眼。

为金缕梅科植物枫香树［Liquidambar formosana Hance］的果实。收载于 2000 年版《药典》，产于江南。果实成熟时采，晒干入药。

【性味与功能】 苦、平；祛风通络、利水除湿、通十二经络。

【临床应用】 ①用于肢体痹痛、手足拘挛，配伍祛风湿药煎服。②用于尿少、腹满、经闭乳少，路路通、当归，黄芪各 10 克，煎服。③治痈疽、疥癣，水煎外搽。

【用法用量】 5～15 克煎服。

398. 血竭

【别名】 骐骥竭、麒麟血、木血竭、血力。

为棕榈科植物麒麟竭［Sanyuis doaconis］的果实及树干中的树脂。收载于《中药大辞典》。主产于东非。

【化学成分】 含血竭、白素，树脂类等。

【药理作用】 ①对多种致病皮肤真菌有不同的抑制作用。②能显著缩短家兔血浆再钙化时间，从而增加血凝作用。

【性味与功能】 甘、咸、平；归心、肝经；散瘀定痛、活血生肌。

【临床应用】 用于跌打损伤、疮口不收、血积肿痛。多入丸散剂。

【用法用量】 0.5～1克煎服。

399. 王不留行

【别名】 奶米。

为石竹科植物麦蓝菜[Vaccaria segetalis（Neck）Garcke]的干燥成熟种子，《别录》上品，收载于2000年版《药典》。主产于华南。种子成熟时采，晒干炒爆白花入药。

【化学成分】 含皂甙、生物碱、香豆精、脂肪油、蛋白质等。

【药理作用】 ①煎剂对大白鼠离体子宫有收缩作用。②对实验性疼痛有镇痛作用。

【性味与功能】 苦、平；归肝、胃经；活血通经，下乳消肿。

【临床应用】 ①用于乳汁不下或乳少，多与穿山甲配伍加猪蹄煮服。②用于经闭、痛经，配伍活血及温经药煎服。③用于乳痈痛肿，配伍清热药服。

【用法用量】 4.5～9克煎服。

【备注】 孕妇慎用。

400. 大血藤

【别名】 血通、红藤。

为木通科植物大血藤[Sargentodoxn cuneata（Oliv）Rehd, et Wills.]的干燥藤茎，收载于2000年版《药典》，主产于华中、华南地区。冬季砍藤，切片晒干入药。

【化学成分】　含树脂类。

【药理作用】　煎剂对金色葡萄球菌、乙型链球菌有较强的抑制作用，对大肠杆菌、白色葡萄球菌、卡他球菌、绿脓杆菌亦有一定的抑制作用。

【性味与功能】　苦、平；归大肠、肝经；清热解毒活血、祛风。

【临床应用】　用于肠痈腹痛、经闭痛经、风湿痹痛、跌打肿痛，单方或复方煎服。

【用法用量】　9～15克煎服。

401. 鸡血藤

【别名】　血风、血藤。

为豆科植物密花豆［Spatholobus suberectus Dunn］的干燥藤茎，收载于2000年《药典》。产于江南，四季可采，切片晒干入药或提取鸡血藤膏。

【化学成分】　含鸡血藤醇等。

【药理作用】　①煎剂可使红细胞数和血红蛋白明显增高。②对离体蛙心有抑制作用。③有降血压作用。④可增强子宫节律性收缩。⑤对实验性关节炎有较好的抗炎作用。⑥有抗放射作用。⑦有抗癌作用。

【性味与功能】　苦、甘温；归肝、肾经；补血、活血、通经络。

【临床应用】　①用于月经不调、血虚萎黄，单方或配伍党参煎服。②用于麻木瘫痪、风湿痹痛，配伍活血通经煎药服。③治疗再生障碍性贫血，鸡血藤100克、大枣10枚、煎汁，打入鸡蛋4枚，分2次一日服，也可治失血性贫血和营养不良性贫血。

【用法用量】　9～15克煎服。

402．苏 木

【别名】 苏方木、赤木、红柴。

为豆科植物苏木［Caesalpinia sappan L.］的心材，收载于2000年版《药典》。主产于广东、广西、台湾。秋季采伐，除去白色边材，锯成段，劈成小块入药。

【化学成分】 含苏木素、苏木酚、挥发油等。

【药理作用】 ①可增强蛙心的收缩力，可对抗水合氯醛，奎宁等对心肌的毒性。②有催眠作用，可对抗士的宁对心脏的兴奋作用。③对金色葡萄球菌、肺炎双球菌，白喉、伤寒、副伤寒、痢疾杆菌和肺炎球菌等有明显的抑制作用。④有镇吐作用。⑤对离体子宫有抑制作用，与肾上腺素合用此作用增强。

【性味与功能】 甘、碱、平；归心、肝、脾经；行血祛瘀，消肿止痛。

【临床应用】 ①用于经闭腹痛、产后瘀阻，常与大黄、芍药配伍。②用于胸腹刺痛，冠心病，配当归等入丸剂服。③治跌扑损伤，血晕：苏木15克，水煎服。

【用法用量】 3～9克煎服。

403．泽 兰

【别名】 虎兰、风药、蛇王草、地瓜儿苗。

为唇形科植物毛叶地瓜苗［Lycopus lucidus Turcz, var, hirtus Regel］的干燥地上部分，收载于2000年版《药典》。全国均产、夏季采割。阴干切段入药。

【化学成分】 含挥发油、黄酮甙、酚类、氨基酸及多种糖类。

【药理作用】 有强心作用。

【性味与功能】 苦、辛、微温；归肝、脾经；活血化瘀、行水消肿。

【临床应用】 ①用于经闭、痛经、月经不调、产后瘀血腹痛，泽兰30克，水煎服。②治跌打损伤，泽兰捣烂，外敷。

【用法用量】 6～12克煎服。

404. 自然铜

为硫化物类矿物黄铁矿族黄铁石，收载于2000年《药典》。去净杂质于坩埚内，炉火煅红，倒入醋中淬之碾碎入药。

【化学成分】 主含二硫化铁[FeS_2]，及微量的镍、砷、锑等。

【药理作用】 ①可促进动物伤骨愈合。②能促进骨髓本身及周围血液中网状细胞和血色素的增生。

【性味与功能】 辛、平；归肝经；散瘀、接骨、止痛。

【临床应用】 用于跌扑肝痛、筋骨折伤、瘀血作痛，配伍骨碎补、红花、当归、土鳖虫共研细制成丸散剂，每次5～9克黄酒冲服。

【用法用量】 3～9克。

405. 水 蛭

【别名】 马蟥、马蛭。

为水蛭科动物蚂蟥、水蛭、柳叶蚂蟥[Whitmnania pigra Whit-man, Hirude nipponica Whitman 或 Whitmania acranulata Whitman]的干燥虫体。《本经》下品，收载于2000年版《药典》，秋季捕捉，以石灰或酒闷死，晒干炒至鼓起入药。

【化学成分】 含蛋白质、水蛭素。

【药理作用】 ①水蛭素能阻止凝血酶对纤维蛋白元的作用，有抗血凝作用。②有扩张毛细血管作用。

【性味与功能】 咸、苦、平。有毒；归肝经；破血、逐瘀、通经。

【临床应用】　①用于癥瘕痞块，水蛭焙焦，研细，每次3克开水冲服。②治血瘀经闭或产后恶露不尽，水蛭30个焙，大黄30克研粉，每服5克。③治跌打损伤，水蛭粉3克，黄酒冲服。

【用法用量】　1.5～3克入丸煎服。

406. 土鳖虫

【别名】　地鳖虫、土元、䗪虫、地乌龟。

为鳖蠊科昆虫地鳖、冀地鳖[Eupoyphaga sinensis Walker, Steleophcyi（Boleny)]的雌虫干燥体，《本经》下品，收载于2000年版《药典》。全国均产，捕捉后沸水中烫死，晒干入药。

【化学成分】　含蛋白质，脂肪等。

【药理作用】　对白血病细胞有抑制作用。

【性味与功能】　咸、寒，有小毒；归肝经；破瘀血、续筋骨。

【临床应用】　①用于筋骨折伤，土虫焙干研末，每服3克，黄酒冲服。②治瘀血闭经、癥瘕痞块，土鳖虫、元胡各10克、丹参、赤芍、香附、桃仁各12克，水煎服。

【用法用量】　3～9克煎服或入丸散。

【备注】　孕妇禁用。

407. 斑　蝥

【别名】　斑毛、龙苗。

为芫菁科昆虫南方大斑蝥、黄黑小斑蝥[Mylabris phalerata pallas, Mylabris cichorii Linnaens]的干燥体，《本经》下品，收载于2000年版《药典》。主产于河南、山西等地。夏秋捕捉，沸水中烫死晒干入药。

【化学成分】　含斑蝥素、蚁酸、树脂、色素等。

【药理作用】 ①有较强的局部刺激作用，可引起皮肤发泡。②对小鼠肉瘤180有抑制作用，对肝癌有疗效。③对多种致皮肤真菌有不同的抑制作用。④毒性可引起急性胃炎、肾炎。

【性味与功能】 辛、热，有大毒；归肝、胃、肾经；破血消癥、攻毒蚀疮、发泡冷灸。

【临床应用】 ①用于癥瘕癌肿、肝癌、肺癌、乳腺癌：鸡蛋一枚打一小孔，放入去头足斑蝥一只，置火上烧熟，去斑蝥吃鸡蛋，每天一只。②治积年顽癣、瘰疬、赘疣、痈疽不溃、恶疮死肌，外用：制成酊剂或膏剂。

【用法用量】 口服1～3只。煎服或入丸散。外用适量。

【备注】 毒性较大，口服慎用。孕妇禁用。

408. 虻 虫

【别名】 蜚虻、牛虻。

为虻科昆虫虻及其同属［Tabanus bibvittatus Matsumura］的干燥雌虫。《本经》中品，收载于1963年版《药典》。全国均有，夏秋捕捉，阴干入药。

【性味与功能】 苦、微寒，有毒；入肝经；破血、逐瘀、通络。

【临床应用】 用于腹部肿块、血瘀经闭、跌打损伤，复方入丸散剂服。

【用法用量】 1.5～3克煎服。

【备注】 孕妇禁服。

409. 穿山甲

【别名】 鲮鲤甲、山甲、甲珠。

为鲮鲤科动物穿山甲鳞甲［Manis pentadactyla Linnaeus］的鳞甲，《别录》下品，收载于2000年版《药典》。主产于广西、云南及东南亚。捕鲮鲤于沸水中略烫取干甲片炒烫至鼓起入药。

【化学成分】 含蛋白质。

【性味与功能】 咸、微寒；归肝经、胃经；通经下乳、消肿排脓、搜风活络。

【临床应用】 ①用于经闭癥瘕，穿山甲研粉每次6克，水冲服。②用于乳汁不通，穿山甲、木通、王不留行各10克，水煎服。③治痈肿疮毒，配伍皂刺、蛇蜕研粉冲服。④治痔疮脓血，穿山甲30克，肉蔻15克，共研，每次冲服6～9克。

【用法用量】 4.5～9克煎服。

410. 赤 芍

【别名】 山芍药、草芍药。

为毛茛科植物芍药，川赤芍［Paeonia lactiflora pall. Paeonia veithii Lynch］的干燥根，《本经》中品、收载于2000年版《药典》。主产于山西、甘肃、四川等山林地区。春秋采挖、晒干切片入药。

【化学成分】 含芍药甙、挥发油、脂肪油，苯甲酸等。

【药理作用】 ①对痢疾杆菌、霍乱弧菌、葡萄球菌有抑制作用。②其他药理作用同白芍。

【性味与功能】 苦、微寒；归肝经；清热凉血，散瘀止痛。

【临床应用】 ①用于温毒发斑、吐血衄血，赤芍、大青叶各15克，煎服。②用于目赤肿痛、肝郁胁痛，配伍柴胡、郁金煎服。③治经闭痛经、癥瘕腹痛，赤芍、乌药、香附、当归各10克，水煎服。④治心绞痛，赤芍、槐花、丹参各10克，水煎服。⑤也用于外伤、痈肿疮疡等：配伍活血和清热药服。

【用法用量】 6～12克煎服。

【备注】 不宜与黎芦同用。

411. 月季花

【别名】 月月红、长春花。

为蔷薇科植物月季［Rosa chinensis Jacq］的干燥花，收载于2000年版《药典》，全国均产，花初开时采，阴干入药。

【化学成分】 含挥发油，与玫瑰花油相似。

【药理作用】 其挥发油有抑菌作用。

【性味与功能】 甘、温；归肝经；活血调经。

【临床应用】 用于经闭、痛经、月经不调、单方或复方煎服。也用于跌打损伤，研末酒调服。

【用法用量】 1.4～4.5克煎服。

412. 长春花

【别名】 日日新、雁来红、四时春。

为夹竹科植物长春花［Catharanthus roseus（L）G Don（V. L)］的全草，收载于《全国中草药汇编》，主产于广东、广西、云南。全年可采，切段晒干入药。

【化学成分】 含长春碱、长春新碱等多种生物碱成分。

【药理作用】 ①有明显的抗癌作用，其中长春碱、长春新碱作用最显著，对何杰金氏病、绒毛膜癌急性淋巴白血病、恶性淋巴瘤有效，对其他种癌症疗效待肯定。②有降血压作用。③有降血糖作用。④有利尿作用。⑤有兴奋子宫作用，根可引起流产。

【性味与功能】 苦、凉；活血、抗癌、降血压。

【临床应用】 用于急性淋巴细胞性白血病，淋巴肉瘤、巨滤泡性淋巴瘤、高血压，10～15克水煎服，或长春碱注射剂肌注。

【用法用量】 10～15克煎服。

413. 凌霄花

【别名】 紫葳、堕胎花。

为紫葳科植物凌霄花或美洲凌霄［Campsis grandiflora (Thunb.) K. Schum, Campsis radicans（L.）Seem]的干燥花。收载

于 2000 年版《药典》主产于长江流域，花初开时采，晒干入药。

【性味与功能】 甘、酸、寒；归肝、心包经；行血去瘀、凉血祛风。

【临床应用】 用于经闭癥瘕，产后乳肿、皮肤瘙痒、痤疮。单方煎服或复方入汤、丸剂。

【用法用量】 4.5～9 克煎服。

【备注】 孕妇慎用。

414. 奇蒿

【别名】 南刘寄奴、刘寄奴、六月霜。

为菊科植物奇蒿［Artemisia anomala S Moore］的带花全草。收载于《全国中草药汇编》，产于黄河以南，秋季采收晒干切段入药。

【性味与功能】 辛、苦、平；清暑利湿、活血行瘀、通经止痛。

【临床应用】 用于中暑、头痛、肠炎、经闭腹痛、风湿疼痛、跌打损伤、外伤出血、乳腺炎、单方或复方煎服。

【用法用量】 15～30 克。

【备注】 孕妇忌服。北刘寄奴见阴行草。

415. 急性子

【别名】 凤仙花子。

为凤仙花科植物凤仙花［Impatiens balsamina L.］的干燥成熟种子，收载于 2000 年版《药典》，全国均产，种子成熟时采，晒干入药。其全草各花另入药。

【化学成分】 含皂甙、挥发油、脂肪油、蛋白质、氨基酸、多糖。

【药理作用】 ①煎剂对离体子宫有兴奋作用。②煎剂对金黄色葡萄球菌、溶血性链球菌、绿脓杆菌、痢疾杆菌等有抑制作用。

【性味与功能】 微苦、辛、温，有小毒；归肺、肝经；破血软坚、消积。

【临床应用】 用于癥瘕痞块，经闭、噎膈。单方或复方煎服。

【用法用量】 3～4.5克煎服。

416. 凤仙花

【别名】 竹盏花、指甲花。

为凤仙花科植物凤仙花的［Impatiens balsamina L.］的干燥花。收载于《中药大辞典》。花开时采，阴干入药。

【化学成分】 含花色甙、矢车菊素、飞燕草素、槲皮素等。

【药理作用】 ①对于多种皮肤真菌有抑制作用。②有促进微循环作用。

【性味与功能】 甘、温，无毒；祛风、活血、消肿、止痛。

【临床应用】 ①用于经闭腹痛、产后瘀血末尽、跌打损伤，单方煎服。②痈疽疔疮、鹅掌风、灰指甲、顽癣，捣烂外敷。

【用法用量】 3～6克煎服。

【备注】 孕妇禁服。

417. 毛冬青

【别名】 山熊胆、酸味木。

为冬青科植物毛冬青的［Ilex pubescens Hookpet Arn］的根及叶，收载于1977年版《药典》，主产于江南，全年可采，切片晒干入药。

【化学成分】 含黄酮甙、齐墩果酸、乌索酸、鞣质等。

【药理作用】 ①毛冬青煎剂及黄酮甙有明显增加冠流量及

心肌收缩力作用。②有明显的降血压作用。③有止咳、祛痰作用。④对金黄色葡萄球菌，宋氏痢疾杆有抑菌作用。

【性味与功能】　苦、涩、寒；活血、凉血、通脉、消炎解毒。

【临床应用】　①用于血栓性脉管炎、冠状动脉硬化性心脏病，毛冬青30克煎服或口服毛冬青片剂。②用于烧、烫伤，鲜叶捣烂外用。

【用法用量】　30克～100克煎服。

418. 五灵脂

【别名】　糖灵脂、灵脂米。

为鼯鼠科动物复齿鼯鼠［Trogopterus xanthipes Milne-Edwards］的干燥屎便，收载于1990年版《药典》，产于黄河以北地区，全年可采，块状的称"糖灵脂"，粒状的称"灵脂米"，晒干入药或醋炒入药。

【化学成分】　含尿素、尿酸、树脂等。

【药理作用】　①可缓解平滑肌痉挛。②对伤寒杆菌、霍乱弧菌、结核杆菌、葡萄球菌等有较强的抑制作用。对多种皮肤真菌有不同的抑制作用。

【性味与功能】　咸、甘、温；归肝经；活血、化瘀、止痛。

【临床应用】　用于胸胁、脘腹刺痛、痛经、经闭、产后血瘀疼痛、跌打肿痛、蛇虫咬伤等多配伍活血化瘀药入汤剂或丸散剂。

【用法用量】　4.5～9克煎服。

419. 六月雪

【别名】　天星木、鸡骨柴、路边荆、白马骨。

为茜草科植物六月雪或白马骨［Sierissa serissoides（DC.）Druce. serissa foetida Comm.］的全草。收载于1977年版《药典》，

产于华中、华南各省。全年可采，鲜用或晒干入药。

【化学成分】 含皂甙及鞣质。

【性味与功能】 淡、微寒、凉；健脾、利湿活血、疏肝、清热。

【临床应用】 用于小儿疳积、急慢性肝炎、经闭、白带、风湿腰痛，多复方用。

【用法用量】 15～30克水煎服。

420. 八厘麻

【别名】 闹羊花子、六轴子。

为杜鹃花科植物羊踯躅［Rhododenron molle G Don］的成熟果实。收载于1977年版《药典》，产于长江流域，果实成熟时采，晒干入药。

【性味与功能】 苦、辛、温，有毒；活血散瘀、镇痛。

【临床应用】 用于跌打损伤、风湿痹痛、神经痛。多单方用，入汤剂和丸散剂。

【用法用量】 1.5～4.5克煎服。

【备注】 低血压、心律缓慢者禁用。

421. 闹羊花

【别名】 踯躅花、老虎花、三钱三、黄杜鹃。

为杜鹃花科植物羊踯躅［Rhodoendron mole G Don］的干燥花、收载于2000年版《药典》。其果实为八厘麻。

【化学成分】 含杜鹃素、闹羊花毒素、梫木毒素等。

【药理作用】 ①可提高小鼠的痛阈，有明显的镇痛作用。②有降血压和减慢心率作用。③可有较大毒性，中毒症状为恶心、呕吐、腹泻、心动缓慢、血压下降、直至心跳呼吸停止。小鼠半数致死量为5.8克/公斤。

【用法用量】 0.6～1.5克煎服。

422. 红毛七

【别名】 鸡骨升麻、类叶牡丹。

为小檗科植物类叶牡丹[Caulophyllum robustum Maxim]的根及根茎。收载于1977年版《药典》，主产于四川、华北、西北地区。秋季采挖，晒干入药。

【化学成分】 含木兰花碱、金雀花碱、塔斯品碱等各种生物碱及皂甙类。

【药理作用】 ①浸剂或酊剂对子宫、血管平滑肌有收缩作用。②对结核杆菌有抑制作用。

【性味与功能】 苦、辛、温，有小毒；散瘀止痛、祛风止痛。

【临床应用】 ①用于跌打损伤、风湿痹痛，红毛七泡酒服。②用于月经不调、产后血瘀腹痛、胃脘痛，红毛七10克煎服。

【用法用量】 3～9克。

423. 干 漆

【别名】 漆渣、漆底、漆脚。

为漆树科植物漆树[Rhus verniciflua Stokes]的树脂（干燥乳汁）。收载于2000年版《药典》。产于关内。干漆经炒焖入药。

【性味与功能】 辛、温，有小毒；破瘀血、消积、杀虫。

【临床应用】 用于妇女经痛、癥瘕、瘀血、虫积。多入丸散剂服。

【用法用量】 2～4.5克入丸散。

【备注】 孕妇禁服。

424. 茺蔚子

【别名】 益母草子。

为唇形科植物益母草［Leonurus heterophyllus Sweet］的干燥成熟果实。《本经》上品，收载于 2000 年版《药典》，全国均有，秋季采收全株，打下果实晒干入药。

【化学成分】 含益母草宁、茺蔚子油、维生素 A 等。

【药理作用】 参考"益母草条"。

【性味与功能】 辛、苦、微寒；归心包、肝经。活血调经，清肝明目。

【临床应用】 ①用于月经不调、经闭、痛经，茺蔚子 10 克、枳壳 6 克。②用于目赤翳障、头晕胀痛，茺蔚子、决明子各 10 克，水煎服。

【用法用量】 4.5～9 克煎服。

425. 夏天无

【别名】 伏地延胡索、无柄紫堇。

为罂粟科植物伏生紫堇［Corydalis decumbens（Thunb.）Rers］的干燥块根。收载于 2000 年《药典》，主产于湖南、福建、浙江等地。春季采挖、晒干入药。

【化学成分】 含延胡索乙素、原阿片碱等。

【药理作用】 参考《延胡索》条。

【性味与功能】 苦、微辛、温；归肝经；行气活血、通经止痛。

【临床应用】 ①用于高血压偏瘫，夏天无 10 克，水煎服。②用于小儿麻痹后遗症，坐骨神经痛，风湿性关节炎，跌打损伤，夏天无粉 9 克，水冲服。

【用法用量】 6～12 克煎服。

426. 大红袍

为豆科植物毛杭子梢的［Campylotropis hirtella（Franch）

Schindl]的根，收载于1977年《药典》。主产于四川、云南。春季采、晒干入药。

【性味与功能】 微涩、温；活血调经、止血止痛。

【临床应用】 用于月经不调、痛经、崩漏、胃及十二指肠溃疡。多单方煎服。

【用法用量】 15～45克煎服。

427. 鬼箭羽

【别名】 卫矛、山鸡条子、四面戟。

为卫矛科植物卫矛[Euonymus alatua（Thunb.）Sieb]的具羽状物枝条，《本经》中品，收载于1963年版《药典》。全国均产，秋季采枝条入药。

【化学成分】 含卫矛醇、无羁萜、无羁萜醇、槲皮素等。

【药理作用】 ①有降血糖作用。②有降血压和增加冠脉流量作用。

【性味与功能】 苦、寒；破血、通经、杀虫。

【临床应用】 ①用于经闭、产后血瘀腹痛，鬼箭羽、当归各40克、水煎服。②用于乳不通，鬼箭羽30克，水煎服。③治虫积腹痛、卫矛、乌梅各30克，煎服。④用于冠心病，配伍丹参煎服。

【用法用量】 4.5～9克。

428. 驳骨丹

【别名】 小驳骨、接骨草、小还魂。

为爵床科植物小驳骨[Gendarussa vulgaris Nees（J. L. F.）]的干燥全草。收载于《中药大辞典》，主产于广东、广西。夏秋采收、切段晒干入药。

【化学成分】 含生物碱、挥发油。

【药理作用】 有剧烈的泻下作用。

【性味与功能】 辛、平；祛瘀生新、消肿止痛。

【临床应用】 用于跌打损伤，骨折、风湿骨痛。多单方煎服。

【用法用量】 15～30克煎服。

429. 小红参

【别名】 滇紫参、小活血、小红药。

茜草科植物小红参［Rubia yunnanensis（Franch）Diels］的干燥根及根茎。收载于1977年版《药典》。主产于云南。冬秋采挖，晒干入药。

【性味与功能】 甘、微苦、温；活血通经、镇惊、止痛。

【临床应用】 用于月经不调、跌打损伤、风湿痹痛、胃痛、心烦失眠。可单方或复方煎服。

【用法用量】 3～9克煎服。

430. 石见穿

【别名】 月下红、小红参、紫参。

为唇形科植物石见穿的［Salvia chinensis Benth］的干燥全草。收载于1990年版《药典》主产于江苏、安徽、江西等地。开花时采割，晒干入药。

【性味与功能】 苦、辛、平；活血、利气、止痛。

【临床应用】 ①用于脘腹胀痛、急慢性肝炎，石见穿、稻根各30克、煎服。②治痛经、白带，石见穿30克、生姜2片、红枣5枚、水煎服。③用于各种癌症，石见穿、半枝莲各30克、煎服。④用于面神经麻痹、乳腺炎、疖肿，鲜石见穿30克、捣烂敷患处。

【用法用量】 9～15克煎服。

431. 刺猬皮

【别名】 猬皮、仙人衣。

为刺猬科动物刺猬[Erinaceus europaeus L.]的皮。《本经》中品,收载于 1963 年版《药典》,全国均有。

【化学成分】 含角质蛋白和脂肪。

【性味与功能】 苦、平;降气、行瘀、凉血、止痛。

【临床应用】 ①治肠风下血、痔漏,刺猬皮、穿山甲焙研、每次 6 克、黄酒冲服。②治鼻息肉,刺皮猬皮焙研,纱布裹塞鼻。③治前列腺炎、肾结石,猬皮粉每服 7 克。④治反胃吐食,猬皮烧灰、黄酒冲服 10 克。

【用法用量】 6～9 克煎服。

432. 草血竭

【别名】 回头草、土血竭。

为桑科植物血竭的[Polygonum paleaceum Wall.]的根茎。收载于 1977 年版《药典》。主产于云南、四川。秋季采挖,晒干入药。

【性味与功能】 苦、涩、微温;破瘀、调经、止血、消食。

【临床应用】 用于跌打损伤、血瘀经闭、食积胃痛,单方或复方煎服。外用治外出血。

【用法用量】 3～9 克煎服。

433. 穿破石

【别名】 葨芝、黄蛇根。

为桑科植物构棘或柘树[Cudrania cochinchinensis(Lonr.)Kudo et Masam. 或 Cudrania tricuspidata(Carr.)Bur.]的根。收载于 1977 年版《药典》。产于西南地区,全年可采,切片晒干入药。

【性味与功能】 微苦、凉。活血通络、止咳退黄。

【临床应用】 用于肺结核、湿热黄疸、胁肋胀痛、跌打损伤、风湿痹痛。多单方煎服。

【用法用量】 15～30克煎服。

434. 茄 根

【别名】 茄母。

为茄科植物茄［Solanum melongena L.］的根和茎。收载于《中药大辞典》，全国均有，秋季采经霜才佳。

【性味与功能】 辛、咸、温；活血、止咳、止痢。

【临床应用】 ①治气管炎、久痢，茄根10克煎服。②治冻伤、风湿、皮风，茄根60克，水煎洗。

【用法用量】 9～18克煎服。

435. 蟹 壳

【别名】 方海。

为方蟹动物中华绒螯蟹［Eruocheir sinensis H. Milne-Edwards］的甲壳。收载于《中药大辞典》，沿海均产。

【性味与功能】 酸、寒；破血、消积。

【临床应用】 用于产后血瘀作痛、难产、血积腹痛、乳痈，方海煅存性研末，每服10克。

【用法用量】 15～30克。

436. 蛇 毒

为蝮蛇科动物蝮蛇［Agkistrodon hulys（pallas）］及其他同科毒蛇牙的分泌物。收载于《全国中草药汇编》。

【化学成分】 含多种肽类。

【药理作用】 ①可促进血液循环，降低血液黏稠度，促进栓溶解，有抗血凝作用。②有抗癌、抗白血病作用。③有镇静、催眠作用。④毒性，中毒量要产生面色苍白，多汗，心率加快，甚至休克死亡。

【性味与功能】 酸、温，有毒；活血化瘀。

【临床应用】 多制成针剂、冲剂，用于心脑血管疾病和风湿性疾病。

【用法用量】 供制剂用，具体用量参照制剂说明书。

第十三章　止血药

止血药用于各种出血病证，如咯血、吐血、衄血、便血、尿血、崩漏、紫癜、创伤出血、内脏出血等。止血药有凉血止血，化瘀止血，收敛止血之区别。应用止血药时要注意辨别出血的原因，配伍适当的止血药物。例如，属于血热妄行出血者应清热凉血止血；属于阴虚阳亢者应与养阴药同用；属于气虚不能摄血者应配伍补气药；属于瘀血阻滞而出血不止者应酌情加入活血化瘀药。

437. 白茅根

【别名】　兰根、地筋。

为禾本科植物白茅［Imperata cylindrica Beauv，var，major（Nees）C. E. Hubb.］的干根茎。《本经》中品，收载于 2000 年版《药典》。全国均产，春、秋采挖，洗净晒干切段入药。

【化学成分】　含蔗糖、果糖等多种糖类、有机酸、白头翁素等。另含钾盐类。

【药理作用】　①有明显的利尿作用。②煎剂对宋氏、弗氏痢疾杆菌有抑制作用。③能缩短家兔血浆复钙时间，对狗动脉出血，白茅根粉有局部止血作用。

【性味与功能】　甘、寒；归肺、胃、膀胱经；凉血止血、清热利尿。

【临床应用】　①用于血热吐血、衄血、尿血，白茅根 100 克，煎服。②用于热病烦渴，黄疸，白茅根 100 克、葛根 30 克、水煎服。③治肾炎水肿、热淋、乳糜尿，白茅根 100 克，车前草 60 克，水煎服。

【用法用量】　9～30克煎服。

438.　大　蓟

为菊科植物大蓟［Cirsium japonicum DC.］的干燥地上部分。《别录》中品，收载于2000年版《药典》。全国均有，夏季收割，晒干切段入药。

【化学成分】　含大蓟甙、生物碱及挥发油。

【药理作用】　①煎剂有降血压作用。②煎剂能抑制人型结核杆菌的生长，对白喉杆菌、葡萄球菌也有抑制作用。

【性味与功能】　甘、苦、凉；归心、肝经；凉血止血，祛瘀消肿。

【临床应用】　用于衄血、吐血、尿血、便血、崩漏下血，单方或复方煎用。也用于外伤出血，痈肿疮毒，单方内服或鲜用捣烂外敷。

【用法用量】　9～15克煎服。

439.　小　蓟

【别名】　刺菜。

为菊科植物刺儿菜［Cirsium setosum（Willd.）MB.］的干燥地上部分，《别录》下品，收载于2000年版《药典》。全国均有，夏秋采割，晒干切段入药。

【化学成分】　含生物碱、皂甙、胆碱等。

【药理作用】　①可以缩短动物创伤后和出血时间。②有拟交感神经药样作用，可升高血压。③对蛙心有兴奋作用。④有抗关节炎作用。⑤有镇静作用。⑥对白喉杆菌、肺炎球菌、溶血性链球菌、金黄色葡萄球菌及大部分杆菌有抑制作用。⑦对在体和离体动物子宫有兴奋作用。

【性味与功能】 苦、甘、凉；归肝、心经；凉血止血、祛瘀消肿。炒炭增加收敛止血作用。

【临床应用】 常用大蓟配伍用于衄血、吐血、尿血、便血、崩漏下血、外伤出血、痈肿疮毒等。可单方或配伍凉血养阴药煎服。

【用法用量】 4.5～9克煎服。

440. 侧柏叶

为柏科植物侧柏［Platycladus orientalis（L.）Franco］的干燥枝梢及叶，收载于2000年版《药典》。全国均产，四季可采。阴干入药。

【化学成分】 含挥发油、油中主要为小茴香酮、丁香烯、倍半萜醇、蒎烯等。另含松柏苦味素、苧酸、姜黄醚、黄酮类等。

【药理作用】 ①煎剂及黄酮类有镇咳、祛痰作用。②可松弛气管平滑肌。③有中枢镇静作用。④对金黄色和白色葡萄球菌、卡他球菌，痢疾、大肠、伤寒杆菌有抑制作用，对结核杆菌也有抑制作用。⑤对流感病毒，柯萨奇病毒有抑制作用。

【性味与功能】 苦涩、寒；归肺、肝、脾经；凉血、止血、生发乌发。

【临床应用】 ①用于吐血、衄血、便血、崩漏下血，侧柏叶120克水煎服。或加生地、荷叶各50克煎服。②用于血热脱发，须发早白，侧柏叶100克、当归50克、共焙干研细、每服10克。③治慢性气管炎，口服侧柏叶浸膏片（每片相当于和生药3.4克）每次4片，日3次。

【用法用量】 6～12克煎服。

441. 槐 花

【别名】 槐蕊、槐米。

为豆科植物槐［Sophora japonica L.］的花朵或花蕾。收载于2000年版《药典》。多产于北方，花初开时采，花朵称"槐花"，花蕾称"槐米"。阴干入药。

【化学成分】 含芦丁、槲皮素、桦木素、多种糖类等。

【药理作用】 ①芦丁及槲皮素可改善毛细管的抵抗力，防止渗透性过高引起的出血症对致敏动物皮下注射抗原引起的局部水肿及坏死有抑制作用。②有明显的降血压作用，对实验动脉硬化的预防和治疗有作用。③可降低血中胆固醇含量。④有抗炎作用，抗炎作用机理是由于增加了透明质酸的黏度及抑制细胞膜三磷酸腺甙酶。⑤有解痉和抗溃疡作用，能解除氯化钡引起的小肠平滑肌痉挛，降低小肠和气管平滑肌的张力，能降低大鼠因结扎幽门引起胃溃疡的病灶数，抑制肠腔内渗出。⑥对真菌和病毒有一定的抑制作用。⑦对 X 线照射有保护作用。

【性味与功能】 苦、微寒；归肝、大肠经；凉血止血、清肝泻火。

【临床应用】 ①用于便血、痔疮出血、血痢、崩漏、吐血、衄血，槐花、荆芥穗、研为细粉，每服 20 克或水煎服。②治肝热目赤、头痛眩晕、高血压，槐花 30 克，水煎服。

【用法用量】 4.5～9 克煎服。

442. 槐 角

为豆科植物槐［Sophora japonica L.］的干燥成熟果实。收载于2000年版《药典》。果实成熟时采，晒干生入药或蜜制入药。

【化学成分】 含芦丁、槐实甙、槲皮素、槐酚、槐黄酮甙、刺槐素、多种糖类等。

【药理作用】 ①有升高血糖作用。②对葡萄球菌和大肠杆菌有抑制作用。③皮下注射槐角提取物可引起红细胞减少。

【性味与功能】 苦、寒；归肝、大肠经；清热泻火、凉血止血。

【临床应用】 ①用于痔疮出血、便血，槐角、地榆各 15 克、黄芩 10 克、水煎服。②用于高血压，槐角 10 克，旱莲草、女贞子各 7.5 克，水煎服。

【用法用量】 6～9 克煎服。

443. 鸡冠花

【别名】 鸡公花。

为苋科植物鸡冠花［Celosia cristata L］的干燥花序。收载于 2000 年版《药典》。全国均产，秋季采花，晒干入药。其种子作"青葙子"入药。

【化学成分】 含蒽醌类。

【药理作用】 对阴道毛滴虫有较好杀灭作用。

【性味与功能】 苦、涩、凉；归肝、大肠经；收敛止血、止带止痢。

【临床应用】 用于吐血、崩漏、便血、痔血、赤白带下、久痢不止等。可单方或复方煎服。

【用法用量】 6～12 克煎服。

444. 墨旱莲

【别名】 旱莲草、鳢肠。

为菊科植物鳢肠［Eclipta prostrata L.］的干燥地上部分，收载于 2000 年版《药典》。主产于东北、华北。夏秋割取全草，晒干入药或鲜用。

【化学成分】 含挥发油、皂甙、鞣质等。

【药理作用】 ①对动物创伤出血有较好的止血作用。②对局部炎症有抗炎、减少渗出、抗感染作用。

【性味与功能】 甘、酸、寒；归肾、肝经；滋补肝肾、凉血止血。

【临床应用】 ①用于牙齿松动、须发早白、眩晕耳鸣、腰膝痠软、阴虚血热，旱莲草 15 克，女贞子 20 克，水煎服。②治吐血、衄血、尿血、血痢、崩漏下血，旱莲草、荷叶、仙鹤草各 15 克，水煎服。③治外伤出血，旱莲草粉，外敷。

【用法用量】 6～12 克煎服。

445. 铁苋菜

【别名】 血见愁、海蚌含珠。

为大戟科植物铁苋菜［Acalypha australis L］的干燥全草，收载于 1977 年版《药典》。全国均产，夏秋采集，晒干入药。

【化学成分】 含铁苋菜碱、黄酮、酚类等。

【药理作用】 对常见的痢疾杆菌、葡萄球菌、霍乱弧菌、炭疽杆菌等有不同的抑制作用。

【性味与功能】 甘、酸、寒；归肺、大肠经；清热解毒、利湿、收敛止血。

【临床应用】 ①用于痢疾、肠炎、铁苋菜 60 克，水煎服。②用于吐血、尿血、衄血、便血、崩漏，血见愁片，口服。每次 5 片。③用于痈疖肿疡、皮炎、湿疹，鲜铁苋菜捣烂外敷。

【用法用量】 15～30 克煎服。

446. 地 榆

【别名】 黄瓜香、玉札。

为蔷薇科植物地榆或长叶地榆［Sanguisorba offcinalis L. 或 Sanguisorba offcinalis L var longifolia（Bert）Yute L.］的干燥根，后者习称"绵地榆"收载于 2000 年版《药典》。全国均产，秋季采挖。切片晒干入药。

【化学成分】　含鞣质、地榆皂甙、糖类等。

【药理作用】　①地榆粉对动物创伤有止血作用。②地榆粉对动物烧伤有收敛作用。③有止泻作用。④有降血压作用。⑤煎剂对大肠、痢疾、伤寒、绿脓杆菌，霍乱弧菌及钩端螺旋体有抑制作用。⑥有止吐作用。对小鼠和肠鼠可延长动情期。⑦有强心作用。

【性味与功能】　苦、酸、涩、微寒；归肝、大肠经；凉血止血、解毒敛疮。

【临床应用】　①用于便血、血痢、痔疮出血、崩漏，地榆、仙鹤草各 20 克，煎服。②用于水火烫伤，地榆粉，撒于创面。③用于湿疹，疔疮肿毒，地榆 100 克，水煎外洗或湿敷。

【用法用量】　9～15 克煎服。

447. 白　及

为兰科植物白及［Bletilla striata（Thumb.）Reichb. f.］的干燥块茎，收载于 2000 年版《药典》，产于陕西、甘肃、四川等地。初冬采挖，洗净煮熟晒干切片入药。

【化学成分】　含白及胶、淀粉、挥发油等。

【药理作用】　①白及粉及煎剂动对物肝脏有止血作用，对横纹肌及皮肤创伤也有止血作用。②可促进胃及十二指肠穿孔的愈合。③对结核杆菌及奥氏小芽孢菌有抑制作用。

【性味与功能】　苦、甘、涩、微寒；归肺、肝、胃经；收敛止血、消肿生肌。

【临床应用】　①用于肺结核咳血、吐血，白及粉，每服 10～20 克。②治外伤出血，白及粉外敷。③治胃及十二指肠穿孔，白及粉，每次 10 克，开水冲服，日服 4 次。④用于疮疡肿毒、皮肤皲裂，白及、大黄共为细粉，水调敷。

【用法用量】　6～15 克煎服。

448. 蒲　黄

为香蒲科植物水烛香蒲、东方香蒲［Typha angustifolial. Typha oriental：s Presl.］或同属植物的干燥花粉。《本经》中品，收载于2000年版《药典》。全国均产，夏季采花穗，晒干碾轧，筛细粉入药，炒炭称蒲黄炭。

【化学成分】　含挥发油、脂肪油、鼠李素甙、有机酸、糖类等。

【药理作用】　①对狗动脉出血、蒲黄撒于出血处压迫有止血作用。②对心血管的作用，可增强心肌收缩力，减慢心律、增加冠流量、增加心脏输出量，扩张血管，降低血压。③腹腔注射可提高小鼠对减压缺氧的耐受力。④有降血清胆固醇和抗动脉粥样硬化作用。⑤有抗炎作用，可改善微循环，促进重吸收和降低毛细血管的通透性。⑥对离体和在体子宫有兴奋作用。⑦对肠管平滑肌有解痉作用。⑧对痢疾杆菌、葡萄球菌和结核杆菌有抑制作用。⑨有利尿作用。⑩有平喘止咳作用。

【性味与功能】　止血、化瘀、通淋。用于吐血、衄血、咯血、崩漏、外伤出血，经闭经痛。脘腹刺痛、跌打肿痛、血淋涩痛。

【用法用量】　5～9克煎服，外用适量。

【注意】　孕妇慎用。

449. 棕　榈

【别名】　棕板、棕骨、陈棕。

为棕榈科植物棕榈［Trachycarpus foutunei H Wendl］的干燥叶柄，收载于2000年版《药典》。主产于华东、华南。秋末割取叶柄，晒干为"棕骨"炒炭性为"棕炭"。

【化学成分】　含鞣质、棕榈油、糖类等。

【性味与功能】　甘、涩、平；归肺、肝、大肠经；收敛止血。

【临床应用】　一般多炒炭用。治吐血、衄血、尿血、便血、崩漏下血、可单方研粉服或配伍荷叶、生地煎服。

【用法用量】　3～9 克煎服。

450. 茜　草

【别名】　活血草、血见愁。

为茜草科植物茜草[Rubia cordifolia L.]的干燥根及根茎。《本经》上品。收载 2000 年版《药典》。全国均有，春秋采挖，晒干切片入药。

【化学成分】　含蒽醌甙、茜草酸、紫茜素、茜素、葡萄糖等。

【药理作用】　①有止血作用。②对溶血性链球菌有抑制作用。③有镇咳和祛痰作用。④对平滑肌有兴奋作用。⑤对蚯蚓、蜗牛、羊的肠道寄生虫有毒性。⑥茜素能抑制大鼠皮肤结缔组织的通透性。⑦有抗炎作用。

【性味与功能】　苦、寒；归肝经；凉血、止血、祛瘀、通经。

【临床应用】　①用于吐血、咯血、呕血、衄血、崩漏下血，茜草、当归、白芍、生地各 10 克，水煎服。②用于跌打损伤、经闭瘀阻。茜草、红花、赤芍各 10 克水煎服。

【用法用量】　6～9 克煎服。

451. 藕　节

【别名】　老节。

为睡莲科植物莲[Nelumbo nuciferta Gaertn]的干燥根节部，《本经》上品，收载于 2000 年版《药典》。主产于华北华中，冬秋采挖，取节晒干入药。

【化学成分】　含鞣质、天门冬素。

【药理作用】　能缩短止血时间。

【性味与功能】　甘、涩、平；归肝、肺、胃经；止血、消瘀。

【临床应用】 用于吐血、咯血、尿血、崩漏等；藕节20克、荷叶30克水煎服。

【用法用量】 9～15克煎服。

452. 莲 房

为睡莲科植物莲［Nelumbo nucifeta Gaertn］的干燥花托。收载于2000年版《药典》。果实成熟时采去莲子晒干入药。

【化学成分】 含蛋白质、碳水化合物、维生素类、莲子碱等。

【性味与功能】 苦、涩、温；归肝经；化瘀止血。

【临床应用】 用于崩漏、尿血、痔疮出血、产后瘀阻、恶露不尽，莲房、荆芥、共焙研细粉，每服10～15克，也可煎服。

【用法用量】 4.5～9克煎服。

453. 血余炭

为人发制成的碳化物。收载于2000年版《药典》。取头发去杂质、碱水去油垢，焖煅成炭，打成小块入药。

【化学成分】 含炭及微量的钙、钠、钾、锌、铜、铁、锰、砷等无机元素。

【药理作用】 ①对金黄色葡萄球菌、伤寒杆菌、甲型伤寒杆菌、福氏痢疾杆菌等有抑制作用。②能收缩黏膜毛细血管，有缩短止血时间作用。

【性味与功能】 苦、平；归肝、胃经；止血、化瘀。

【临床应用】 内服用于吐血、咯血、衄血、尿血、崩漏下血、可单方或配伍藕节、白茅根煎服。外用治外伤出血，研细撒于创面。

【用法用量】 4.5～9克煎服。

454. 三　七

【别名】　田七、汉三七。

为五加科植物三七［Panax notoginseng（Burk.）F. H. Chen］的干燥根茎，收载于 2000 年版《药典》。主产于广西、云南。开花时挖三年以上者，去茎叶晒干入药。

【化学成分】　含三七皂甙、人参醇等。

【药理作用】　①浸膏能缩短凝血时间，有止血作用。②可增加冠状动脉流量、减慢心率、降低心肌耗氧量及降血压作用。③有抗关节炎作用。④可促进动物肝糖元的积累。⑤静脉注射有溶血作用。⑥对新城病毒有抑制作用。⑦对皮肤真菌有抑制作用。⑧五加 A 素有明显的利尿作用。

【性味与功能】　甘、微苦、温；归肝、胃经；散瘀止血、消肿定痛。

【临床应用】　①用于吐血、衄血、大小便出血，三七 10 克、花蕊石、血余炭各 5 克、共研细粉、每次服 2 克、日服 2 次。②用于跌打损伤，三七粉 5 克酒冲服。③治消化道溃疡，胸腹刺痛，三七粉每次 3～5 克，水冲服。日服 4 次。④治外伤出血，三七粉撒于创口。

【用法用量】　3～9 克煎服。

455. 仙桃草

【别名】　蚊母草。

为玄参科植物蚊母草［Veronica peregrina L.］的带虫瘿全草，收载于 1977 年版《药典》，产于长江以南，花后采带虫瘿全草晒干入药。

【性味与功能】　苦、甘、温；活血消肿、止血止痛。

【临床应用】　①内服用于吐血、咯血、衄血、便血、血痢，跌打损伤，单方水煎服。②外用捣烂敷治扭伤。

【用法用量】 6～15 克煎服。

456. 仙鹤草

【别名】 狼牙草、龙牙草。

为蔷薇科植物龙牙草 [Agrimonia pilosa Ledeb.] 的干燥地上部分。收载于 2000 年版《药典》。全国均产，夏秋采收，切段晒干入药。冬牙为鹤草根芽。另入药。

【化学成分】 含仙鹤草素、仙鹤草内脂、黄酮甙、维生素 C、K_1，鞣质、挥发油等。

【药理作用】 ①仙鹤草素可缩短出血时间有止血作用。②煎剂对金黄色葡萄球菌、大肠杆菌、痢疾、伤寒杆菌有不同的抑制作用。③有增加细胞抵抗力作用。④有降血糖作用。⑤对平滑肌有舒张作用。⑥有抗炎作用。⑦有稳定的抗癌作用，其中以肉瘤—180 抑制率为 50%，对 Fe—26 抑制率为 100%；可强烈抑制 Hela 细胞集落的形成；对肿瘤细胞核分裂减少，退变坏死严重，胞浆呈网状或空泡状及至透明，核模进厚，核染色持凝集成粗颗粒状，严重者核破裂和核固缩。可明显延长荷瘤动物的存活时间。⑧有明显的止痛作用。

【性味与功能】 苦、涩、平；归心、肝经；收敛止血、截疟、止痢、解毒。

【临床应用】 ①用于咳血、吐血、崩漏下血，配伍旱莲草水煎服。②治痢疾、肠炎，仙鹤草 50 克，水煎服。③用于痈肿疮毒、阴痒带下，仙鹤草 200 克，煎浓汁洗。

【用法用量】 6～12 克煎服。

457. 艾 叶

为菊科植物艾的 [Ariemisia argyi Levl. et vant] 的干燥叶，收

载于 2000 年版《药典》，产于长江以北，夏季采集，晒干入药或炒炭药称"艾炭"。

【化学成分】 含挥发油，油中主要为桉油精、侧柏酮、倍半萜烯、侧柏醇等，另含胆碱、维生素 A 等。

【药理作用】 ①对皮肤有轻度刺激作用。②少量增加食欲，大量（15 克以上）可引起胃炎。③有止咳、平喘作用。④对链球菌、金黄色葡萄球菌、白喉杆菌有抑制作用，对常见皮肤致病真菌有抑制作用。

【性味与功能】 辛、苦、温，有小毒；归肝、脾、肾经；散寒止痛，温经止血。

【临床应用】 ①主要用于少腹冷痛、经寒不调、宫冷不孕，胎动不安，多配伍香附、白术等煎服。②用于虚寒性出血症，艾叶、阿胶、生姜、白术煎服。③用于皮肤湿疹、瘙痒，水煎洗。④艾叶捣绒卷成条用于灸法。

【用法用量】 3～9 克煎服。

458. 花蕊石

为变质岩类岩石蛇纹大理石，收载于 2000 年版《药典》。主产于华北、华中，采集后敲去杂石，打成小块，坩埚内煅红，放冷打碎入药。

【化学成分】 主含碳酸钙、碳酸镁等。

【性味与功能】 酸涩、平；入肝经；化瘀止血。

【临床应用】 用于咯血、吐血、外伤出血、跌打损伤，花蕊石研细单方冲服或以另外止血药汤剂冲服。

【用法用量】 4.5～9 克煎服。

459. 地锦草

【别名】 血见愁、奶草。

为大戟科植物地锦或斑地锦［Euphorbia humifusa willd 或 Euphorbia maculata L.］的干燥全草，收载于 2000 年版《药典》。全国均有，夏秋采收，晒干入药。

【化学成分】 含黄酮类、没食子酸、肌醇，鞣质等。

【药理作用】 ①有广谱抑菌作用，对革兰氏阴性或阳性菌均有不同的抑制作用。②有明显的止血作用。③有中和毒素作用。

【性味与功能】 辛、平；归肝、大肠经；清热解毒、凉血止血。

【临床应用】 ①用于痢疾、肠炎，地锦草 50 克，水煎服。②用于咳血、尿血、便血、崩漏、疮疖痈肿等，地锦草，小蓟各 20 克，煎服。

【用法用量】 9～20 克煎服。

460. 云母石

【别名】 云母、云英。

为单斜晶系白云母的矿石，《本经》上品，收载于 1977 年版《药典》。产于花岗岩矿中，去杂质煅红放冷打成小块入药。

【化学成分】 含 SiO_2、Al_2O_3、Na_2O、K_2O、Fe_2O_3、CaO、MgO、H_2O 等。

【性味与功能】 甘、平；下气、补中、敛疮、止血。

【临床应用】 ①治带下、痔疮，云母研细每服 10 克。②用于气虚劳损、眩晕，研服或煎服。③治疮疡云母粉外敷伤口。

【用法用量】 9～12 克煎煮时间宜长。

461. 瓦　松

【别名】 瓦花。

为景天科植物瓦松［Orostachys fimbriatus（Turci）Berg］的干燥全草，收载于 1977 年版《药典》。全国均有，夏秋采集，开水烫后晒干入药。

【化学成分】　含黄酮类成分及草酸等。

【药理作用】　①中等剂量可使血管收缩。②可兴奋呼吸并使血压先升后降。③有强心作用。④对肠管有兴奋作用。

【性味与功能】　酸、平，有小毒；止血、敛疮、生肌。

【临床应用】　①用于血痢、便血，瓦松 5 克煎服。②治疮口久不愈合，瓦松焙干研细、敷于疮口。

【用法用量】　3～9 克煎服。

462. 石榴皮

为石榴科植物石榴［Punica granatum L.］的干燥果皮。收载于 2000 年版《药典》。产于关内各地，果实成熟时采果取皮烘干入药。

【化学成分】　含鞣质，有机酸、果胶、糖类、树脂、异槲皮甙，石榴碱等。

【药理作用】　①对痢疾杆菌、大肠杆菌、变形杆菌、溶血性链球菌、结核杆菌等有抑制作用。②有促进血液凝固作用。

【性味与功能】　酸、涩、温；归大肠经；涩肠止泻、止血、驱虫。

【临床应用】　①用于久痢、久泻、便血、脱肛、崩漏、白带过多，石榴皮焙干研细，每服 5 克。②用于虫积腹痛，石榴皮 25 克，水煎成 100 毫升，空腹服，如治虫在服后 2 小时需加服硫酸镁 20 克。

【用法用量】　3～9 克煎服。

463. 竹节参

【别名】　白三七、明七、野七、野三七、峨三七。

为五加科植物竹节参的［Panax japonicus C. A. Mey.］的干燥

根茎。收载于 2000 年版《药典》。主产于西南地区，花前采挖，晒干入药。

【化学成分】 含皂甙、竹节参皂甙。

【性味与功能】 甘、微苦、温；归肝、脾、肺经；滋补强壮、散瘀止痛、止血祛痰。

【临床应用】 ①用于病后体弱、劳嗽咯血、咳嗽多痰，竹节参、白茅根、茜草根、麦冬、天冬各 10 克，水煎服。②用于跌打损伤，配伍活血药煎服。

【用法用量】 6～9 克煎服。

464. 珠子参

【别名】 钮子七、竹节人参、扣子七。

为五加科植物大叶三七 [Panax major（Burk）Ting.] 的根状茎。收载于《全国中草药汇编》，主产于西南地区。秋季采集，晒干入药。

【化学成分】 含三七皂甙、挥发油、糖类。

【药理作用】 竹节参煎剂有抗关节炎作用。其作用与糖皮质激素相似。

【性味与功能】 苦、微甘、温；祛瘀生新、止血止痛。

【临床应用】 用于跌打损伤、风湿性关节炎、外伤出血等。研粉内服或外用。

【用法用量】 3～10 克煎服。

465. 断血流

【别名】 风轮菜。

为唇形科植物荫风轮或风轮菜 [Clinopodium polycephalum（Vaniot）C. Y. Wu et Hsuan ex Hsuan 或 Clinopodium chinense（Benth）O. Kuntie] 的干燥地上部分，收载于 2000 年版《药典》。

产于东北、华北、西南。秋季采收，晒干入药。

【化学成分】 含黄酮甙、皂甙、内脂、有机酸等。

【性味与功能】 微苦、辛、凉；归肝经；止血。

【临床应用】 用于崩漏、子宫肌瘤出血、尿血、鼻衄、牙龈出血、创伤出血，断血流 15 克水煎服，或断血流片，一次 4 片口服，日服 3 次。

【用法用量】 3～15 克煎服。

466. 景天三七

【别名】 八仙草、活血丹、土三七。

为景天科植物景天三七[Sedum aizoun L.]的全草，收载于 1977 年版《药典》。全国均产，夏秋采晒干入药。

【化学成分】 含生物碱、齐墩果酸、谷甾醇、黄酮类、蛋白质，多种糖类。

【药理作用】 可缩短凝血时间有明显的止血作用。

【性味与功能】 甘、微酸、平；散瘀、止血、安神。

【临床应用】 用于胃溃疡、肺结核、支气管扩张、血小板减少性紫癜、血液病小量出血、外伤、烦躁不安等。多用单方煎服。

【用法用量】 30～60 克煎服。

467. 薯 良

【别名】 血三七、朱砂七、鸡血莲。

为薯蓣科植物薯良的[Dioscorea cirrhosa Lour.]的块根。收载于 1977 年版《药典》。产于中南地区，夏季采挖，晒干切片入药。

【化学成分】 含酚类化合物。

【药理作用】 ①可明显缩短凝血时间，有止血作用。②对离体动物子宫有兴奋作用。③对金黄色葡萄球菌、伤寒杆菌、痢疾杆菌等有不同的抑菌作用。

【性味与功能】 微苦、涩、微寒。止血、活血、养血。

【临床应用】 用于崩漏、产后出血、咯血、尿血、上消化道出血、贫血等。可单方或复方水煎服。

【用法用量】 9～15克煎服。

468. 元宝草

【别名】 对月草、佛心草。

为金丝桃科植物元宝草[Hypericum sampsonii Hance.]的干燥全草，收载于1977年版《药典》，产于长江流域。夏季采收，晒干入药。

【性味与功能】 微苦、微辛、凉；调经通络、止血、解毒。

【临床应用】 ①用于月经不调、跌打损伤，吐血、咯血、风湿腰痛，多单方煎服。②用于毒蛇咬伤、痈肿，鲜元宝草捣烂敷。

【用法用量】 9～15克煎服。

469. 檵木叶

【别名】 檵花叶、满山白。

为金缕梅科植物檵木[Loropetalum chinense（R. Br.）Oliv]的干燥叶，收载于1977年版《药典》。产于关内，清明前后采集、晒干入药。

【化学成分】 含鞣质。

【药理作用】 ①有较强的止血作用。②对子宫有较强的收缩作用。③对金黄色葡萄球菌、福氏痢疾杆菌、伤寒杆菌有抑制作用。

【性味与功能】 苦、涩、凉；清热解毒，收敛止血。

【临床应用】 ①用于烧烫伤，外伤出血，鲜檵木叶捣烂敷创面。②治子宫出血，檵木叶、大血藤各30克，水煎分2次服。③治急慢性痢疾，抗泻痢片（每片含檵叶2克），每次5片。每日四次。

【用法用量】 15～30 煎服。

470．紫珠叶

【别名】 紫珠草、止血草。

为马鞭草科植物杜虹花［Callicarpa pedunculata R. Br.］的干燥叶，收载于 1977 年版《药典》。产于关内各地，四季可采，晒干入药。

【化学成分】 黄酮、缩合鞣质、中性树脂、镁、钙、铁盐。

【药理作用】 ①紫珠叶粉对狗动脉创口有较好的止血作用。②对肝脾创伤有较好的止血作用，可使血管内形成类白色血栓结构

【性味与功能】 苦、微寒、平；止血、散瘀、消炎。

【临床应用】 ①用于肺结核咯血、胃及十二指肠溃疡出血，紫珠叶、白及各等份，共为细粉、每次服 6～10 克，日服 3 次。②用于血小板减少性出血症，紫珠叶、侧柏叶各 60 克，水煎一日分 2 次服。③治烧、烫伤、外伤出血，紫珠 200 克、煎脓汁外敷创面。

【用法用量】 9～30 克煎服。

471．卷 柏

【别名】 地柏、岩柏

为卷柏科植物卷柏［Selaginella tamariscina（Beauv）spr.］的干燥叶、收载于 1977 年版《药典》。《全国中草药汇编》。全国均产，四季可采，晒干入药。

【化学成分】 含醛类、酚类、有机酸等。

【性味与功能】 辛、平；散瘀止血。

【临床应用】 用于经闭、崩漏、便血、脱肛等，可单方或复

方煎服。

【用法用量】 4.5～9克煎服。

472. 百草霜

为杂草燃烧后附于锅底及烟道有烟灰。收载于1963年版《药典》。轻轻刮下烟灰，筛去杂质入药。

【性味与功能】 辛、温；入肺、胃经；止血、消积。

【临床应用】 用于衄血、吐血、下血、齿缝出血、崩中带下、积滞泻痢、咽喉口舌诸疮。内服多入丸散剂，可单方，亦可复方服用，外用治皮肤湿疹，口舌诸疮。

【用法用量】 1～1.5克煎服。

473. 伏龙肝

【别名】 灶心土、釜下土。

为久经柴草熏烧的灶底心土块。收载于1963年版《药典》。拆灶时取下烧结的土块，削去黑部及杂质即得。

【性味与功能】 辛、微温；入肝、脾、胃经。温中、止呕、止血。

【临床应用】 ①用于呕吐反胃，灶心土6～10克。研细、米汤冲服。②用于便血、尿血、吐血、衄血、赤白带下，灶心土30～60克，水煎1小时，服澄清液。③治诸疮、丹毒，伏龙肝研细醋调敷。

【用法用量】 15～30克水煎服。

474. 莲 花

为睡莲科植物莲[Nelumbo nucifera Cacrtn]的未开干燥花蕾。收载于1963年版《药典》。花末开时采，晒干入药。

【性味与功能】 苦、甘、温；去湿、止血。

【临床应用】 用于跌打损伤、呕血；莲花 10 克、水煎分 2 次服。治天疱疮，捣烂外敷。

【用法用量】 3～4.5 克煎服。

475. 墨

【别名】 玄香、乌金、陈玄。

为松烟和入胶汁香料加工成的墨块，收载于《中药大辞典》。入药以陈久者佳。

【性味与功能】 辛、平；入心、肝经、止血、消肿。

【临床应用】 ①治吐血、衄血、崩中漏下、血痢、多入丸散剂复方内服。②治痈疽发背、研磨浓汁外涂。

【用法用量】 3～9 克内服入丸散，外用研汁敷。

第十四章　祛风湿药

　　风湿又称痹证，多因风寒湿邪停滞于肌肉经络所致。其临床表现为筋骨痠痛、关节不利、肢体麻木、肌肉拘挛等。按病因之不同又可分为风痹、湿痹、寒痹、热痹等。凡能治疗痹证的药物，称为祛风湿药。

　　祛风湿药味多辛苦、性多温热。能祛除停留于肌表、经络之风湿之邪，有舒筋、通络、止痛、壮筋骨等作用。

　　由于病因不同，应用本类药时应根据不同的证候，配合祛风、化湿、祛寒、清热等有关药物同用。凡风湿痹络，多兼血瘀，宜配活血化瘀药活血通络；久痹气虚者应配补气养血药，筋骨较弱者宜配补肝肾药。

　　本类药易耗津液，故阴虚、血虚者慎用。

476．独　活

　　为伞形科植物重齿毛当归［Angelica pubescens Maxim f. biserrata Shan et Yuan］的干燥根，《本经》上品，收载于2000年版《药典》。主产于湖北、四川。夏秋采挖、洗净切片晒干入药。

　　【化学成分】　含当归醇、当归素、当归酸、佛手柑内脂、伞花内脂、挥发油、甾醇、巴豆酸、棕榈酸、葡萄糖等。

　　【药理作用】　①有镇静、催眠、镇痛作用，可对抗士的宁产生的惊厥。②有抗炎作用。③有收缩血管和降血压作用。④对大肠杆菌、痢疾杆菌、绿脓杆菌、霍乱杆菌和人型结核杆菌有抑制作用。⑤对实验性肠痉挛有解痉作用。⑥独活中的佛手柑内脂等成分有光敏作用，对白癜风增加皮肤色素有效。⑦有抗胃溃疡作用。⑧佛手柑内脂对腹水癌细胞有杀灭作用。

【性味与功能】 辛、苦、微温；归肾、膀胱经；祛风除湿、通痹止痛。

【临床应用】 ①用于风寒湿痹、腰膝疼痛，常与防风、寄生、秦艽等配伍，如独活寄生汤。②用于少阴伏风头痛，独活、川芎、防风各10克。细辛3克，水煎服。

【用法用量】 3～9克煎服。

【附方】 独活寄生汤：独活、寄生、秦艽各15克，细辛3克、当归、芍药、川芎、地黄、杜仲、牛膝、党参、茯苓各10克，甘草、桂枝各5克，水煎服。

477. 羌 活

为伞形科植物羌活或宽叶羌活[Notopterygium incisam Ting ex H. T. Chang 或 Notopterygium, forbesii Boiss.]的干燥根茎及根。《本经》上品，收载于2000年版《药典》。产于青海、四川、甘肃、云南等地，春秋采挖、晒干切片入药。

【化学成分】 含挥发油主要为α—蒎烯、β—蒎烯、柠檬烯、萜烯醇和乙酸龙脑酯。

【药理作用】 ①羌活挥发油对布鲁氏杆菌和金黄色葡萄球菌有抑制作用。②有镇静、催眠作用。③有抗炎作用。

【性味与功能】 辛、苦、温；归膀胱经、肾经；散寒、祛风、除湿、止痛。

【临床应用】 ①用于风寒感冒头痛，多配伍辛温解表药同煎服。②用于风湿痹、肩背痠痛，羌活、秦艽、防风、防己、桂枝、当归各10克，水煎服。

【用法用量】 3～9克煎服。

478. 五加皮

【别名】 南五加。

为五加科植物细柱五加［Acanthopanax gracilistylus W. W. Smith］的干燥根皮。《本经》中品，收载于 2000 年版《药典》。主产于关内各地，夏秋采挖、剥皮晒干入药。

【化学成分】 含挥发油、五加甙、鞣质等。

【药理作用】 ①短梗五加的醇提物对大白鼠的实验性关节炎有抑制作用。②有镇痛作用。③对子宫有兴奋作用。④有减慢心律作用。5 刺五加皮有人参样作用。

【性味与功能】 辛、温、苦；归肝、肾经；祛风湿、补肝肾、强筋骨。

【临床应用】 用于风湿痹痛、筋骨痿软、小儿行迟，体虚乏力、水肿、脚气。单方泡酒或配伍祛湿除风药同煎服。

【用法用量】 4.5～9 克。

479. 香加皮

【别名】 北五加皮。

为萝藦科植物杠柳［Periploca sepium Bge.］的根皮，收载于 1990 年版《药典》。主产于东北、华北等地。春秋可采，阴干入药。

【化学成分】 含十余种甙类化合物。其中有强心甙、皂甙、香树脂醇。

【药理作用】 ①有强心作用可增加心肌收缩力，并可使心脏停止在收缩期。中毒量可致血压剧升而死亡。②有镇静作用。③有增加肺循环作用。④有利尿作用。⑤有乙酰胆碱样作用。增加动物对乙酰胆碱的敏感性。⑥有抗炎作用，小鼠腹腔注射香树脂醇对实验性关节炎有抑制作用。⑦对瓢虫及蚜虫有杀灭作用

【性味与功能】　辛、苦、温，有毒；归肝、肾、心经；祛风湿、强筋骨。

【临床应用】　①用于风寒湿痹、腰膝痠软，北五加皮、穿山龙、白鲜皮各15克、泡白酒200毫升，每服10毫升。②治心悸气短、下肢浮肿：北五加皮6克，水煎服。

【用法用量】　3～6克煎服。

480. 桃金娘根

【别名】　山棯根、岗棯根。

为桃金娘科植物桃金娘［Rhodomyrtus tomentosa（Ait）Hassk.］的根，收载于1977年版《药典》，主产于广东、广西、云南。全年可采，鲜用或晒干入药。

【化学成分】　甘、涩、平；养血、除风湿、通络。

【性味与功能】　①用于风湿痹症，桃金娘根30克，水煎服。②用于慢性肝炎、崩漏、腰肌劳损：单方或配方煎服。

【临床应用】　15～30煎服。

481. 两头尖

【别名】　竹节香附、草乌喙。

为毛茛科植物多被银莲花［Anemone raddeana Regel］的干燥根茎。收载于2000年版《药典》。主产于东北、华北。夏季采挖，晒干入药。

【性味与功能】　辛、热，有毒；归脾经；祛风湿、消痈肿。

【临床应用】　①用于风湿痹痛、四肢拘挛、骨节痠痛，两头尖2克、防风、牛膝、威灵仙、鸡血藤各10克，水煎服。②用于痈肿溃烂，两头尖2克、金银花30克、地丁30克，水煎服。

【用法用量】　1.5～3克煎服。

482. 秦 艽

为龙胆科植物秦艽、麻花秦艽、粗茎或小秦艽[Gentiana mac-rophylla pall，Gentiana staminea Maxim，Gentiana Gassicaulis D. ex B. Gentiana dahurica Fisch.]的干燥根。《本经》中品，收载于2000年版《药典》。主产于东北、华北、西北。春秋采挖、晒干切段入药。

【化学成分】　含龙胆宁碱、龙胆次碱等多种生物碱。

【药理作用】　①对大鼠甲醛性关节炎有抗炎作用。对组织胺性休克有对抗作用。②对中枢神经系统有镇静和镇痛作用。③醇提取物有降血压作用。④有升血糖作用。⑤对葡萄球菌、炭疽、伤寒、痢疾杆菌及霍乱弧菌有抑制作用。⑥有拮抗组织胺对平滑肌的作用。⑦能减轻蛋清引起的过敏性休克，对抗组织胺喷雾引起的哮喘，有抗过敏作用。

【性味与功能】　辛、苦、平；归胃、肝、胆经；祛风湿、清湿热、止痹痛。

【临床应用】　①用于风湿痹症、筋脉拘挛，秦艽10克，水煎加白糖20克一次服，1日2次。②用于骨节烦痛、日晡潮热、小儿疳积发热，秦艽鳖甲散。③治黄疸，秦艽30克，水煎加芒硝10克分四次服。

【用法用量】　3～9克煎服。

【备注】　久病虚弱、尿多、便滑者忌服。

483. 威灵仙

为毛茛科植物威灵仙、棉团铁线莲或东北铁线莲[Clemati chinensis Osbeck Clemati hexapeala pall，Clemati manshurica Rupr.]的干燥根及根茎。收载于2000年版《药典》。全国均产。

【化学成分】　含白头翁素、三萜皂甙、生物碱、挥发油、黄酮等。

【药理作用】　①对循环系统有缩小肾容量，抑制心脏和有降血压作用。②对平滑肌有兴奋作用。③有利尿作用。④有降血糖作用。⑤有镇痛作用。⑥对致病皮肤真菌有抑制作用。

【性味与功能】　辛、咸、温；归膀胱经；祛风胜湿、通络止痛。

【临床应用】　①用于风湿痹痛、肢体麻木、筋脉拘挛、屈伸不利，威灵仙粉、每服5克、酒送下。②用于骨哽咽喉，威灵仙30克、砂仁10克，水煎，徐徐服之。

【用法用量】　6～9克煎服。

484. 穿山龙

【别名】　地龙骨、穿地龙、金刚骨。

为薯蓣科植物穿龙薯蓣[Dioscorea nipponica Makino]的干燥根茎、收载于1990年版《药典》。主产于东北、华北。春秋采挖，洗净切片晒干入药。

【化学成分】　含薯蓣皂甙、甾体、多糖等。

【药理作用】　①有镇咳、祛痰、平喘作用。②有明显的抗流感病毒作用，对金黄色葡萄球菌、八叠球菌、大肠杆菌、卡他球菌、脑膜炎双球菌、甲型链球菌有明显的抑制作用。③煎剂有明显的抗炎、抗风湿作用，其作用机制与可的松相似。④有抗放射作用。⑤有抗血凝作用。⑥有利尿作用。

【性味与功能】　甘、苦、温；祛风湿、止痛、舒筋活血、止咳平喘祛痰。

【临床应用】　①用于风湿关节炎、腰腿疼痛、麻木、大骨节病，穿山龙100克、泡白酒500毫升、每服15毫升。②治慢性气管炎，穿山龙、黄芩、川贝母各10克，水煎服。

【用法用量】　9～15克煎服。

485．豨莶草

为菊科植物豨莶、腺梗豨莶、毛梗豨莶 [Siegeasbeckia orientalis L. Siegesbeckia pube-scens Makino Siegeasbeckia glabrescens Makino] 的干燥地上的部分。收载于 2000 年版《药典》。全国均产，夏秋采收、晒干入药。

【化学成分】 含海松烯醇类、豨莶甙等。

【药理作用】 水浸剂有降血压作用。

【性味与功能】 辛、苦、寒；归肝、肾经；祛风湿、利关节、解毒。

【临床应用】 ①用于风湿痹痛、筋骨无力、腰膝痠软，四肢麻痹、半身不遂。可单方或配伍补肾药煎服。②用于风疹湿疮，豨莶草水煎洗。

【用法用量】 9～12 克煎服。

486．木瓜

【别名】 贴梗海棠、铁脚梨、宣木瓜。

为蔷薇科植物贴梗海棠的 [Chaenomeles speciosa（Sweet）Nakai] 的干燥近成熟的果实。《别录》中品，收载于 2000 年版《药典》。产于南方各地。果实变黄时采，切片晒干入药。

【化学成分】 含皂甙、黄酮、有机酸等。

【药理作用】 ①有调节植物神经作用。②有抗炎抗风湿作用。③有镇静作用。④有镇痛作用。

【性味与功能】 酸、温；归肝、脾经；平肝舒筋、和胃化湿。

【临床应用】 ①用于湿痹拘挛、腰膝关节痠重疼痛，木瓜、豨莶草、老鹳草各 10 克，水煎服。②用于吐泻转筋、脚气水肿，木瓜 30 克、陈皮、人参各 10 克，共为细粉，每次 10 克水煎服。

【用法用量】 6～9 克煎服。

487. 乌梢蛇

【别名】 乌蛇。

为游蛇科动物乌梢蛇［Zaocys dhumnades（Cantor）］的干燥体。收载于 2000 年版《药典》。主产于华北、华南。春夏秋捕捉，去内脏烘干入药。

【化学成分】 含蛋白质，脂肪及酶类。

【药理作用】 ①有镇痛作用。②有镇静作用。③有促进血液循环作用。

【性味与功能】 甘、平；归肝经；祛风、通络、止痉。

【临床应用】 ①用于湿痹、麻木枸挛、中风口眼㖞斜、半身不遂。乌蛇 100 克、天南星（炮）30 克、全蝎 30 克、防风 30 克、泡酒 1000 毫升，每服 10～30 毫升。②治破伤风：乌蛇、白花蛇各 30 克、蜈蚣 10 条、共研粉，每服 10 克。③治麻风、牛皮癣：乌蛇配伍祛风药泡酒服。

【用法用量】 3～9 克煎服。

488. 金钱白花蛇

为眼镜蛇科动物银环蛇［Bangarus multicinctus multicinctus Blyth］的干燥体，收载于 2000 年版《药典》。主产于江南。夏秋捕捉、去内脏、盘成 3～15cm 圆盘，竹签固定晒干入药。

【性味与功能】 甘、咸、温，有毒；归肝经；祛风、通络、止痉。

【临床应用】 用于风湿顽痹、麻木拘挛、中风口㖞、半身不遂、抽搐痉挛、破伤风症、麻风疥癣、瘰疬恶疮。

临床应用多内服、入丸散剂，可单方亦可复方使用。

【用法用量】 3～4.5 克煎服。

489. 蕲 蛇

为蝰科动物五步蛇〔Agkistrodon acutus（Guenther）〕的干燥体。收载于 2000 年《药典》。主产于浙江、江西等地。夏秋捕捉，去内脏，晒干入药。

【性味与功能】 甘、咸、温，有毒；归肝经；祛风、通络、止痉。

【临床应用】 用于风湿顽痹、麻木拘挛、中风口眼㖞斜、半身不遂、抽搐痉挛、破伤风症、麻风疥癣。可入汤剂和丸散剂服。

【用法用量】 3～9 克，研末吞服 1～1.5 克。

490. 蛇 蜕

【别名】 龙衣、弓皮、蛇退。

为游蛇科动物黑眉锦蛇、锦蛇、乌梢蛇等蜕下的外表皮膜，收载于 2000 年版《药典》。春末夏初采集，去杂质干燥入药。黄酒炙称"酒蛇蜕"。

【性味与功能】 咸、甘、平；归肝经；祛风、定惊、解毒、退翳。

【临床应用】 ①用于小儿惊风，抽搐痉挛，蛇蜕三寸、细辛、钩藤、甘草各 15 克，大黄 30 克、蚱蝉四只，共为粗粉，每次 3～5 克煎服。②用于抽搐痉挛、角膜出翳、喉痹、疔肿、皮肤瘙痒，单方或复方煎服，也可入丸服剂。

【用法用量】 1.5～3 克，研粉吞服 0.3～0.6 克。

491. 马钱子

【别名】 悉木鳖。

为马钱科植物马钱、云南马钱〔Strychnos nux-vomica L 或 Strychnos pierrana A. W. Hill.〕的干燥成熟种子。收载于 2000 年

版《药典》。产于印度、越南、缅甸等地。取种子香油炒至鼓起入药。

【化学成分】 含士的宁等多种生物碱：马钱子碱、伪马钱子碱、悉木鳖碱(士的宁)、伪番木鳖碱等。

【药理作用】 ①有兴奋中枢神经作用。主要作用于脊髓，兴奋其反射功能，使神经冲动在神经元间于传导，也有兴奋大脑，引起各种感觉器官功能敏感，使抑制状态的病人苏醒，并调节大脑皮层的兴奋和抑制程度。②有镇咳、祛痰作用。③可增加胃液的分泌。④水浸剂对致病皮肤真菌有抑制作用。⑤中毒可引起惊厥及呼吸困难，用苯巴比妥解毒。⑥可提高平滑肌，横纹肌及心肌的张力。

【性味与功能】 苦、寒，有大毒；归肝、脾经；通络止痛、散结消肿。

【临床应用】 用于风湿顽痹、麻木瘫痪、跌打损伤、痈疽肿痛、小儿麻痹后遗症、类风湿性关节炎等，多入丸散剂用。

【用法用量】 0.3～0.6 克入丸散。

【备注】 不宜生用，不宜久服，孕妇禁用。

492. 桑 枝

为桑科植物桑[Morus alba L.]的干燥嫩枝，收载于 2000 年版《药典》。全国均有，夏初采嫩枝、去叶切片晒干入药。

【化学成分】 含桑色素、桑橙素、酸性物、果胶、葡萄糖、琥珀酸、腺嘌呤等。

【药理作用】 ①有降血压作用。②对家兔有养毛作用。③提高淋巴细胞转化率。④对布氏杆菌有抑制作用。

【性味与功能】 微苦、平；归肝经；祛风湿、利关节。

【临床应用】 ①用于肩臂、关节痠痛麻木，桑枝60 克、炒香水煎服。②用于高血压，桑枝、桑叶、茺蔚子各 15 克，水煎、睡前泡脚。

【用法用量】 9～15 克。

493. 伸筋草

【别名】 石松、宽筋藤。

为石松科植物石松[Lycopodium japonicum Thumb.]的干燥全草。收载于 2000 年版《药典》。主产于东北、华北。全年可采，晒干入药。

【化学成分】 含石松碱、石松宁碱、石松毒碱、含挥发油、伸筋草醇等。

【药理作用】 ①对痢疾杆菌有抑制作用。②有降体温作用。③有利尿作用。④有降血压作用。⑤过量中毒可引起痉挛、麻痹等。

【性味与功能】 微苦、辛、温；归肝、脾、肾经；祛风除湿、舒筋活络。

【临床应用】 用于关节痠痛、屈伸不利，伸筋草 30 克，水煎服，或加大血藤等水煎服。另外可用于带状疱疹，石松研细、麻油调膏外敷。

【用法用量】 9～12 克。

494. 老鹳草

【别名】 埘贯草、天罡草、贯筋草。牻牛儿苗。

为牻牛儿苗科植物牻牛苗或老鹳草[Erodium stephanianum Willd 或 Geranium wilfordii Maxim.]的地上部分。前老称"长嘴老鹳草"，后者称"短嘴老鹳草"。收载于 2000 年版《药典》。夏秋果实近成熟时采收，晒干切段入药。

【化学成分】 含挥发油（主要为牻牛苗醇），槲皮素、鞣质等。

【药理作用】　①对卡他球菌、金黄色葡萄球菌、弗氏痢疾杆菌、肺炎双球菌有明显的抑制作用。②对甲型流感病毒有抑制作用。③有止泻作用。④可增快血液凝固。

【性味与功能】　辛、苦、平；归肝、肾、脾经；祛风湿、通经络、止泻痢。

【临床应用】　①用于风湿痹痛、麻木拘挛、筋骨痠痛，老鹳草30克、水煎服，可配伍活血药同用。②用于泄泻痢疾，犄牛苗儿20克、红枣4枚煎服。

【用法用量】　9～15克煎服。

495．透骨草

为大戟科植物地构叶、凤仙花科植物凤仙花、紫葳科植物角蒿［Sperenskia tuberculata（Bunge）Ball.，Impariens balsamina L. Incarvillea sinensis Lam.］等的全草，收载于《全国中草药汇编》。另外豆科植物山野豌豆，杜鹃花科植物滇白珠，毛茛科植物铁线莲、萝摩科植物徐长卿、檀香科植物百蕊草等在不同地区亦作为透骨草使用。

【性味与功能】　甘、辛、温，无毒；祛风湿、活血脉、止痛。

【临床应用】　用于风湿痹痛、筋骨挛缩、寒湿脚气，内服：10～15克煎服，单方或复方使用。外用：100克、水煎洗。

【用法用量】　10～30克煎服。

496．关白附

【别名】　白附子。

为毛茛科植物黄花乌头［Aconitum coreanium（Levl）Raipaics］的干燥子根或母根，收载于1977版《药典》。产于东北各地，秋季采集，晒干切片入药。

【化学成分】　含次乌头碱，关白附甲、乙、丙、丁素等。

【性味与功能】　辛、平；归肝、大肠经；祛风湿、逐寒痰、定惊痫。

【临床应用】　①治腰膝关节痠痛、口眼歪斜，白附子、白僵蚕、全蝎各等份，研细，每服3克。温酒调服。②治偏头痛，白芷、白附子、皂角各等份，研细，每服3克、米汤调服。③治破伤风，白附子、天麻、白芷、羌活、防风各等份，研细，每服10克。

【用法用量】　1.5～4.5克煎服。

497.　白附子

【别名】　禹白附、鸡心白附、独角莲。

为天南星科植物独角莲［Typhonium giganteum Enfl.］的干燥块茎。收载于2000年版《药典》。产于四川、陕西、河南等地。白矾水制、切片晒干入药。

【化学成分】　含生物碱类。有机酸、皂甙等。

【药理作用】　对肿瘤细胞有抑制作用。

【性味与功能】　辛、温，有毒；归胃、肝经；祛风痰、定惊搐、解毒、散结、止痛。

【临床应用】　①用于中风痰壅、口眼㖞斜、语言謇涩、痰厥头痛、偏正头痛、破伤风，用法同关白附。②用于颈淋巴结核末溃，鲜独角莲50在，捣烂、外敷患处。③治毒蛇咬伤，独角莲60克，雄黄30克，共研细粉、敷于伤口。④治三叉神经痛、偏正头痛、齿痛，独角莲、细辛、白芷、藁本共研细末为蜜丸，每服10克。

【用法用量】　3～6克煎服。

【备注】　孕妇慎用、生品内服宜慎。

498.　川　乌

为毛茛科植物乌头［Aconitum carmichaeli Debx］的干燥母根，

《本经》下品，收载于 2000 年版《药典》。主产于四川、陕西。夏至后采挖，其附根称"附子"，另入药。其主根称"乌头"。主根细长而无附根者称"天雄"。"川乌"一般炮制后入药。称"制川乌"。

【化学成分】　含乌头碱、次乌头碱、新乌头碱、塔拉胺、川乌碱甲、川乌碱乙。

【药理作用】　①有强心作用大剂是引起心脏抑制，但可引起心房纤维颤动。②乌头碱有降血压作用其降压作用可被苯海拉明消除。③有抗炎作用。④对中枢神经有镇痛麻醉作用和局部麻醉作用。⑤乌头毒性较大，炮制后毒性降低，乌头中毒可引起流涎、恶心、呕吐、腹泻、四肢麻木乃至全身麻木、手足抽搐、大小便失禁、血压体温下降等，应及时抢救，普鲁卡因和大剂量阿托品可抢救乌头中毒，中药甘草、绿豆、牛乳有解毒作用。

【性味与功能】　辛、苦、热，有毒（生川乌有大毒）；归心、肝、肾、脾经；祛风除湿、温经止痛。天雄作用与乌头相同。

【临床应用】　①用于风湿寒痹、关节疼痛，单方研服、泡酒服或配伍牛膝、苍术等煎服。②用于心腹冷痛，寒疝作痛，配伍桂枝煎服。③用于中药麻醉。

【用法用量】　1.5～3 克，宜先煎久煎。

【备注】　孕妇慎用；不宜与贝母、半夏、白及、白蔹、天花粉、瓜蒌、犀角同用。

499. 草　乌

为毛茛科植物北乌头［Aconitum kusnezoffii Reichb.］的干燥块根，《本经》下品，收载于 2000 年版《药典》。主产于东北，秋季采挖，以清水泡洗至不麻舌时切片晒干入药。

【化学成分】　与川乌相似。

【药理作用】　与川乌相似。

【性味与功能】 同川乌。

【临床应用】 同川乌、常与川乌合用。

【用法用量】 1.5～3 克煎服。

【备注】 同川乌。

500. 海桐皮

【别名】 刺桐皮、丁皮。

为豆科植物刺桐或乔木刺桐［Erythrina variegata L. var orientalis Merr. 或 Eythrina arborescens Boxb.］的皮。收载于 1977 年版《药典》。主产于广东、广西等地。全年可采，切丝晒干入药。

【化学成分】 含刺桐录碱、氨基酸、有机酸、刺桐定、刺桐新碱等。

【药理作用】 ①对横纹肌有松弛作用。②对中枢神经有镇静作用。③水浸液对多种致病皮肤真菌有抑制作用。

【性味与功能】 苦、平；入肝、肾经；祛风湿、通络、止痛。

【临床应用】 ①用于腰膝肩臂疼痛，多与牛膝、川芎、羌活、五加皮等配伍煎服。②用于皮肤湿疹，水煎洗。

【用法用量】 3～9 克煎服。

【备注】 芸香科植物樗叶花椒树皮称"浙桐皮"，五加科植物刺楸的树皮称"川桐皮"，亦收载于 1990 年版《药典》。部分地区习用，其"性味功能"、"临床应用"等均同海桐皮。

501. 海风藤

为胡椒科植物海风藤的［Piper futokadsura Sieb et Zucc.］的干燥藤茎、收载于 2000 年版《药典》。主产于南部各省，夏秋采割，切段晒干入药。

【化学成分】 含挥发油类。

【药理作用】 ①有抗炎，抑制肿痛作用。②有止咳作用。

【性味与功能】 辛、苦，微温；归肝经；祛风湿、通经络、止痹痛。

【临床应用】 用于风寒湿痹、四肢关节疼痛、筋脉拘挛、屈伸不利。多入汤剂。

【用法用量】 6～12克煎服。

【备注】 海风藤在我国各地使用较复杂，四川、湖北、广西等地所用海风藤为松萝科节松萝；广东、广西亦以木兰科植物异型南五味子作海风藤；江苏以木通科植物五叶木通作海风藤、湖南、福建以石南为海风藤，全国大部分地区还以胡椒科植物山蒟、毛蒟作海风藤使用。

502. 青风藤

为防己科植物青藤、毛青藤[Sinomenium acutum（Thunb）Rehnb，et Wils. Sinomenium acutum（Thuub）Reunb et Wils. Var Cinereum R，et W.]的干燥藤茎。收载于1990年版《药典》。产于南方各地。

【化学成分】 含青藤碱、双青藤碱、木兰花碱、防己碱、白兰花宁、十六酸甲酯等。

【药理作用】 ①对中枢神经系统有镇痛、镇静作用、并有镇咳、镇吐作用。②有降血压作用。③对胃肠道有兴奋作用。④有抗炎作用。⑤对滴虫、疟原虫有抑制作用。⑥青藤碱是目前的所知的植物中最强的组织胺释放剂，皮下注射产生明显痒感。

【性味与功能】 苦、辛、平；归肝、脾经；祛风湿、通经络、利小便。

【临床应用】 用于风湿痹痛、关节肿胀、麻痹瘙痒。可单方煎服、外洗，或复方使用。

【用法用量】 6～12克煎服。

503．络石藤

为夹竹桃科植物络石［Trachelospermum jasminoides（Lindl）Lem.］的干燥带叶藤茎，《本经》上品，收载于 2000 年版《药典》。主产于河南、山东、安徽等地。全年可采，晒干入药。

【性味与功能】　苦、微寒；归心、肝、肾经；祛风通络、凉血消肿。

【临床应用】　①用于风湿热痹、筋骨拘挛、腰膝痠痛，络石藤、五加皮各 30 克，水煎服，或泡酒服。②用于跌打损伤、外敷络石藤粉。③治喉痹，络石藤 60 克水煎徐徐服之。

【用法用量】　6～12 克煎服。

【备注】　络石藤同名异物者甚多，以往全国作络石藤用的植物还有：卫矛科植物扶芳藤：江苏、河南、湖北；茜草科植物穿根藤（广东）；木兰科植物中华五味子（云南部分地区）；葡萄科植物爬山虎（江苏徐州）；桑科植物地枇杷（贵州）；豆科植物香花崖豆藤（四川部分地区）；夹竹桃科植物亚洲络石等地上部分。

504．石楠叶

【别名】　风药、红树叶、石楠藤。

为蔷薇科植物石楠［Photina serrulata Lindl］的干燥叶。《本经》下品，载于 1977 年版《药典》。主产于湖南、湖北、广东、四川、云南、河南、江苏。全年可采，晒干切丝入药。

【化学成分】　含氰甙。

【药理作用】　①可杀死血吸虫、也能杀灭钉螺。②可抑制心脏、降低血压。

【性味与功能】　辛、苦、平，有小毒；祛风、通络、益肾。

【临床应用】　用于风湿痹痛、腰痛痠痛、足膝无力、偏头痛等。可单方或复方入煎剂或酒剂。

【用法用量】 4.5～9克。

505. 石楠藤

【别名】 爬岩香、巴岩香。

为胡椒科植物巴岩香［Piper wallichii（Miq）H.-M. var hupehense（DC.）H-M.］的茎、叶。收载于《全国中草药汇编》。产于湖南、湖北、四川。全年可采，切段晒干入药。

【性味与功能】 辛、温；祛风湿、强腰膝、止痛、止咳。

【临床应用】 ①用于风湿痹痛、扭挫伤、腰膝无力、痛经，配伍牛膝、独活等煎服。②用于风寒感冒、咳嗽气喘，配伍清热药煎服。

【用法用量】 9～15克煎服。

【备注】 石楠藤同名异物者甚多，全国部分地区作石楠藤使用的植物有：胡椒科植物山蒟、风藤、蛤蒌、毛蒟、海南蒟；蔷薇科植物石楠（河北、江苏、安徽）；夹竹桃科植物络石藤（吉林、陕西、江西、河南）等。

506. 黑风藤

为番荔枝科植物多花瓜馥木［Fissistigma polyanthum（Hook. f. et Thoms.）Merr.］的藤茎。收载于1977年版《药典》。产于南方，全年可采，晒干入药。

【性味与功能】 涩、微辛、温；祛风湿、强筋骨、活血止痛。

【临床应用】 用于风湿性关节炎、小儿麻痹后遗症。多单方或复方煎服。

【用法用量】 60～120克煎服。

507. 千年健

为天南星科植物千年健［Homalomena occulta（Lour）Schott］

的干燥根茎。收载于 2000 年版《药典》。产于广西、云南。全年可采，晒干切片入药。

【化学成分】　含挥发油。

【性味与功能】　苦、辛、温；归肝、肾经；祛风除湿、健筋骨。

【临床应用】　用于风寒湿痹、腰膝冷痛、下肢拘挛麻木等，多与地枫、牛膝等配伍水煎泡酒服。

【用法用量】　4.5～9 克煎服。

508. 地枫皮

为木兰科植物地枫的[Kochia scoparia（L.）Schrad]的干燥树皮，收载于 2000 年版《药典》。产于南方。春秋采皮晒干入药。

【性味与功能】　微辛、涩、温，有小毒；归膀胱经、肾经；祛风除湿、行气止痛。

【临床应用】　用于风湿痹痛、腰肌劳损：常与千年健、鸡血藤配伍，水煎或泡酒服。

【用法用量】　6～9 克煎服。

509. 虎　刺

【别名】　刺虎、老鼠刺。

为茜草科植物虎刺[Damnacathus indicus（L.）Gaertm f.]的全株，收载于 1977 年版《药典》。产于浙江、江西、广西等地。全年可采，切段晒干入药。

【化学成分】　含虎刺素、虎刺醇、虎刺尼定、羟基虎刺素、茜素类等。

【性味与功能】　甘、苦、平；祛风湿、活络、止痛。

【临床应用】　用于风湿痹证、腰痛等。单方或复方煎服。

【用法用量】　9～15 煎服。

510. 虎 骨

为猫科动物虎[Panthetra tigris L.]的骨骼,《别录》中品,收载于 1977 年版《药典》。产于东北、华北、华南等地。虎为国家一类保护动物,药源极少,国内多用豹骨、熊骨、狗骨代替。

【化学成分】 含蛋白质、钙质、氨基酸等。

【药理作用】 ①有抗炎作用。②有镇痛、镇静作用。

【性味与功能】 辛、温,无毒;入肝、肾经;强筋骨、祛风湿、止痛。

【临床应用】 用于关节筋骨痠痛、腰腿软弱无力、风寒湿痹。多单方或复方配药酒或丸、散剂。

【用法用量】 3～6 克。

【备注】 虎骨目前禁止药用。可以狗骨、猫骨代替。

511. 豹 骨

为猫科动物豹[Pauthera pardus L.]干骨骼。收载于 1977 年版《药典》。产于东北、华北、华南。

【化学成分】 与虎骨相似。

【药理作用】 参考虎骨。

【性味与功能】 辛、温;入肝肾经;强筋骨、祛风湿、止痛。

【临床应用】 同虎骨。多代替虎骨制成药。

【用法用量】 3～6 克泡酒或入丸散。

【备注】 由于虎骨稀少,常用豹骨代替。此外可以替虎骨作用的尚有:熊骨、狗骨、猫骨等。其用量为虎骨的 2～4 倍。近年研究证明狗肉亦有抗风湿作用。

512. 雪上一枝蒿

【别名】 短柄乌头。

为毛茛科植物短柄乌头［Aconitum brachypodum Diels］的块根。收载于 1977 年版《药典》。产于四川西南。

【化学成分】 含乌头碱、乌头次碱、一枝蒿素等多种生物碱。

【药理作用】 ①有镇痛作用。②兴奋迷走神经，作用与乌头相似。③毒性与乌头相似。

【性味与功能】 苦、辛、温，有大毒；祛风镇痛。

【临床应用】 同川乌。

【用法用量】 25～50 毫克，极量 70 毫克。

【备注】 孕妇禁用。

513. 叶底珠

为大戟科植物叶底珠［Securinega suffruticosa（Pall）Rehd］的叶、花入药。产于东北、华南。春秋可采，晒干入药。收载于《中药大辞典》。

【化学成分】 含一叶荻碱，二氢一叶荻碱、羟基一叶荻碱等多种生物碱。

【药理作用】 ①神经兴奋剂，可兴奋脊髓神经，其作用机制与士的宁相似。②为胆碱酯酶抑制剂。③可促进面神经麻痹恢复。④有兴奋呼吸、降低血压作用。

【性味与功能】 甘、苦、平，有毒；祛风除湿、活血、补肾强筋。

【临床应用】 ①用于面神经麻痹，一叶荻碱面部穴位注射。②用于小儿麻痹后遗症，一叶荻碱注射液穴位注射 4～14 毫克。③治眩晕、耳聋、神经衰弱、阳痿等。一叶荻肌肉注射。

【用法用量】 肌注和穴位注射。

【备注】 本品一般用于提一叶荻碱作注射剂用。

514. 八角枫

【别名】　白龙须、白筋条。

为八角枫科植物八角枫［Alangium chinense（Lour）Harma.］的根、须根或树皮。收载于1977年版《药典》。产于长江流域，全年可采，晒干入药。

【化学成分】　含生物碱、酚类、有机酸等。

【药理作用】　①有松弛肌肉及镇痛作用。②有抗早孕、抗着床作用。③大剂量可引起血压下降，呼吸停止，血压消失。④对肉瘤180有抑制作用。⑤对溶血性链球菌，葡萄球菌有抑制作用。⑥毒性：剂量过大可引起中毒，中毒症状表现为头晕、眼花、呕吐、腹痛，腹泻、并影响肝功，解救方法是饮糖水或注射高渗葡萄糖。

【性味与功能】　辛、微温，有小毒；祛风除湿、舒筋活络、散瘀止痛。

【临床应用】　①用于四肢麻木，八角枫3%的酒剂，男每次15克、女每次10毫升，日服2次。②用于风湿痹痛，跌打损伤，八角枫。巴戟天30克，鸡血藤50克、泡酒500毫升，每服15毫升。

【用法用量】　3～9克煎服。

515. 丁公藤

【别名】　包公藤。

为旋花科植物丁公藤［Erycibe obtusifolia Benth］的根及茎。收载于2000年版《药典》。产于广东、广西、云南。全年可采，洗净蒸3小时，晒干入药。

【性味与功能】　辛、温；小毒。祛风除湿、消肿止痛。

【临床应用】　用于风湿痹痛、半身不遂、跌打损伤，多制成针剂供注射用。也可入酒剂，汤剂及外用。

【用法用量】　口服：3～6克入酒剂或丸散。

【备注】　体虚者及孕妇禁用。

516．九里香

【别名】　千里香、五里香、满山香。

为芸香科植物九里香［Murraya paniculata（L.）Jack］的干燥叶及带叶嫩枝。收载于2000年版《药典》。产于广东、广西、福建等地，全年可采，晒干入药。

【化学成分】　含挥发油类，油中含荜澄茄烯、丁香烯、丁香油酚、香矛醇、九里香素，香豆精等。

【药理作用】　①石油醚提取物有松弛平滑肌作用。②水煎剂对致病皮肤真菌有抑制作用。

【性味与功能】　辛、微苦、温，有小毒；归心、肝、肺经；行气止痛、活血散瘀、祛风。

【临床应用】　①治风湿痹痛、胃痛，九里香10克水煎服。②用于局部麻醉。③用于牙痛、跌打损伤、蛇虫咬伤、湿疹、水煎浓汁外洗。

【用法用量】　6～12克煎服外作用。

517．汉桃叶

【别名】　七叶莲、七叶藤。

为五加植物广西鹅掌紫［Schefflera Kwangsiensis Merr ex li］的茎枝或带叶茎枝。收载于1977年版《药典》。产于江西、广西、云南等地。全年可采、晒干入药。

【性味与功能】　微苦、涩、温；祛风止痛、舒筋活络。

【临床应用】　用于风湿痹痛、关节炎、类风湿性关节炎、跌打损伤，单方或复方煎服，外用鲜汉桃叶捣烂敷。

【用法用量】　15～30克煎服。

【备注】 孕妇禁用。

518. 祖司麻

【别名】 祖师麻、黄瑞香。

为瑞香科植物黄瑞香、陕甘瑞香或凹叶瑞香［Daphne giraldii Nitsche. Daphne tantutica Maxim 或 Daphne retusa Hemsl］的皮。收载于 1977 年版《药典》。产于西北、西南地区。秋季采集、晒干入药。

【性味与功能】 辛、苦、温，有小毒。祛风湿，活血止痛。

【临床应用】 用于风湿痹痛、关节炎、类风湿性关节炎、跌打损伤，祖司麻、独活、牛膝各 6 克，水煎服。

【用法用量】 3～6 克煎服。

519. 寻骨风

为马兜铃科植物绵毛马兜［Aristolochia mollissima Hance］的干燥全草，收载于 1977 年版《药典》。产于长江流域，春秋采集，切段晒干入药。

【化学成分】 含生物碱、挥发油、内脂等。

【药理作用】 ①对大鼠甲醛性关节炎有明显的抗炎作用。②对类风湿性关节炎有止痛、消肿、改善关节功能作用。

【性味与功能】 辛、苦、平；祛风、活络、止痛。

【临床应用】 ①用于风湿痹痛、关节瘦痛、跌打损伤，寻骨风 150 克、白酒 500 毫升、泡 1 个月，每服 10 毫升。②治胃腹疼痛、疝痛，寻骨风 10 克，水煎服。

【用法用量】 9～15 克煎服。

520. 油松节

为油松、马尾松或赤松、红松、云南松［Pinus sabulaeformis

Carr, Pinus massoniana Lamb 等]松树的干燥状节或分枝节。收载于 1977 年版《药典》。全国均产，全年可采。

【化学成分】 含挥发油、树脂等。

【性味与功能】 苦、温；祛风湿、止痛。

【临床应用】 用于关节疼痛、伸屈不利、大骨节病，松节，红花各 10 克，水煎服。

【用法用量】 9～15 克煎服。

521. 徐长卿

为萝藦科植物徐长卿[Cynanchum paniculatum（Bge）Kitag.]的干燥根及根茎。收载于 1990 年版《药典》。全国均产，夏秋采挖、阴干入药。

【化学成分】 含丹皮酚、和微量生物碱。

【药理作用】 ①有镇痛作用。②可减慢心律。③能促使小鼠心肌对铷的摄取，增加冠脉流量，改善心肌代谢，缓解心脏缺血。④丹皮酚有降压作用。⑤有镇静作用。⑥对痢疾杆菌，金黄色葡萄球菌有抑制作用。

【性味与功能】 辛、温；归肝、胃经；祛风化湿、止痛止痒。

【临床应用】 ①用于风湿痹痛，徐长卿 30 克，白酒 250 毫升，泡 7 天，每天服 60 毫升，分 2 次服。②用于牙痛，徐长卿 15 克，水煎，含漱服。③治毒蛇咬伤、跌打损伤、神经性皮炎、腰痛、胃脘痛，单方煎服或外用。

【用法用量】 3～12 克煎服，不宜久煎。

522. 野木瓜

为木通科植物野木瓜[Stauntonia chinensis DC.]的茎叶。收载于 1977 年版《药典》。产于广东、广西。全年可采，晒干入药。

【化学成分】 含皂甙、酚类、氨基酸等。

【药理作用】 有镇痛作用。

【性味与功能】 微苦、平；祛风止痛，舒筋活络。

【临床应用】 用于三叉神经痛、坐骨神经痛、神经性头痛、风湿性关节炎，多单方水煎服用。

【用法用量】 9～15克煎服。

523. 白云花根

【别名】 滇独活、香白芷。

为伞形科植物白云花［Heracleum rapula Franch］的干燥根、收载于1977年版《药典》。产于云南、西藏。春秋采挖，切片晒干入药。

【性味与功能】 苦、辛、温；祛风湿、止痛、止咳平喘。

【临床应用】 用于风湿痹痛、脘腹痛、风寒咳嗽、支气管炎等，单方或煎服。

【用法用量】 3～9克煎服。

524. 鹿衔草

【别名】 鹿蹄草、鹿寿草、破血丹。

为鹿蹄草科植物鹿蹄草或普通鹿蹄草［Pyrola calliantha H. Andres，Pyrola decorata H Andres］的干燥全草。收载于2000年版《药典》。产于东北、新疆、内蒙等地。全年可采。晒干入药。

【化学成分】 含熊果酚甙、挥发油、苦杏仁酶、糖类等。

【药理作用】 ①醚提取物有强心作用。水、醇提取物有降血压作用。②有降尿糖作用和泌尿路杀菌作用。③有避孕作用。④有抑菌作用。

【性味与功能】 苦、平。祛风止痛、强筋骨、止血。

【临床应用】 ①用于风湿痹痛、腰膝无力，鹿衔草15克、鸡血藤15克，水煎服。②用于月经过多、久咳久嗽，鹿蹄草、朱砂七各 10 克、地龙、人参各 6 克，水煎服。

【用法用量】 9～15 克煎服。

525. 过岗龙

【别名】 榼子藤。

为豆科植物榼［Entada phaseolodes（L.）Merr.］的干藤茎。收载于 1977 年版《药典》。产于福建、台湾、广东、广西、云南。全年可采，切片蒸后晒干入药。

【化学成分】 含皂甙、黄酮类、氨基酸等。

【药理作用】 有泻下作用、对消化道有刺激。

【性味与功能】 涩、微苦、凉，有小毒；祛风湿、活络行瘀。

【临床应用】 用于风寒湿痹、腰腿疼痛、跌打损伤，单方水煎服。

【用法用量】 9～15 克煎服。

【备注】 其种仁也入药，称"猪腰子"，为利水药。其皮与种子均有毒性，过量可发生中毒，中毒者以肾上腺素或麻黄素解救。

526. 四方藤

【别名】 宽筋藤、伸筋藤、风藤。

为葡萄科植物四方藤［Chrysanthemum lavandulaefolium（Fisch）Makino］的干燥藤茎。收载于 1977 年版《药典》。产于广西，秋季采割，切片、晒干入药。

【性味与功能】 酸、辛、平；祛风湿、舒筋络、去瘀生新。

【临床应用】 用于风寒湿痹、腰肌劳损，煎服或泡酒服。

【用法用量】 15～30 克煎服。

527. 丢了棒

【别名】 追风棒、赶风柴。

大戟科植物白桐树[Claoxylon polot（Burm）Merr]的带叶嫩枝，收载于1977年版《药典》。产于云南、广东、广西。秋季采收，切段晒干入药。

【性味与功能】　淡、辛、平，有小毒；祛风湿、散瘀止痛。

【临床应用】　用于风湿痹痛、外伤瘀血作痛，煎服。

【用法用量】　12～18克煎服。

【备注】　孕妇与体弱者禁用。

528. 称钩风

【别名】　毛防己

为防己科植物中华称钩风[Diploclisia chinensis Merr]的干燥根及茎。收载于1977年版《药典》产于湖南、湖北。四季可采，切片入药。

【性味与功能】　微苦、平；祛风湿、活血、利尿。

【临床应用】　用于风湿性关节炎、跌打损伤、小便不利，水煎服。

【用法用量】　9～15克煎服。

529. 黑老虎根

【别名】　冷饭团、万丈红、钻骨风。

为木兰科植物厚叶五味子[Kadsura coccinea（Lem）A. C. Smith]的干燥根及茎，收载于1977年版《药典》。产于江西、湖南、广西、云南等地。四季可采，切片晒干入药。

【化学成分】　含生物碱、酚类、挥发油、三萜等。

【性味与功能】　辛、温；行气、活血、祛风、止痛。

【临床应用】　①用于风湿痹痛，黑老虎、鸡血藤各20克，水煎服。②用于痛经、胃痛，黑老虎、乌药各15克，水煎服。③用于跌打损伤，水煎内服或洗。

【用法用量】 9～18克煎服。

530. 金铁销

【别名】 独钉子、对叶七、穿石甲。

为石竹科植物金铁销[Psammosilene tunicoides W. C. Wu et C. Y. Wu]的干燥根。收载于1977年版《药典》。产于贵州、云南等地。秋、冬采挖,去外皮晒干切片入药。

【性味与功能】 辛、温,有小毒;散瘀、消炎、祛风湿、止痛。

【临床应用】 ①用于跌打损伤、风湿痹痛、胃痛,水煎服。②外用治疮疖、蛇咬伤。

【用法用量】 0.5克水煎或入丸散。

【备注】 孕妇禁用,本品有毒,中毒症状为咽喉肿、呼吸不畅、用甘草、红糖汤解。

531. 五指毛桃

【别名】 五指榕、粗叶榕、五爪龙。

为桑科榕属植物五指毛挑[Ficus simplicissima Lour](粗叶榕)的干燥根。收载于1977年版《药典》。产于南部及西南地区。全年可采,切片晒干入药。

【化学成分】 含生物碱类。

【药理作用】 ①有止咳、祛痰作用。②对金黄色葡萄球菌、甲型链球菌有抑制作用。

【性味与功能】 辛、甘、平;化湿舒筋、健脾、止咳。

【临床应用】 ①用于风湿痹痛、腰痛,配伍寄生、三叉苦、鸡血藤等煎服。②用于慢性气管炎,配伍鱼腥草、羊耳菊等煎服。③用于脾虚浮肿,单方煎服。

【用法用量】 15～30克煎服。

532. 茅莓

为蔷薇植物茅莓 [Rubus parvifolius L.] 的地上部分，收载于1977年版《药典》。全国均产，秋季采挖、切段晒干入药。

【化学成分】 含黄酮甙、鞣质、糖类等。

【药理作用】 对金黄色葡萄球菌、痢疾杆菌、绿脓杆菌、变形杆菌、大肠杆菌及钩端螺旋体有抑制作用。

【性味与功能】 苦、涩、微寒；祛风湿、活血消肿、清热解毒。

【临床应用】 用于风湿痹痛、跌打损伤、痈疮肿毒。泌尿路感染、过敏性皮炎等。水煎服或鲜品捣烂外用。

【用法用量】 15～30克煎服。

533. 桃儿七

【别名】 桃耳七、小叶莲、鬼臼。

为小檗科植物鬼臼 [Podophyllum emodi Wall. Var. chinensis Sprague] 的根及茎。收载于1977年版《药典》。产于陕西、青海、四川、西藏。秋季采挖，晒干入药。

【性味与功能】 苦、微温，有小毒；祛风湿、利气活血、止痛、止咳。

【临床应用】 用于风湿痹痛、四肢麻木、跌打损伤、风寒咳嗽、月经不调等。可解铁棒锤中毒。单味水煎服。或泡酒。

【用法用量】 3～6克煎服。

【备注】 孕妇禁用。

534. 丝瓜络

为葫芦科植物丝瓜 [Luffa cylindrica (L.) Roem] 的干燥成熟果实的维管束。收载于2000年版《药典》。全国均产，果老熟时采，去皮及果肉洗净晒干入药。

【**性味与功能**】　甘、平；归肺、胃、肝经；通络、活血、祛风。

【**临床应用**】　用于痹痛拘挛、胸胁胀痛、乳汁不通，多配伍活血化瘀药或祛风湿药煎服。

【**用法用量**】　4.5～9 克煎服。

第十五章　补　益　药

　　虚证是正气不足，机能衰弱的临床表现，主要为：精神萎靡、肢体倦怠无力、语声低微、心悸气短、自汗盗汗、舌淡少苔、舌质胖嫩、脉细弱无力或腹胸胀满以及疼痛喜按等。虚证又可分为"气虚"、"血虚"、"阴虚"、"阳虚"。

　　凡是能滋补人体气血阴阳不足、调整机能、消除虚弱的药物，称之为"补益药"或"滋补药"。

　　根据虚证的种类，补益药又可分为补气药、补血药、补阴药、补阳药。

　　补益药对气滞或实热及实邪不尽的病不宜用，以免留邪。但如病邪未清而正已虚的，可于祛邪药物中适当地加入补益药以扶助正气，增加去邪力量。

一、补气药

535. 人　参

　　为五加科植物人参［Panax ginseng C. A. Mey］的干燥很，《本经》上品，收载于 2000 年版《药典》。产于东北及朝鲜，野生者称"山参"，人工栽培者为"圆参"。圆参不经加工洗净者为"生晒参"。擦去外皮经糖制者为"白参"，蒸后干燥后为"红参"。

　　【化学成分】　含多种人参皂甙、人参醇、人参烯、多种糖类，多种维生素，多种氨基酸、人参酸、胆碱、甾醇类、黄酮类及挥发油。

【药理作用】 ①对中枢神经系统的作用：a.对高级神经活动有增强作用，可使记忆增强，提高反应能力，改善脑疲劳，增强识别能力。b.猫用人参0.2克/千克量，可产生中等脑电图步化现象。c.有镇静、镇痛、作用。d.人参干浸膏小剂量能使脑干的多巴胺，去甲肾上腺素明显增加，5-HT减少。而大剂量则使皮质及脑干中腺苷酸环化酶活性降低，使脑干AMP含量明显下降。②对心肌小剂量兴奋，大剂量抑制。③可增强人体的对有害因素如感染、高温、低温、失血、毒物、放射线等因素的侵害，有适应原样作用。④有降血糖作用。⑤可促进动物性腺功能。⑥对动物可增加体重使血浆白蛋白上升，有改善贫血作用。⑦可增强网状内皮系统的功能，剂量过大反而抑制。⑧人参皂甙有溶血作用。⑨对艾氏腹水癌的生长有抑制作用，对变形细胞有趋于正常化作用，因此有抗癌作用。⑩有抗衰老，延长寿命作用。⑪对传出神经，小剂量兴奋，大剂量抑制。⑫有抗休克作用，人参可使狗从失血或窒息状态中恢复健康。⑬毒性：人参毒性较低，常用量无任何异常感觉，口服3%人参酊10ml有较轻度兴奋或不安，口服200ml可出现玫瑰痒疹。头晕等症状，再加剂量可出现体温升高和出血，出血是人参中毒典型症状。小鼠LD_{50}在5克/千克以上。

【性味与功能】 甘、微苦、平；归脾、肺、心经；大补元气，复脉固脱，补脾益气，生津，安神。

【临床应用】 ①用于体虚欲脱、肢冷脉微，如生脉饮。②用于脾虚食少，肺虚咳喘、津伤口渴、内热消渴、久病体赢、惊悸失眠、阳痿宫冷等虚证，配方入丸、散、片、汤剂。③用于心力衰竭，人参30~50克，水煎服。④有用于多种抗衰老剂。

【用法用量】 3~9克。

【备注】 不宜与藜芦同用。

536. 党　参

【别名】　东党、台党、潞党、口党、西党。

为桔梗科植物党参、素花党参、川党参［Codopsis pilodsula（Franch）Nannf. Codonopsis pillosula Nannf. ver modesta（Nannf）L. T. shen 或 Codonopsis tangshen OLIV.］的干燥根，收载于 2000 年版《药典》。产于东北、华北、西北、四川。多人工栽培，秋季采挖，洗净、晒搓干燥入药。

【化学成分】　含皂甙、生物碱、多种糖类、黏液质、树脂等。

【药理作用】　①可增加红细胞数，改善贫血。②对因化疗和放射疗法产生的白细胞下降有治疗作用。③有降血糖作用。④有强心作用。⑤可促进血液凝固。⑥有收缩子宫作用。⑦有抗炎作用。⑧有提高心输出量，扩张外周血管和降血压作用。

【性味与功能】　甘、平；归脾、肺经；补中益气，健脾益肺。

【临床应用】　用于脾肺虚弱、气虚心悸、食少便溏、虚喘咳嗽、内热消渴等多种气虚证。多复方应用，入丸剂或汤剂。

【用法用量】　9～30 克煎服。

【备注】　不宜与黎芦同用。

537. 太子参

【别名】　孩儿参，童参。

为石竹科植物孩儿参［Pseudostelaria heterophylla（Miq）Pax ex Hoffm］的干燥块根，收载于 2000 年版《药典》。主产于东北、华北等地。秋季采挖，煮透晒干入药。

【化学成分】　含皂甙、淀粉、果糖等。

【性味与功能】　甘、微苦、平；归脾、肺经；益气健脾、生津润肺。

【临床应用】　①用于脾虚体倦、食欲不振、病后体虚、肺燥咳嗽，配伍补气，健脾药煎服。②用于气阴不足、自汗口渴，太子参、浮小麦各 15 克，水煎服。③用于急慢性肝炎，孩儿参、玉米须各 30 克，水煎服。

【用法用量】　9～30 克煎服。

538. 手　参

【别名】　手掌参、阴阳参。

为兰科植物手参［Gymnadenia conopsea R. Br.］的干燥块根。收载于 1977 年版《药典》。产于东北、华北、西北等地。秋季采挖，水煮晒干入药。

【化学成分】　含皂甙、蛋白质、糖类、无机盐等。

【性味与功能】　甘、苦、平；入脾、肺经；益肾、健脾、生津、止血。

【临床应用】　用于久病体虚、肺虚咳喘、失血、久痢久泄、阳痿，多配伍百合、大枣、寸冬、金银花等复方煎服。

【用法用量】　3～9 克。

539. 土党参

【别名】　羊乳、奶参。

为桔梗科植物土党参［Campanumoea javanica BL］的干燥根，收载于 1977 年《药典》，产于广西、四川、云南等地，秋季采挖，晒干入药。

【性味与功能】　甘、平；健脾、补肺、益气生津。

【临床应用】　用于体倦无力、肺虚咳嗽、脾虚泄泻、乳汁稀少等。多配伍黄芪、当归等煎服。

【用法用量】　9～15 克煎服。

540．蓝花参

【别名】 细叶沙参、拐棍参。

为桔梗科植物蓝花参［Wahlenbegia. marginata（Thunb）A. DC.］的干燥根及全草。收载于 1977 年版《药典》。产于长江流域，秋季挖根，全年采全草，晒干入药。

【性味与功能】 甘、微苦、温；补虚健脾，止咳化痰。

【临床应用】 用于虚损劳伤、虚弱咳嗽、白带、月经不调、高血压等。多单方煎服。

【用法用量】 9～30 克煎服。

541．蓝布正

【别名】 追风七、水扬梅、见肿消(陕西)。

为蔷薇科植物南水扬梅或水扬梅［Geum japonicum Thunb var chineuse 或 Geum aleppicum Jacq.］的根及全草。收载于 1977 年版《药典》。产于陕西、四川、云南等地。春秋采收、晒干入药。

【性味与功能】 益气、补血、养阴、健脾、润肺化痰。

【临床应用】 用于虚损劳伤、虚弱咳嗽、白带、月经不调、高血压等。多单方煎服。

【用法用量】 9～30 克煎服。

542．白 术

【别名】 于术、冬术、山精。

为菊科植物白术［Atractylodes macrocephala koidz］的干燥根茎。《本经》上品，收载于 2000 年版《药典》。全国均有栽培，初冬采挖、洗净、切片、晒干、生用或炒用。

【化学成分】 含挥发油、油中主要含苍术醇、苍术酮等。并含维生素 A 等。

【药理作用】 ①有利尿作用，利尿作用服药后 2 小时达高峰，维持 1.5 小时，尿中钠的排出量增加 32 倍，氯、二氧化碳的排除量及 pH 值均有增高。②有降血糖作用和保肝作用。③可升高因放疗引起的白细胞下降。④白术油有镇静作用。⑤有抗血凝作用。⑥可增加小鼠的游泳能力，增强网状内皮系统的吞噬功能，强壮体力，增进抗病能力。⑦对常见皮肤真菌有抑制作用。⑧有抗肿痛作用。

【性味与功能】 苦、甘、温；归脾、胃经；健脾益气、燥湿利水、止汗、安胎。

【临床应用】 用于脾虚食少、腹胀、腹泻、痰饮眩晕、水肿、胎动不安、自汗、消化不良。多复方配伍补气、健脾药等煎服或入丸散、片剂等。

【用法用量】 6～12 克煎服。

543. 黄芪

【别名】 绵芪。

为豆科植物蒙古黄芪、膜荚黄芪的［Astragalus. membranaceus（Fisch）Bge varmongholicus（Bge）Hsiao 或 Astragalus. membranceus（Fisch）Bge］干燥根。《本经》上品，收载于 2000 年版《药典》。产于东北、华北、西北、内蒙、四川等地。秋季采挖，晒干切片入药或蜜制入药。

【化学成分】 含黄酮类、胆碱、甜菜素、谷甾醇、亚油酸、糖类等。

【药理作用】 ①有利尿作用。且维持时间长，不产生耐受性，尿中钠含量增加。②对动物实验性肾炎有治疗作用。③有强壮作用，并有护肝作用。④有降压和强心作用。⑤有抗胃溃疡作用。⑥有镇静作用。⑦有降血糖作用。⑧有收缩子宫作用。⑨对痢疾杆菌、溶血性链球菌、白喉杆菌、肺炎双球菌、葡萄球菌、枯草杆菌等有抑制作用。⑩可延长细胞的生长寿命，有抗衰老作用。⑪有抑制血小板凝集，降低血黏度作用。⑫对中枢系统，能增加学习记忆，有利于大脑的信息贮存作用。

【性味与功能】 甘、温；归肺、脾经；补气固表，利尿托毒，排浓，敛疮生肌。

【临床应用】 ①用于气虚力乏、食少便溏，配伍健脾药煎服。②用于中气下陷脱肛，久痢久泻，配附子或单方煎服。③治体虚自汗，玉屏风散。④治疮疡久不收口，配金银花、五味子等煎服。⑤用于糖尿病、慢性肾炎、气虚水肿、单方或复方水煎服。

【用法用量】 9～30克煎服。

544. 山 药

为薯蓣科植物薯蓣[Dioscorea opposita Thunb]的干燥根茎《本经》上品，收载于2000年版《药典》。全国均有栽培，冬季采挖，竹刀刮去外皮，切片入药或炒黄入药。

【化学成分】 含皂甙、胆碱、蛋白质、淀粉、黏液质等。

【药理作用】 ①有助消化作用。②有止泻作用。③有祛痰作用。

【性味与功能】 甘、平；归脾；肺、肾经；补脾养胃、生津益肺、补肾涩精。

【临床应用】 用于脾虚食少、久泻不止，肺虚咳喘、肾虚遗精、带下、尿频、虚热消渴、麸炒山药补脾健胃，用于脾虚食少、泄泻便溏白带过多等。多复方使用，配伍健脾、补气药或补阳药同用。

【用法用量】 15～30克煎服。

545. 白扁豆

为豆科植物扁豆[Dolichos lablab L.]的干燥成熟种子，《别录》中品，收载于 2000 年版《药典》。全国均有，种子成熟时采，晒干炒黄入药。

【性味与功能】 甘、微温；归脾胃经；健脾化湿。和中消暑。

【临床应用】 用于脾胃虚弱、食欲不振、大便溏泻、白带过多、暑湿吐泻、胸闷腹胀；炒扁豆化湿作用增强，用于脾虚泄泻、白带过多等。多复方入汤剂或丸散剂。

【用法用量】 9～15 克。

546. 大 枣

为鼠李科植物枣 [Ziziphus jujuba Mill] 的干燥成熟果实。《本经》上品，收载于 2000 年版《药典》。全国均产，果实成熟时采，晒干入药。

【化学成分】 含蛋白质、糖类、有机酸、维生素 A、B、C 及无机元素钙、磷、铁等。

【药理作用】 ①可使动物体重明显增加，增加肌力和耐力。②对实验性动物肝损伤有保护作用。③可增加血清总蛋白与白蛋白。

【性味与功能】 甘、温；归脾、胃经；补中益气，养血安神。

【临床应用】 用于脾虚食少、乏力便溏、妇人脏躁。过敏性紫癜，常与白术、人参、甘草等配伍使用。另外有降低血谷转酶作用。用于急慢性肝炎，大枣、花生、冰糖各 30 克、每日一剂，30 天为 1 疗程。

【用法用量】 6～15 克煎服。

547. 甘 草

【别名】 粉甘草。

为豆科植物甘草、胀果甘草、光果甘草 [Glycyrrhiza uralensis

Fisch. Glycyrrhiza inflata Bat Glycyrrhiza glara L.]的干燥根茎。《本经》上品，收载于 2000 年版《药典》。产于东北、华北、西北等地。春秋采挖，晒干切段入药。

【化学成分】 含甘草甜素、甘草酸、三皂萜甙、甘草醇、有机酸、烟酸、微量挥发油等。

【药理作用】 ①对多种致病毒素有解毒作用，并能增强肝脏的解毒功能。能解急性氯化铵中毒，能显著降低吡唑酮类、组织胺、水合氯醛，乌拉坦，可卡因，苯、砷，升汞的毒性，对咖啡因，防己毒素。乙酰胆碱、毛果芸香碱、烟酸、有中度解毒作用，但对麻黄碱可增加毒性，对蛇毒、河豚鱼毒，附子中毒，有解毒作用。解毒机制为甘草甜素在肝内分解为甘草次酸和葡萄糖醛酸，二者与毒素结合而产生无毒性物质。②有抗炎和抗变态反应作用。③有祛痰、镇咳作用。④对动物实验性溃疡有抑制作用。⑤可缓解胃及肠痉挛。⑥有降血清转氨酶作用。⑦有肾上皮质激素样作用。⑧有强心作用。⑨有抗癌作用。⑩有镇痛作用。⑪毒副作用，毒性很小，但长期服用可引起浮肿和血压升高。⑫有加速胆红素排泄作用。⑬有女性激素样作用。⑭与芫花同用，可使芫花毒性增加。

【性味与功能】 甘、平；归心，肺、脾、胃经；补脾益气、清热解毒、祛痰止咳、缓急止痛、调和诸药。

【临床应用】 ①用于脾胃虚弱、倦怠无力、心悸气短、咳嗽多痰、脘腹挛急疼痛、痈肿疮毒，多配伍补气药同用。②用于缓解诸药毒性，烈性，多数方剂中均用甘草以调和诸药，使之降低毒性、增加疗效。③炙甘草增强补脾、益气、腹脉之力，用于脾胃虚弱，倦怠乏力、心悸、结代脉，配伍健脾药和养血安神药同用。

【用法用量】 1.5～9 克煎服。

548. 黄 精

【别名】 老虎姜

为百合科植物黄精、多花黄精［Polygonatum Kingianum Collet Hemsl. P. sibiricumRod. P. cyrtonema Hua］的干燥根茎。《本经》上品，收载于 2000 年版《药典》。全国均产，春秋采挖、蒸熟晒干入药。按形状不同，习称"大黄精"、"鸡头黄精"、"姜形黄精"。

【化学成分】 含醌类、烟酸、黏液质、多糖类、淀粉、强心甙等。

【药理作用】 ①对血糖呈先升后降作用。②水浸液有降血压作用。③有防止动脉粥样 硬化作用。④煎剂对痢疾杆菌，伤寒杆菌有抑制作用。⑤对常见致皮肤真菌有不同的抑制作用。⑥对疱疹病毒有抑制作用。⑦有抗衰老作用。⑧水提物明显增加 T 细胞百分率和免疫功能。⑨可抑制脂质过氧化作用。⑩可抑制胃肠道平滑肌痉挛。⑪有升高血清白蛋白作用。⑫有抗脂肪肝，对抗乙肝表面抗原和肝损伤作用。⑬可抑制嘌呤系统转化酶。

【性味与功能】 甘、平；归脾、肺、肾经：补气养阴、腱脾、润肺、益肾。

【临床应用】 ①用于脾虚弱、体倦乏力、口干食少、肺虚燥咳、精血不足、内热消渴，配伍补脾胃药或补血养阴药同煎服或入丸、散剂。②用于抗衰老剂，单方煎服，每次 10～30 克。

【用法用量】 9～15 克煎服。

549. 饴 糖

为大麦、小麦、粟、玉米等粮食经发酵糖化制成的糖类食品。收载于《中药大辞典》。

【化学成分】 含麦芽糖 89%，其他蛋白质、脂肪、维生素 B₂、维生素 C 等。

【药理作用】　有止咳、止腹绞痛作用。

【性味与功能】　甘、微温；入脾、胃、肺经；缓中、补虚、生津、润燥。

【临床应用】　用于劳倦伤脾、里急腹痛、肺燥咳嗽、吐血、口渴、咽痛、便秘。常与健脾、润肺、止血、生津药合用，入煎剂服。

【用法用量】　30～60 克煎服。

550. 紫河车

【别名】　胞衣、混沌衣。

为健康人的干燥胎盘。收载于 2000 年版《药典》。取新胎盘去羊膜反复冲洗，蒸熟烘干砸成小块或研细粉入药。

【性味与功能】　甘、咸、温；归心、肺、肾经；温肾补精、益气养血。

【临床应用】　用于虚劳赢瘦，骨蒸盗汗、咳嗽气喘、食少气短、阳痿遗精、无乳或少乳。多单方研粉服，亦可复方入丸散剂。

【用法用量】　1.5～3 克煎服。

551. 棉花根

【别名】　蜜根、土黄芪。

为锦葵科植物草棉［Gossypium herbaceum L.］的根及根皮，收载于《中药大辞典》。主产于东北、华北。秋季采挖、晒干切片入药。

【化学成分】　含棉酚、黄酮类、有机酸、甜菜碱、甾醇、皂甙、酚性物等。

【药理作用】　①有止咳、祛痰、平喘作用。②对肺炎双球菌、溶血性莲球菌、卡他球菌、流感杆菌、流感病毒有抑制作用。③对艾氏腹水癌、内瘤—180 等有抗癌作用。④对离体和在体子宫有兴奋作用。⑤有抗甲状腺作用。⑥棉酚有杀死精子作用。⑦棉酚对吉因肉瘤有显著的抑制作用,对艾氏腹水癌亦有抑制作用。⑧大剂量给药可致中毒。表现为胃肠炎、肾炎、肝肿大等,加温可使毒性降低。半数致死量为 21.5 克/公斤剂量(煎剂)。

【性味与功能】 甘、温;补气、止咳、平喘。

【临床应用】 用于体虚浮肿、营养不良、子宫脱垂、慢性支气管炎,多单方煎服。

【用法用量】 15~30 克煎服。

【备注】 孕妇禁用。

552. 刺五加

【别名】 五加参、五加皮。

为五加科植物刺五加[Acanthopanax senticosus (Rupret Maxim) Harms]的干燥根及根茎。收载于 2000 年版《药典》。春秋采挖、晒干入药。

【化学成分】 含多糖甙、胡萝卜甾醇、丁香甙、香豆精甙等。

【药理作用】 ①有人参样适应原样作用,可增强非异性防御能力。②有降血糖作用。③有镇静、安神作用。④有抗氧化作用及抗衰老作用。

【性味与功能】 辛、微苦、温;归脾、肾、心经;益气健脾,补肾安神。

【临床应用】 用于脾肾阳虚、体虚无力、食欲不振、腰膝痠痛、失眠多梦,可单方煎服,也可服用五加参的制剂,刺五加片、刺五加冲剂、刺五加口服液等。

【用法用量】 9~27 克煎服。

553. 灵 芝

【别名】 灵芝草、木灵芝、紫芝。

为担子菌类多孔菌科植物灵芝、紫芝［Ganoderma Lucidum（Leyss ex Fr）Karst. G. japonicum（Fr.）Lloyd］的干燥子实体。《本经》上品，收载于《全国中草药汇编》。

【化学成分】 灵芝含生物碱、甾醇、内脂、香豆精、酸性树脂、氨基酸；紫芝含麦角甾醇、有机酸、多糖类、树脂等。

【药理作用】 ①对中枢系统有镇痛、镇静作用。②灵芝可提高小鼠的耐寒耐缺氧能力。③有降血压、利尿作用。④有保肝作用，和降转氨酶作用。⑤有降血糖作用。⑥有止咳、平喘作用。⑦对肺炎球菌、甲型链球菌、白色葡萄球菌、流感杆菌等有不同的抑制作用。⑧有抗肿瘤作用。

【性味与功能】 淡、温；滋补强壮。

【临床应用】 用于头晕、失眠、神经衰弱、高血压病、冠心病、血胆固醇过高症、肝炎、慢性支气管炎、哮喘、风湿性关节炎等。临床制成酊剂、糖浆剂等服用。也可入煎剂和丸散剂。

【用法用量】 3～10克煎服。

554. 羊 肉

为牛科动物或绵羊的肉。收载于《中药大辞典》。

【性味与功能】 甘、温；入脾、肾经；益气补虚、温中暖下。

【临床应用】 用于虚劳羸瘦、腰膝痠软、产后虚冷、腹痛、疝气等，30～100克，煎汤服，或加入黄芪、当归煎汤服。

【用法用量】 30～100克煎服。

555. 绞股蓝

【别名】 七叶胆。

为葫芦拉植物绞股蓝［Gynostemma pentaphyllum（Thunb）makino］的干燥根茎。收载于《全国中草药汇编》（下），产于长江流域或江南。春季采挖，晒干入药。

【化学成分】　含皂甙、其皂甙结构与人参皂甙极相似。

【药理作用】　有与人参相似的强壮作用。

【性味与功能】　苦、寒。清热、解毒、补气、止咳、祛痰。

【临床应用】　用于传染性肝炎、慢性气管炎、气虚诸证。可代替人参作补气药。多研粉入丸散剂。

【用法用量】　0.5～1 克煎服。

二、补血药

血液是人体的重要组成部分，是水谷精微通过中焦的作用而化生。血液含有人体所必需的营养物质，循行于经络之中，在气的推动下，周流全身，以维持各脏腑器官的正常功能。

因外伤失血多、因脾功能衰弱血液生化不足、因瘀血阴滞而新血不生、或因阴虚火旺耗伤津血而产生血虚证，其临床表现为面色苍白或萎黄，唇舌指甲色淡无华，头晕眼花、心悸、失眠、手足发麻、脉细或脉微无力等。

凡能改善血虚证候的药物统称补血药。补血药的功能是滋养生血和调节心、肝、脾的功能，以助血的滋生。

血虚与阴虚往往在病机互为因果，在证候方面可同时出现，故常配补阴药同用。又因气与血关系密切，气为血之帅，血虚常兼有气虚证，故又常与补气药同用。

补血药性多滋腻、有碍消化，对湿滞中焦、腹胀满、食少便溏者不宜作用。若必须使用时，则应与健脾助消化药同用。

556. 熟　地

为玄参科植物地黄［Rehmannia glutinosa Libosch］的根经酒炖、蒸制而成。收载于 2000 年版《药典》。生地黄另入药。

【化学成分】　同地黄。

【药理作用】 同地黄。

【性味与功能】 甘、微苦、微温；入心、肝、肾经、滋阴、补血。

【临床应用】 用于阴虚血少、目昏耳鸣、腰膝痠软、消渴、遗精、闭经、崩漏等血虚证。多配伍补气药、补阴药等，入汤剂或丸剂。

【用法用量】 9～15 克煎服。

【备注】 脾虚者忌用。

557. 何首乌

【别名】 首乌、地精、马肝石。

为蓼科植物何首乌［Polygonum multiforum Thunb］的地下干燥块根，收载于 2000 年版《药典》。主产于黄河以南，春秋采挖，切片晒干入药。或制熟晒干入药。

【化学成分】 含蒽醌类（主要为大黄酚、大黄素、大黄酸等）。另含淀粉、脂肪、卵脂等。

【药理作用】 ①有降血脂，改善冠状动脉硬化作用。②对血糖有先升后降作用。③有兴奋心肌作用。④可促进肠管蠕动。⑤卵磷质对及脊髓的发育与活动有益。⑥对福氏痢疾杆菌有抑制作用。

【性味与功能】 苦、甘、涩、温；归肝、心、肾经；生首乌解毒、消肿、通便，制首乌补肝肾、益精血、乌须发、强筋骨。

【临床应用】 ①制首乌血虚萎黄、眩晕耳鸣、须发早白、腰膝痠软、肢体麻木、崩漏带下、久疟体虚、高脂血症等。可单方或配伍补益药类煎服或入丸、散、片剂。②生何首乌用于瘰疬疮痈，风疹瘙痒、肠燥便秘、高脂血症等，多单方煎服。③治高脂血症生用较制首乌效果更好。

【用法用量】 6～12 克煎服。

558. 白首乌

【别名】 泰山首乌、和尚乌。

为萝藦科植物白首乌[Cyncnchum bungei Decne]的干燥块根。收载于1977年版《药典》。主产于河北、山东。早春或晚秋挖采，洗净切片晒干入药。

【化学成分】 含白薇素与强心甙等。

【性味与功能】 苦、甘温；补肝肾、强筋骨、益精血。

【临床应用】 用于肝肾不足，腰膝痠软、失眠、健忘。单方或复方入汤剂及丸散剂。

【用法用量】 6～12克煎服。

559. 白 芍

为毛茛科植物芍药[Paeonia lactiflora pall.]的干燥根，《本经》中品，收载于2000年版《药典》。全国多有栽培，春秋采挖，晒干切片生用，或炒黄称"炒白芍"，酒制称"酒白芍"。

【化学成分】 含芍药甙、甾醇、鞣质、苯甲酸、挥发油、三萜类化合物等。

【药理作用】 ①对中枢神经系统有抑制作用，有降体温、镇静、抗惊厥作用。②对平滑肌有松弛作用。③对冠状动脉及血管有扩张作用。④对葡萄球菌、肺炎双球菌、痢疾杆菌、大肠杆菌、伤寒杆菌、变形杆菌等有抑制作用。⑤芍药甙对试验性大白鼠血小板聚集有抑制作用。⑥芍药甙对紧张刺激诱发的大鼠消化道溃疡有明显的保护作用。⑦芍药提取物可增强吞噬细胞的吞噬能力。⑧口服小剂量无副作用，大剂量可增加肝脏的解毒负担，故肝功不良不宜多服。

【性味与功能】 苦、酸、微寒；归肝、脾经；平肝止痛，养血调经，敛阴止汗。

【临床应用】 用于头痛眩晕、胁痛、腹痛、四肢挛痛、血虚萎黄、月经不调、自汗盗汗。多配伍行气药，补气药等同用。

【用法用量】 6～15克煎服。

【备注】 不宜与藜芦同用。

560. 当 归

为伞形科植物当归[Angelica sinensis(Oliv.) Dliv]的干燥根，《本经》中品，收载于2000年版《药典》。产于甘肃宁夏者称"秦归"，产于四川、云南者称"川归"或"云归"。霜降前采挖。晒干切片入药。酒制为"酒当归"。

【化学成分】 含挥发油、十二烷醇、香柠檬内脂，维生素 B_{12}，维生素 E、烟酸等。

【药理作用】 ①脂溶性成分有抑制子宫作用，水溶性成分兴奋子宫作用。②有抗维生素 E 缺乏症作用。③当归浸膏有奎尼丁样作用，对实验性心房纤颤有治疗作用。④挥发性成分有升血压作用，不挥发成分有降血压作用。⑤有降血脂作用，对动脉硬化有改善及保护作用。⑥对肝脏有保护作用。⑦挥发油有镇静、消炎作用。⑧煎剂对链球菌、痢疾杆菌有抑制作用。

【性味与功能】 甘、辛、温；归肝、心、脾经；补血活血、调经止痛、润肠通便。

【临床应用】 ①用于月经不调、痛经、血虚经闭等妇科血虚及血瘀症，如四物汤，为调经止痛的基础方剂。②用于创伤、产后血瘀及痈肿血瘀痛证，常配活血药红花、乳香、没药、丹参等。③用于血瘀胸腹胀痛、冠心病，配伍行气活血药。④血虚萎黄，眩晕心悸，配伍养血安神药。⑤酒当归活血通经作用增强、用于经闭痛经，风湿痹痛，跌打损伤，入汤剂、丸剂等。

【用法用量】 4.5～9克煎服。

561. 阿 胶

为驴皮经煎煮、浓缩制成的固体胶。《本经》上品，收载于 2000 年版《药典》。山东东阿产者佳。捣碎或粉碎入药。阿胶珠为阿胶烘软切成小块以蛤粉炒烫而成的珠，入汤剂烊化服。

【化学成分】 含蛋白质水解物胶原质，多种氨基酸等。

【药理作用】 ①有升高红细胞数、改善贫血症状作用。②可改善血钙平衡、增加血清钙含量。③对因放射治疗造成的白细胞减少症有改善作用。④对营养障碍症有改善作用。

【性味与功能】 甘、平；归肺、肝、肾经；补血滋阴、润燥、止血。

【临床应用】 ①用于虚劳吐血、咯血、便血、尿血、妇女崩漏等失血症，多与止血药同用。②用于热邪伤阴，阴亏火炽、心中烦躁不得卧者，常与清热泻火药配伍，如黄连阿胶汤。③用于肺燥咳嗽，配伍益气及止咳药。④治胎漏，先兆流产，配伍寄生、白术服。

【用法用量】 3～9 克煎服。

【备注】 入汤剂不可与其他药同煎、烊化兑服。

562. 龙眼肉

【别名】 桂圆肉。

为无患子科植物龙眼［Dimocarpus longan Lour］的假种皮，《别录》中品，收载于 2000 年版《药典》。产于福建、台湾、广东、广西、云南、四川等地。果实成熟时采，去外皮剥取假种皮，水煮晒干入药。

【化学成分】 含多种糖类、蛋白质、脂肪、胆碱等。

【药理作用】 ①水煎剂对奥杜盎氏小芽孢癣菌有抑制作用。②有镇静作用。③有健胃作用。

【性味与功能】 甘、温；归心、脾经；补益心脾、养血安神。

【临床应用】 用于气血不足、心悸怔忡、健忘失眠、血虚萎黄等、多复方入汤剂和丸剂。

【用法用量】 9～15 克煎服。

563. 枸杞子

【别名】 杞果。

为茄科植物宁夏枸杞［Lycium barbarum L.］的干燥成熟果实，《本经》上品，收载于 2000 年版《药典》。全国均产，宁夏产者质佳。

【化学成分】 含甜菜碱、酸浆红素、胡萝卜素、硫胺素、核黄素、烟酸、抗坏血酸等。

【药理作用】 ①有抗脂肪肝作用。②有胆碱样作用。③有降血糖作用。④有降胆固醇，抗动脉硬化作用。⑤有增强非特异性免疫作用，提高网状内皮系统吞噬能力。⑥对造血系统可使白细胞(淋巴细胞)增多，对化疗药引起的白细胞下降有保护作用。⑦有刺激生长作用。⑧有降血脂作用。⑨有保肝作用。⑩对嗜酸杆菌有促进生长作用。

564. 桑 椹

为桑科植物桑［Morus alba L.］的干燥果穗。收载于 2000 年版《药典》。全国均产，夏季果红时采，略蒸晒干入药。

【化学成分】 含糖类，丁二酸、矢车菊素、无机盐、维生素类、鞣质等。

【性味与功能】 甘、酸、寒；归心、肝、肾经；补肝滋阴、生津润燥。

【临床应用】 用于眩晕耳鸣、失眠心悸、须发早白、津伤口烦、内热消渴、血虚便秘等，配伍枸杞子、何首乌、黄精等煎服入丸剂。

【用法用量】　9～15 克煎服。

565. 蕤　仁

为蔷薇科植物蕤 [Prinsepia uniflora Batal.] 的干燥成熟果核，《本经》上品，收载于 1977 年版《药典》。产于华北、西北、果实成熟时采、去果肉晒干入药。

【性味与功能】　甘、微寒；养肝、明目、散风。

【临床应用】　用于目赤肿痛、视物昏暗、早期白内障，玻璃体浑浊等，单方或配伍猪脑、当归、甘草等，入汤剂或膏剂，点眼或洗眼。

【用法用量】　4.5～9 克煎服。

566. 羊　肝

为牛科动物山羊或绵羊的肝脏。收载于《中药大辞典》，鲜用。

【性味与功能】　甘、苦、凉；入肝经；益血、补肝、明目。

【临床应用】　用于血虚萎黄、肝虚目花、雀目、青盲、障翳等，常与枸杞果、谷精草、黄连等配伍入丸剂。或单方煮食。

【用法用量】　5～50 克。

三、补阴药

阴液不足之证称阴虚证。临床常表现为：口干喜冷饮，烦躁、身热、手足心热、舌红而干，大便燥结等。按脏腑又可分心阴虚、肺阴虚、肾阴虚、胃阴虚等。

凡能滋养阴液、改善或消除阴虚证的药物称补阴药。

应用补阴药应注意区别阳虚的特点与兼证、以配伍相应的药物同用。

阴虚证同时常见血虚证、故常与补血药同用。

补阴大多甘寒滋腻，不易消化，凡脾肾阴虚、食欲不振、腹满便溏者不宜用。

567. 南沙参

【别名】 沙参、泡沙参。

为桔梗科植物轮叶沙参，或杏叶沙参［Adenophora tetraphylla（Thunb.）Fiunb. Adenophora stricta Mia］的干燥根，收载于2000年版《药典》。主产于华东、中南、四川等地，秋季采挖、晒切片入药。

【化学成分】 含沙参皂甙、香豆精类等。

【药理作用】 ①有较持久的祛痰作用。②有溶血作用。③有强心作用。④对常见致病皮肤真菌有抑制作用。

【性味与功能】 甘、微寒；归肺、胃经；养阴清肺、化痰、益气、养胃生津。

【临床应用】 ①用于肺热燥咳、干咳痰黏、阴虚劳嗽、气阴不足，常与贝母、麦冬等止咳药配伍。②用于阴亏口燥，病后胃有余热，配伍生地、麦冬、玉竹等。入汤剂或丸剂。

【用法用量】 9～15克。

【备注】 全国各地作沙参入药者还有桔梗科植物阔叶沙参、山沙参、长柱沙参、柳叶沙参、齿叶沙参、西南沙参、百合叶沙参，作用同杏叶沙参。

沙参不宜与黎芦同用。

568. 北沙参

【别名】 莱阳沙参、海沙参、辽沙参、条沙参、珊瑚菜。

为伞形科植物珊瑚菜［Curculigo orchioides Gaetrn］的干燥根，收载于2000年版《药典》。主产于东北、华北。春秋采挖、沸水中烫去外皮晒干入药。

【化学成分】 含挥发油、三萜酸、谷甾醇、生物碱、珊瑚菜素、棕榈酸等。

【药理作用】 ①有祛痰、止咳作用。②有解热和镇痛作用。③低剂量有强心作用。剂量过大反而抑制心脏。④麻醉兔静脉注射可使血压上升，呼吸加强。

【性味与功能】 甘、微甘、微寒：归肺、胃经；养阴清肺、益胃生津。

【临床应用】 同南沙参。

【用法用量】 4.5～9 克。

【备注】 不宜于黎芦同用。

569. 西洋参

【别名】 花旗参。

为五加科植物西洋参[Panax quinquefoliun L.]的根。收载于2000 年版《药典》。产于美洲。我国也有栽培。

【化学成分】 含皂贰、挥发油等。

【药理作用】 ①对大脑皮层和生命中枢有中度兴奋作用。②其他作用与人参相似。

【性味与功能】 甘、微苦、寒；入肺、胃经；补肺清火、养胃生津。

【临床应用】 ①用于肺阴不足、虚热喘咳咯血或热病伤阴燥咳，配伍人参、麦冬、天冬贝母同用。②用于病后胃阴不足、烦渴少气，配伍石膏、知母等同用。

【备注】 表邪、湿邪未尽及虚寒证忌用。

570. 天 冬

【别名】 天门冬。

为百合科植物天冬的干燥块根，《本经》上品，收载于2000年版《药典》。产于中部、西北、南部地区，秋冬采挖、沸水中煮后去皮晒干入药。

【化学成分】 含多种甾体皂甙、甾醇类、氨基酸、维生素A等。

【药理作用】 ①有止咳、祛痰作用。②对炭疽、白喉、枯草杆菌、肺炎双球菌、葡萄球菌有不同程度的抑制作用。③对急性淋巴细胞型白血病、慢性粒细胞型白血病等患者白细胞的脱氢酶有一定的抑制作用。④有杀死蚊蝇幼虫的作用。⑤有抗白血病作用。

【性味与功能】 甘、微寒；归心、肺、胃经；养阴生津、润肺清心。

【临床应用】 ①用于肺燥干咳、虚劳咳嗽、津伤口渴、肠燥便秘，多配伍沙参、天冬、熟地、知母等同煎服。②用于心烦失眠、内热消渴，人参、麦冬、五味子煎服。③治白喉、咽喉肿痛：麦冬、天冬、金银花、板蓝根各10克煎服。④用于吐血、衄血、麦冬、生地各30克煎服。

【用法用量】 6～12克煎服。

571. 麦 冬

【别名】 麦门冬。

为百合科植物麦冬 [Ophiopogon japonicas（Thunb）Ker-Gawl] 的干燥块根，《本经》上品，收载于2000年版《药典》。全国多有栽培，春季采挖、晒干入药。

【化学成分】 含多种甾体皂甙、甾醇类、氨基酸、维生素A等。

【药理作用】 ①水煎剂有升血糖作用，醇提物有降血糖作用，并可促进胰岛细胞的恢复。②对大肠杆菌、枯草杆菌、伤寒杆菌、白色葡萄球菌有较强的抑制作用。③可提高动物的耐缺氧能力。

【性味与功能】 甘、微寒；归心、肺、胃经；养阴生津、润肺清心。

【临床应用】 ①用于肺燥干咳、虚劳咳嗽、津伤口渴、肠燥便秘，多配伍沙参、天冬、熟地、知母等同煎服。②用于心烦失眠、内热消渴，人参、麦冬、五味子煎服。③治白喉、咽喉肿痛：麦冬、天冬、金银花、板蓝根各 10 克煎服。④用于吐血、衄血，麦冬、生地各 30 克煎服。

【用法用量】 6～12 克煎服。

572. 石　斛

【别名】 林兰、金钗花。

为兰科植物环草石斛［Ddndrobium loddigesii Rolfe. 等］马鞭古斛、黄草石斛、铁皮石斛或金钗石斛的干燥茎。产于黄河以南，全年均可采收，水略烫晒干切段入药。收载于 2000 年版《药典》。

【化学成分】 含石斛碱、石斛胺、石斛次碱、石斛星碱、石斛因碱等多种生物碱及淀粉、黏液质等。

【药理作用】 ①煎剂有促进胃液分泌，帮助消化作用。②对家兔离体肠管，低浓度兴奋，高浓度则抑制。③石斛碱对豚鼠和家兔可引起中强度高血糖症，④大剂量石斛碱对动物有抑制心脏，降低血压和抑制呼吸作用。

【性味与功能】 甘、微寒；归胃、肾经；益胃生津、滋阴清热。

【临床应用】 ①用于阴亏伤津、口干烦渴、食少干呕、病后虚热，配伍天花粉、天门冬、玉竹、山药等煎服。②用于目暗不明、视物不清，石斛、仙灵脾各 30 克、苍术 15 克、水煎分四次 2 日服。

【用法用量】 6～12 克煎服。

573. 百 合

为百合科植物卷丹、百合或细叶百合［Lilium rancufolium Thunb 等］的干燥鳞茎。《本经》上品，收载于 2000 年版《药典》。全国均产、秋冬采集、沸水略烫、晒干入药。

【化学成分】 含秋水仙碱、淀粉、蛋白质、脂肪、胡萝卜素、维生素 B_1 等。

【药理作用】 煎剂有止咳、平喘作用。

【性味与功能】 甘、寒；归心、肺经，养阴润肺、清心安神。

【临床应用】 ①用于阴虚久咳、痰中带血，百合、白及、百部、生地、寸冬水服。②用于虚烦惊悸、失眠多梦、精神恍惚，百合、酸枣仁、远志水煎服。③用于天疱湿疮，生百合捣涂。④治耳聋、耳痛：百合粉，每服 6 克、温水冲服。⑤治百合病吐、下后，百合、滑石、生地各 20 克、煎服。

【用法用量】 6～12 克煎服。

574. 玉 竹

【用法用量】 玉 竹

【别名】 葳蕤、山包米、萎香。

为百合科植物玉竹［Polygonatum odoratum（Mill）Druce］的干燥根茎。《本经》上品，收载于 2000 年版《药典》。产于东北、华北。秋季采挖、蒸后晒干入药。

【化学成分】 含铃兰苦甙、铃兰甙、山柰酚甙、槲皮醇甙、淀粉等。

【药理作用】 ①煎剂有降血压作用。②有强心作用。③对高血糖证有抑制作用。④有兴奋呼吸作用。⑤有兴奋子宫和肠管作用。

【性味与功能】 甘、微寒；归肺、胃经；养阴润燥、生津止渴。

【临床应用】 ①用于肺胃阴伤、燥热咳嗽、咽干口渴、内热消渴，常与麦冬、沙参等配伍煎服。②用于风湿性心脏病、冠心病引起的心力衰竭，玉竹20克、水煎服。

【用法用量】 6～12克煎服。

575. 玄 参

【别名】 元参、黑参。

为玄参科植物玄参[Scrophularia ningpoensis Hemsl]的干燥根，《本经》上品，收载于2000年版《药典》。产于东南，立冬采挖，晒干切片入药。

【化学成分】 含生物碱、糖类、甾体类氨基酸、脂肪酸、挥发油、胡萝卜素等。

【药理作用】 ①浸膏剂有降血压作用和强心作用。②有降血糖作用。③有解热作用。④有镇静和抗惊厥作用。

【性味与功能】 甘、苦、咸、微寒；归肺、胃、肾经；凉血滋阴、泻火解毒。

【临床应用】 ①用于热入营分、伤阴口渴、烦热不眠、神昏，多与滋阴清热解毒药如生地、黄连、金银花等配伍。②用于温毒发斑、目赤、咽喉肿痛，配伍牛蒡子煎服。③用于瘰疬、痈肿疮毒；配伍大贝母、牡蛎等。

【用法用量】 9～15克煎服。

【备注】 不宜与藜芦同用。

576. 鳖 甲

为鳖科动物鳖[Trionyx sinehsis Wiegmann]的背甲，《本经》上品，收载于2000年版《药典》。全国均产，取下鳖甲晒干、沙炒入药。或加醋炒入药。

【化学成分】 含动物胶，角蛋白、碘、维生素 D 等。

【药理作用】 ①能增强体液免疫。②有抑制结缔组织增生作用。③有消结块作用。④有增加血浆蛋白作用。

【性味与功能】 咸、微寒；归肝、肾经；滋阴潜阳、软坚散结、退热除蒸。

【临床应用】 ①用于阴虚发热、骨蒸盗汗，配伍清热凉血药、如青蒿鳖甲汤，或单方研粉服。②用于虚风内动、妇人经水不利、漏下，鳖甲炒焦研粉服。③用于疟疾，单方研粉或加清热、行气药煎服。④治吐血，加蛤粉研服。

【用法用量】 9～24 克宜久煎。

【备注】 鳖头：治久痢脱肛、产后子宫下垂；鳖肉：滋阴凉血、治久疟、崩漏、骨蒸；鳖血：清热除风、治口眼歪斜、小儿疳积潮热；鳖卵：治久痢。鳖脂：滋补强壮；鳖甲胶：滋阴补血、退热除瘀、去阴虚潮热、久疟、癥瘕。

577．龟 甲

【别名】 龟板。

为龟科动物乌龟［Chinemys reevesii（Gray）］的背甲及腹甲（龟板），《本经》上品，收载于 2000 年版《药典》。全国均产，捕捉后沸水中烫死取甲晒干，醋炙入药。

【化学成分】 含胶质、蛋白质、脂肪、钙盐。

【药理作用】 ①高浓度煎剂有收缩子宫作用。②对人型结核杆菌有抑制作用。③有强壮作用。④有解热镇静作用。

【性味与功能】 咸、甘、微寒；归肝、肾、心经；滋阴潜阳、益肾强骨养血补心。

【临床应用】 ①用于肾阴不足，骨蒸劳热、阴虚阳亢、热病后津液不足，常与清热凉血药或补血补阴药同用。②用于肾阴不足所致的腰膝痠软、筋骨不健、小儿囟门不合，配牛膝、锁阳、当归、陈皮等同用。③用于妇人血热所致的崩漏带下，配除湿热药及理血药同用，如固经丸。

【用法用量】 9～12 克宜久煎。

578. 龟甲胶

【别名】 龟板胶。

为龟甲经煎煮浓缩而制成的固体胶。

【性味与功能】 咸、甘、凉；归肝、肾、心经；滋阴、养血、止血。

【临床应用】 用于阴虚潮热、骨蒸盗汗、腰膝痠软、血虚瘦黄、崩漏带下、开水烊化服或黄酒烊化服。

【用法用量】 3～9 克。

579. 黑芝麻

【别名】 胡麻、脂麻、乌麻、巨胜子。

为脂麻科植物脂麻[Nigella glandulifera Freyn]的干燥成熟种子，《别录》上品，收载于 2000 年版《药典》。全国均产，种子炒熟入药。

【化学成分】 含脂肪油、甾醇、芝麻素、芝麻酚、维生素 E、卵磷脂、蛋白质等。

【药理作用】 ①有缓泻作用。②有降胆固醇作用。③对离体子宫有兴奋作用。④可降低血糖，增加肝脏和肌肉糖元含量。⑤可增加肾上腺中抗坏血酸含量。

【性味与功能】 甘、平；归肝、肾、大肠经；补肝肾、益精血、润肠燥。

【临床应用】 用于阴虚、肝肾阴虚所致头晕眼花、耳鸣耳聋、须发早白、病后脱发、肠燥便秘。单方煮粥服或配伍滋阴药煎服。

【用法用量】 9～15克。

580. 女贞子

【别名】 冬青子。

为木犀科植物女贞[Ligustrum Lucidum Ait]的干燥成熟果实，《本经》上品，收载于2000年版《药典》。全国均有、成熟时采晒干入药。

【化学成分】 含三萜类化合物，齐墩果酸、乙酰齐墩果酸、乌索酸、甘露醇、脂肪油、多种糖类等。

【药理作用】 ①对因化疗或放疗引起的白细胞下降有升高作用。②煎剂对痢疾杆菌有抑制作用。③有强心利尿作用。④有强壮作用。⑤有降血脂作用。⑥对小鼠子宫癌有抑制作用。⑦能促进健康人淋巴细胞母细胞转化，并能使溶血空班形成细胞数增多，有增加体液免疫作用。

【性味与功能】 甘、苦、凉；归肝、肾经：滋补肝肾，明目乌发。

【临床应用】 ①用于眩晕耳鸣、腰膝痠软、须发早白、目暗不明，单方或配伍杞果、首乌等煎服。②治慢性苯中毒，女贞子、旱莲草、桃金娘根各等份共研细粉，炼蜜为丸，每服10克。③治慢性支气管炎，女贞皮50克煎服。

【用法用量】 3～9克煎服。

581. 槲寄生

【别名】 北寄生、冬青。

为桑寄生科植物槲寄生[Viscum coloratum（komar）Nakar]的干燥带叶茎枝。收载于2000年版《药典》，产于东北、华北，寄生于榆、桦、桑、柳、桐、柿树等树枝上。全年可采、晒干切段入药。

【化学成分】　含三萜类物质，齐墩果酸、肌醇、黄酮等。

【药理作用】　①浸剂有降血压作用。②抗肿瘤作用。

【性味与功能】　苦、平；归肝、肾经，祛风湿、补肝肾、强筋骨、安胎。

【临床应用】　①用于风湿痹痛、腰膝痿软，槲寄生、牛膝、川断水煎服。②用于胎动不安，配伍白术、苏梗水煎服。③用于高血压，槲寄生15克、夏枯草30克，牛膝10克水煎服。

【用法用量】　9～15克。

582.　桑寄生

【别名】　寄生。

为桑寄生科植物桑寄生［Taxillus chinensis（DC）Danser］的干燥茎枝。《本经》上品，收载于2000年版《药典》。寄生于桑、构、榆、木棉、白兰、八角枫等树上，主产于江南、夏秋采，晒干切片入药。

【化学成分】　含广寄生甙、槲皮素等。

【药理作用】　①有降血压作用。②有扩张血管，改善血管硬化作用。③对伤寒杆菌及葡萄球菌有抑制作用，对脊髓灰质炎病毒及肠道病毒有抑制作用。④有镇静作用。⑤有利尿作用。⑥有降低血清胆固醇作用。⑦有祛痰作用。⑧维生素P样作用，能维持毛细血管抵抗力，降低其脆性。

【性味与功能】　苦、甘、平；归肝、肾经；补肝肾、强筋骨、祛风湿，安胎元。

【临床应用】　①用于风湿痹痛、腰膝痿软、筋骨无力，桑寄生、独活、秦艽、杜仲、当归各10克煎服。②用于崩漏经多、妊娠漏血、胎动不安，配伍阿胶，艾叶煎服。③用于高血压，同槲寄生。

【用法用量】 9～15克煎服。

583．银　耳

【别名】 白木耳。

为银耳科植物银耳[Tremella fuciformis Berk]的干燥子实体。收载于《中药大辞典》。主产于南方、寄生于朽木之上，现多有栽培。

【化学成分】 含蛋白质、碳水化合物、无机盐等。

【性味与功能】 甘、平：滋阴、润肺、止咳、清虚热。

【临床应用】 用于虚劳咳嗽、痰中带血：银耳6克，竹节参6克水煎服。

【用法用量】 3～9克。

584．木蝴蝶

【别名】 云故纸、白玉纸。

为紫葳科植物木蝴蝶[Ooroxylum induicum（L.）Vent]的干燥成熟种子，收载于2000年版《药典》。主产于云南、贵州、四川。果实成熟时采、晒干入药。

【化学成分】 含脂肪油、黄芩甙、木蝴蝶甙、白杨素、糖类等。

【性味与功能】 苦、甘、凉；归肺、肝、胃经；清肺利咽、疏肝和胃。

【临床应用】 ①用于肺热咳嗽、喉痹、音哑、配伍桔梗、款冬花、桑皮水煎服。②用于肝胃气痛，焙研。每次冲服3克。

【用法用量】 1.5～3克煎服。

585．凤凰衣

为雉科动物家鸡孵小鸡后蛋壳的内膜，收载于1977年版《药典》。洗净晒干入药。

【性味与功能】 甘、平；入肺经；润肺止咳。

【临床应用】 ①用于久咳、声音嘶哑，焙研，每服 2.5 克。②用于口疮；贴患处。

【用法用量】 1.5～2.5 克煎服。

586. 农吉利总碱

【别名】 野百合碱。

为豆科植物野百合提取的总生物碱。

【化学成分】 含农吉利碱、野百合碱、农吉利甲素等多种生物碱。

【药理作用】 ①农吉利碱对小鼠肉瘤有抑制作用。②农吉利甲素对动物肝、肾有损害作用。

【性味与功能】 淡、平；滋阴益肾，抗癌。

【临床应用】 ①用于皮肤癌、食道癌、宫颈癌等。多制成注射剂局部注射。②用于耳鸣、耳聋、头目眩晕，水煎服。

【用法用量】 0.1～0.2 克。注射剂按说明使用。

587. 明党参

【别名】 土人参、粉沙参、红党参。

为伞散科植物明党参[Changium smyrnioides Wolff]的干燥根，收载于 2000 年版《药典》。产于江苏、浙江、安徽。春季采挖、沸水中烫至无白心去皮晒干入药。

【性味与功能】 甘、微苦、微寒；归肺、脾、肝经；润肺化痰、养阴和胃、平肝解毒。

【临床应用】 ①用于阴虚肺热咳嗽，配伍茯苓煎服。②用于呕吐反胃、食少口干、目赤眩晕、疮疡疔毒，配伍清热药煎服或入丸散。

【用法用量】　6~12克。

588.　乌骨鸡

【别名】　乌鸡、药鸡。

为雉科动物乌骨鸡[Gallus gallus domesticus Brisson]的肉或除去内脏全体。收载于《中药大辞典》。全国均产。

【性味与功能】　甘、平；入肝、肾经；养阴退热。

【化学成分】　含蛋白质及脂肪。

【药理作用】　可增加人体的免疫功能。

【临床应用】　①用于消渴、中恶、虚劳发热、四肢倦怠、五心烦热、咳嗽脓血，乌鸡一只，人参、黄芪、柴胡、生地、川贝、五味子各10克，炖煮至鸡烂熟，分四次食肉喝汤。②用于产后虚弱、脾虚、崩中、带下。配伍补气血药共制丸剂，如乌鸡白凤丸。

【用法用量】　煮食：100~150克，入丸适量。

589.　核桃仁

【别名】　胡桃仁。

为胡桃科植物胡桃[Juglans regia L.]的干燥成熟种子，收载于2000年版《药典》。全国均产、秋季采收，去外皮晒干、炒熟砸去壳取净仁入药。

【化学成分】　含脂肪油、蛋白质、糖类、卵磷质等，油的主要成分为亚油酸、亚麻酸和甘油酯。

【药理作用】　①有镇咳作用和缓下润肠作用。②能抑制胆固醇的吸收和促进排泄。③有溶解肾结石作用。

【性味与功能】　甘、温；归肾、肺、大肠经；补肾、温肺、润肠、定喘、化痰、涩精。

【临床应用】　①用于腰膝痠软、虚寒咳嗽、遗精阳痿。配伍相应补益药煎服或入丸剂。②治湿伤于外、阳气衰绝；胡桃仁

100克、补骨脂50克、研末、每次服15克。

【用法用量】 6～9克煎服。

【备注】 核桃外果皮称青龙衣、有消肿止痒作用、用于牛皮癣及疮疡，果实种隔称"分心木"补肾固经，用于遗精遗尿，叶解毒消肿，有毒，用于橡皮病、鲜叶捣烂外用。

590. 玉 屑

【别名】 玉石。

为角闪石矿玉石的碎块、《别录》上品，收载于《中药大辞典》。产于辽宁、河南、新疆等地。从陕西兰田产者佳。研细入药。

【性味与功能】 甘、平，无毒；入肺经；润心肺、清胃热。

【临床应用】 用于肺热口渴、消渴、喘满，配伍麦冬等煎服或研细冲服。

【用法用量】 1～4克。

四、补阳药

肾阳为诸阳之首、命门之火。对人体各脏腑起温煦和生化作用。阳气不足常表现为肾阳不足，阳痿滑精、腰膝痠软、四肢易冷、小便频数、遗尿，五更泄泻及肾不纳气所致的咳喘等。

凡能扶助人体阳气、消除或改善阳虚或肾阳不足的药物称补阳药或补肾药。一般都具有壮阳事，补精髓、强筋骨、益神健脑、及抗衰老作用。

补阳药性多温燥，阴虚火盛者忌用。

591. 鹿 茸

【别名】 斑龙珠。

为鹿科动物梅花鹿或马鹿［Cervus nippon Temminck 或 Cervus elaphus linnaeus］的雄鹿未骨化幼角，《本经》上品，收载于2000年版《药典》。主产于东北。清明后或立秋前采茸。酒浸切片晒干入药。

【化学成分】　含多量胶质、蛋白质、卵磷质、激素类、多种微量元素等。

【药理作用】　①有降血压及减慢心率作用。②能提高机体工作能力，改善睡眠和食欲，降低疲劳。③可增强创伤的愈合作用。④可促进红细胞的再生。⑤对衰弱心脏有强心作用。⑥对正常人可促进淋巴细胞的转化。对环磷酰胺引起的白细胞减少有改善作用。⑦有雄性激素样作用。⑧可促进伤口愈合。⑨可增加肾脏的排尿作用。

【性味与功能】　甘、咸、温；归肾、肝经；壮肾阳，益精血、强筋骨、调冲任、托疮毒。

【临床应用】　用于阳痿滑精、宫冷不孕、羸瘦、神疲、畏寒、眩晕耳鸣耳聋，腰背冷痛、筋骨痿软，崩漏带下，阴疽不敛等。多配伍补气血药研粉冲入汤剂服或入丸、散、酒、片剂。

【用法用量】　1～2克。

592.　鹿　角

为鹿科动物马鹿或梅花鹿［Cervus elaphus Linnaeus 或 Cervus nippon Temminck］脱落的骨化角。《本经》上品，收载于2000年版《药典》。主产于东北。

【化学成分】　含胶质及磷酸钙。

【药理作用】　对乳腺炎初起有消肿消炎作用。

【性味与功能】　咸、温；归肝、肾经；温肾阳、强筋骨、行血消肿。

【临床应用】　用于阳痿遗精、腰脊冷痛、阻疽疮疡，乳痈初起，瘀血肿痛，多单方用，鹿角烧研水冲服。

【用法用量】 6～15 克。

593. 鹿角胶

【别名】 白胶。

为鹿角经水煎煮浓缩成的固体胶。《本经》上品，收载于 2000 年版《药典》。

【化学成分】 含蛋白胶，多种无机盐及氮化物等。

【药理作用】 ①对人体的淋巴细胞转化有促进作用，效果大于肠菌脂多糖。②能促进周围血液中红细胞、白细胞及血小板的增加。③能改善动物的营养障碍。④促进钙在体内的吸收。降低毛细血管的通透性，使渗出减少，有抗炎，消肿和抗过敏作用。

【性味与功能】 甘、咸、温；归肾、肝经；温补肝肾、益精养血。

【临床应用】 用于阳痿滑精、腰膝痠冷、虚劳羸瘦、崩漏带下、便血尿血、阴疽肿痛。多单服或配伍生地等服用、烊化兑服或入丸剂。

【用法用量】 3～6 克。

594. 鹿角霜

为鹿角熬成胶所剩的角块。收载于 2000 年版《药典》，捣碎入药。

【性味与功能】 咸、温；归肝、肾经；温肾助阳、收敛止血。

【临床应用】 ①用于脾肾阳虚、食少吐泻、白带、遗尿尿频、崩漏下血；配伍龙骨、牡蛎、茯苓煎服。或单方研服。②用于阴疽肿痛，与生地煎服。

【用法用量】 9～15 克。

595. 鹿　肾

【别名】　鹿鞭、鹿冲。

为梅花鹿或马鹿的干燥雄性外生殖器、切片晒干入药或砂炒入药。收载于《中药大辞典》。

【性味与功能】　甘、咸、温；入肝、肾、膀胱经；补肾、壮阳、益精。

【临床应用】　治劳损、腰膝痠软、肾虚耳聋、耳鸣、阳痿、宫冷不孕等。常配伍巴戟、菟丝子、枸杞子等入丸剂或酒剂。

【用法用量】　3～9克。

596. 鹿　尾

为鹿的干燥尾、收载于《中药大辞典》。焙干入药。

【性味与功能】　甘、咸、温；入肝、肾经；滋补壮阳。

【临床应用】　用于腰痛、阳痿、肾虚遗精、头昏耳鸣。多入丸剂。

【用法用量】　3～9克。

597. 鹿　胎

为鹿的干燥胎及胎盘。收载于《中药大辞典》。焙干入药。

【性味与功能】　甘、温；入肝、心、肾经；益肾壮阳，补虚生精。

【临床应用】　用于虚损劳伤、精血不足、妇女虚寒、崩漏带下。多配伍熟地、枸杞子、阿胶等入丸剂，或制成膏剂。

【用法用量】　6～15克。

598. 鹿　血

为鹿的干燥血、收载于《中药大辞典》，杀鹿取血、风干切片入药。

【性味与功能】 甘、咸、热；补虚和血。

【临床应用】 用于虚损腰痛、心悸、失眠、肺痿吐血、崩中带下。多入丸剂、散剂、黄酒冲服。

【用法用量】 3~6 克。

599. 鹿 肉

为梅花鹿或马鹿的肉，收载于《中药大辞典》。鲜用。

【性味与功能】 甘、温，无毒；补五脏、调血脉。

【临床应用】 用于虚劳羸瘦、产后无乳，鹿肉煮熟、每次 60 克食之。用于中风口眼歪斜，生鹿肉 200 克、胡椒 30 克，捣烂敷于面部。

【用法用量】 30~60 克。

【备注】 鹿皮补气涩清，用于妇女的白带、男子遗精；鹿骨补虚强筋骨、用于虚劳风湿骨痛；鹿胆消散肿毒；鹿脂托疮生肌；鹿筋壮筋骨治虚劳风湿关节不利。

凡鹿身各药材忌实热证。

600. 海狗肾

【别名】 腽肭脐。

为海豹科动物海豹或海狗[Phoca visinus（L.）或 Callorhinus ursinus（L.）]的雄性外生殖器。多产于加拿大，夏威夷群岛。收载于《中药大辞典》。火烤令香、捣碎入药。

【性味与功能】 咸、热；入肾经；暖肾壮阳、益精补髓。

【化学成分】 含蛋白质、脂肪、糖类、雄性激素等。

【药理作用】 有雄性激素样作用。

【临床应用】 治虚损劳伤、阳痿精衰、腰膝萎软、面黑精冷、羸瘦，多配伍人参、附子、良姜等入汤剂或丸剂。

【用法用量】 6～12 克。

601. 驴 肾

【别名】 驴鞭。

为马科动物驴[Equus asi nus L.]的雄性外生殖器，收载于《中药大辞典》。产于东北、陕西等地。

【性味与功能】 甘、温、咸；入肾经；益肾强筋。

【临床应用】 治阳痿不举，筋骨痿软，肾囊湿冷、乳汁不足、骨结核、骨髓炎，白水煮烂食，或配伍黄芪、杞果等入丸剂。

【用法用量】 10～20 克

【备注】 牛肾(牛鞭)、羊肾(羊鞭)、狗肾(狗鞭)等均有壮阳补肾作用。多入丸剂。

602. 肉苁蓉

【别名】 寸云、大芸。

为列当科植物肉苁蓉[Ciatanche deserticola Y. C. Ma.]干燥带鳞叶肉质茎。《本经》上品，收载于 2000 年版《药典》。主产于西北地区，春季苗未出土或刚出土时采，切片晒干酒制或盐制入药。

【化学成分】 含生物碱。

【药理作用】 ①有降血压作用。②有麻痹呼吸作用。

【性味与功能】 甘、咸、温；归肾、大肠经；补肾阳、益精血、润肠通便。

【临床应用】 ①用于阳痿、不孕、腰膝痿软、筋骨无力，多配伍熟地、菟丝子、五味子等入汤剂或丸剂。②用于肠燥便秘，配伍麻仁、沉香等，多入丸剂。如润肠丸。③治消肿易饥，配伍山茱萸、五味子煎服。

【用法用量】 6～9 克煎服。

603. 巴戟天

【别名】 巴戟

为茜草科植物巴戟天[Morinda officinalis How.]的干燥根。《本经》上品,收载于 2000 年版《药典》。主产于广东、广西。冬春采挖,蒸后晒干入药。

【化学成分】 含槲皮素甙、维生素、糖类等。

【药理作用】 ①有雄性激素样作用。②有显著的降血压作用。③有利尿作用。

【性味与功能】 甘、辛、微温;归肾、肝经;补肾阳、强筋骨、祛风湿。

【临床应用】 主要用于阳痿遗精,宫冷不孕、月经不调、少腹冷痛、风湿痹痛、筋骨痿软等,多配伍人参、覆盆子、山药等。入煎剂或丸剂。

【用法用量】 3～9 克。

604. 胡芦巴

【别名】 芦巴子

为豆科植物胡芦巴[Trigonella foenum-graecum L.]的干燥成熟种子,收载于 2000 年版《药典》。全国均有栽培,秋收种子,晒干,盐水炒黄入药。

【化学成分】 含龙胆宁碱、番木瓜碱、胆碱、胡芦巴碱等多种生物碱及皂甙、茜草素、槲皮素等及大量脂肪油。

【药理作用】 ①其脂肪油有催乳作用。②有致泻作用。

【性味与功能】 苦、温;归肾经;温肾、祛寒、止痛。补命门之火。

【临床应用】 用于命门火衰、寒凝气滞、小腹冷痛、小肠疝气、寒湿脚气。多配伍附子、肉桂等入丸剂或汤剂。

【用法用量】　4.5～9克。

605. 益智仁

为姜科植物益智［Alpinia oxyphylla Mia］的干燥成熟果实，收载于2000年版《药典》。产于广东及海南岛。夏初采摘、炒至皮焦捣碎入药。

【化学成分】　含挥发油，油中主要为桉油精、姜烯、姜醇等。

【性味与功能】　辛、温；归脾、肾经；暖肾固精缩尿，温脾止泻摄唾。

【临床应用】　①用于下元虚冷，肾虚遗尿、小便频数、遗精白浊，配伍乌药、山药或配伍行气药厚朴、姜、枣等煎服。②用于脾寒泄泻腹冷痛及唾涎多等症，配伍六君子汤煎服。

【用法用量】　3～9克。

606. 骨碎补

【别名】　申姜、猴姜。

为水龙骨科植物槲蕨［Drynaria fortunei（Kunze）J, SM］的干燥根茎。收载于2000年版《药典》。产于青海、四川、云南等地，春秋采挖，晒干火燎去毛入药。

【化学成分】　含橙皮甙、双氢黄酮、淀粉及四环三萜类成分等。

【药理作用】　①能促进骨对钙的吸引，提高血钙水平，有利于骨愈合。②有改善骨细胞功能，推迟细胞退行性变的作用。③有镇痛和镇静作用。④四环三萜成分有强心和降血胆固醇作用。

【性味与功能】　苦、温；归肾、肝经；补肾强骨、续伤止痛、活血止血。

【临床应用】 ①用于肾虚腰痛、耳鸣耳聋、牙齿松动，单方研服或加熟地、茯苓、山茱萸等煎服。②用于跌打损伤、筋骨折伤，配伍红花、土鳖虫煎服或入丸散。③用于斑秃、白癜风，鲜骨碎补捣烂外敷或研末醋调敷。④治鸡眼，骨碎补酊剂，外搽于削去厚皮患处，每2小时1次，连续2天。

【用法用量】 3～9克煎服。

607. 狗脊

【别名】 金毛狗

为蚌壳蕨科植物金毛狗脊［Cibotium barometz（L.）JSm］的干燥根茎。收载于2000年版《药典》。《本经》上品，产于西南部，秋末采挖，去柔毛蒸后切片晒干入药。

【化学成分】 含绵马酚、淀粉、山柰醇等。

【药理作用】 对外伤出血有止血作用。

【性味与功能】 苦、甘、温；归肝、肾经；补肝肾、强筋骨、祛风湿。

【临床应用】 用于腰脊痠软，下肢无力、风湿痹痛。多配伍草薢、菟丝子等入丸剂或煎服。

【用法用量】 6～12克煎服。

608. 续 断

【别名】 川续断。

为川续断科植物川续断［Buddleja officinalis Maxim］的干燥根，《本经》上品，收载于2000年版《药典》。产于华北、西北、西南等地。

【化学成分】 含生物碱及挥发油。

【药理作用】 ①有抗维生素E缺乏作用。②对肺炎双球菌有抑制作用。③有促进组织再生作用。④有止血作用。⑤有生乳、促进乳汁分泌作用。

【性味与功能】 苦、辛、微温；归肝、肾经；补肝肾、强筋骨、续折伤、止崩漏。

【临床应用】 ①用于腰膝痠软、风湿痹痛，配伍牛膝、生地、五加皮、防风等煎服或入丸剂。②用于崩漏经多、胎漏下血，配伍艾叶、阿胶、当归等煎服。③用于跌打损伤，单方煎服。④用于先兆流产，配伍桑寄生、杜仲、女贞子等煎服。

【用法用量】 9～15克煎服。

609. 杜 仲

【别名】 思仙。

为杜仲科植物杜仲［Eucommia ulmoides Oliv］的干燥树皮，《本经》上品，收载于 2000 年版《药典》。主产于长江以南，清明后采皮、晒干入药。

【化学成分】 含杜仲胶、生物碱、糖甙、有机酸、果胶、树脂等。

【药理作用】 ①水提物有较持久的降血压作用。②有利尿作用。③对中枢神经有抑制作用，对动物有镇静作用。④有收缩子宫作用，作用部位在脑垂体后叶。⑤对冠状动脉硬化的血管有收缩作用，因此，高血压兼有冠心病者慎用。⑥煎剂对结核杆菌有抑制作用。⑦能减少胆固醇的吸收。

【性味与功能】 甘、温；归肝、肾经；补肝肾、强筋骨，安胎。

【临床应用】 ①用于肾虚腰痛、筋骨无力，配伍木香、八角茴香、丹参煎服。②用于妊娠漏血、胎动不安、先兆流产，配伍续断、山药、菟丝子、白术煎服或入丸剂服。③用于单纯高血压，配伍夏枯草、牛膝煎服。

【用法用量】 6～9克。

610. 补骨脂

【别名】 故破纸、故子。

为豆科植物补骨脂的［Psoralea corylifolia L.］的干燥成熟果实。收载于 2000 年版《药典》。主产于四川、广西、云南等地、果实成熟时采、炒熟入药。

【化学成分】 含挥发油、有机酸、皂甙、补骨脂素、补骨脂黄酮、查耳酮、脂肪油、生物碱、甾醇等。

【药理作用】 ①增加冠状动脉及末梢血管的流量。②对葡萄球菌及常见致病霉菌有一定的抑制作用。③对放射疗法引起的白细胞下降有改善作用。④有驱虫作用。⑤醇提物有局部光敏作用，对白癜风有效。⑥对平滑肌的作用是对肠管有兴奋作用。对离体子宫有松弛作用。⑦有雌性激素样作用，但较弱。

【性味与功能】 辛、苦、温；归肾、脾经；温肾助阳、纳气、止泻。

【临床应用】 ①用于下元虚寒所致的阳痿遗精、遗尿尿频，腰膝冷痛。肾虚作喘，配伍菟丝子、胡桃肉、乳香、没药、沉香制蜜丸服或煎服。②用于白癜风、斑秃，配成 30% 酊剂局部外用。

【用法用量】 6～9 克。

611. 菟丝子

【别名】 龙须子。

为旋花科植物菟丝子［Cuscuta chinensis Lam］的干燥成熟种子，《本经》上品，收载于 2000 年版《药典》，产于东北、华北、西南等地。种子成熟时采收，晒干炒熟入药。

【化学成分】 含树脂、糖类、维生素 A、胡萝卜素、蒲公英黄质，叶黄素等。

【药理作用】 ①浸剂、酊剂有减慢心律、增强心肌收缩力等强心作用。②有降血压作用。③可抑制肠运动。④可增加子宫的重量和节律性收缩。⑤菟丝子黄酮可促进抗体产生，增强淋巴细胞的活性。⑥有延缓动物衰老作用。

【性味与功能】 甘、温；归肝、肾、脾经；滋补肝肾、固精缩尿、安胎、明目、止泻。

【临床应用】 ①菟丝子为补肝肾要药，主要用于肝肾不足，阳痿遗精，尿有余沥，遗尿尿频，腰膝痠软，目昏耳鸣，配伍茯苓、山药、枸杞子、莲子等煎服或入丸剂。②用于肾虚胎漏，胎动不安，配伍续断、杜仲煎服。③用于脾肾虚泻，配伍人参、白术、木香煎服。④用于白癜风：炒焦研细油调敷。

【用法用量】 6～12克。

612. 淫羊藿

【别名】 仙灵脾。三枝九叶草。

为小檗科植物淫羊藿、箭叶淫羊藿［Epimedium brevicornum Maxim］等同属植物柔毛淫羊藿、巫山淫羊藿、朝鲜淫羊藿的地上部分。《本经》中品，收载于2000年版《药典》。全国均产，夏秋采集，去粗梗晒干入药。或羊油炙入药。

【化学成分】 含淫羊藿甙、挥发油、植物甾醇、油脂、鞣质、有机酸等。

【药理作用】 ①有雄性激素样作用，促进精液分泌，增强性机能其作用强于海马及蛤蚧。②对葡萄球菌、卡他球菌、肺炎双球菌等有抑制作用。③有镇咳和祛痰作用。④有降血压作用。⑤有降血糖作用。⑥有增加心流量，对垂体后叶引起的心肌损害有保护作用和抗心律失常作用。⑦有抗炎作用，减轻关节炎的肿胀和减少炎性渗出。⑧有降血糖作用。⑨对离体子宫有兴奋作用。

【性味与功能】 辛、甘、温；归肝、肾经；补肾阳、强筋骨、祛风湿。

【临床应用】 ①用于肾虚阳痿遗精，筋骨萎软，单方泡酒服，或加杞果泡酒。②用于风湿痹痛、麻木拘挛，配伍牛膝泡酒服。③用于慢性气管炎，单方煎服。④用于更年期高血压，配伍牛膝煎服。

【用法用量】 3～9克。

【备注】 阴虚火旺者忌用。

613. 韭菜子

为百合科植物韭菜[Allium tuberosum Rottl]的干燥成熟种子，收载于2000年版《药典》。全国均有，种子成熟时采，晒干入药。

【化学成分】 含生物碱类。

【性味与功能】 辛、甘、温；归肝、肾经；温补肝肾，壮阳固精。

【临床应用】 用于阳痿遗精、腰膝痠软、遗尿尿频、白浊带下，单方炒研粉服或煎服。也可配伍补肾药入丸剂。

【用法用量】 3～9克。

614. 锁　阳

【别名】 不老药。

为锁阳科植物锁阳[Cynomorium songaricum Rupr.]的干燥肉质茎，收载于2000年版《药典》。主产西北，春秋采收，晒干切片入药。

【化学成分】 含三萜皂甙、鞣质、花色甙等。

【药理作用】 有促进肠蠕动和缓泻作用。

【性味与功能】 甘、温；归脾、肾、大肠经；补肾阳、益精血、润肠通便。

【临床应用】　①用于腰膝痠软，阳痿滑精，配伍龙骨、党参、桑蛸、茯苓煎服。②用于肠燥便秘，配伍桑椹、白蜜煎服。

【用法用量】　4.5～9 克煎服。

【备注】　泄泻而精不固者忌用。

615. 仙　茅

【别名】　番龙草。

为石蒜科植物仙茅[Curculigo orchioides Gaertn.]的干燥根茎。收载于 2000 年版《药典》。产于华北、华中、西南。夏秋采收，晒干入药。

【化学成分】　含鞣质、树脂、脂肪、生物碱及多种糖类。

【药理作用】　①可促进抗体生成、增强巨噬细胞的吞噬作用。②对癌细胞的生长有干扰作用。③其生物碱有明显的镇静作用。④有促进性腺发育，改善性功能，可使动物卵巢及子宫重量增加。⑤有扩张冠状动脉，强心，缓解心律失常作用。⑥可使甲状腺机能减退，使 CAMP/CGMP 比值趋于正常。⑦可增加尿酸的排除。⑧有抗关节炎作用。

【性味与功能】　辛、热，有毒；归肾、肝、脾经；补肾阳，强筋骨，祛寒湿。

【临床应用】　用于阳痿精冷，筋骨萎软，腰膝冷痹，阳虚冷泻，配伍枸杞子、淫羊藿、菟丝子煎服。

【用法用量】　3～9 克煎服。

616. 蛤　蚧

【别名】　仙蟾。

为壁虎科动物蛤蚧[Gekko gecko Linnaeus]的干燥体。收载于 2000 年版《药典》。产于广西、广东、云南。

【化学成分】　含蛋白质类。

【药理作用】 ①有雄性激素样作用。②对雌性动物有雌激素样作用。③有缓解哮喘作用。

【性味与功能】 咸、平；归肺、肾经；补肺益肾、纳气定喘。

【临床应用】 ①用于虚喘气促、劳嗽咳血，配伍贝母、沙参、知母、杏仁共制蜜丸，口服。②用于阳痿遗精，配伍锁阳、枸杞、肉桂煎服。③用于慢性气管炎，蛤蚧粉、每次3克。加白糖20克同服。

【用法用量】 3～6克煎服。

617. 雪莲花

为菊科植物绵头雪莲花或毛头雪莲花［Saussurea Laniceps Hand-Mazz 或 S. eriocephala Franch］的带根全草、收载于《全国中草药汇编》。产于四川、云南、西藏等高山中。夏季采集，晒干入药。

【性味与功能】 甘、微苦，温；补肾壮阳、调经止血。

【临床应用】 用于雪盲、牙痛、风湿性关节痛、阳痿、月经不调，崩漏、白带，单方煎服、研服，或泡酒服。外用治创伤出血，鲜雪莲花捣烂外用。

【用法用量】 9～15克煎服或泡酒。

618. 冬虫夏草

【别名】 冬虫草。

为麦角菌科真菌冬虫夏草［Cordyceps sinensis（Berk.）Sacc］寄生在蝙蝠蛾科昆虫幼虫上的子座及幼虫尸体的复合体。收载于2000年版《药典》。主产于四川、云南、贵州、青海、西藏等高寒山地。夏至前后采，晒干入药。

【化学成分】 含脂肪、粗蛋白、虫草酸、虫草素、碳水化合物等。

【药理作用】 ①对动物支气管有舒张作用。②有降血压作用。③有镇静和催眠作用。④对结核杆菌、葡萄球菌、链球菌、常见皮肤致病真菌等有抑制作用。⑤对肿瘤有抑制作用。⑥有抗衰老作用。

【性味与功能】 甘、平；归肺、肾经；补肺益肾、止血化痰。

【临床应用】 ①用于肾虚久咳虚喘、劳嗽咯血。配伍贝母、沙参、杏仁、麦冬煎服。②用于阳痿遗精、腰痠腿痛，冬虫草30克炖鸡服。或配伍益肾药入丸剂。

【用法用量】 3～9克。

【备注】 寄生在蚕蛹幼虫子实体及虫体也作冬虫夏草用，称"蛹草"或"北虫草"。人工培植者多为此品种，作用及用法与冬虫夏草相同。

619. 蛇床子

【别名】 蛇米、野茴香。

为伞形科植物蛇床[Cnidium monnieri(L.)Cuss]的干燥成熟果实。《本经》上品，收载于2000年版《药典》。全国均有，果实成熟时采，晒干入药。

【化学成分】 含香豆精类成分蛇床子素、挥发油等。

【药理作用】 ①有类似性激素样作用，能延长动物的交尾期。②对滴虫有较强的抑制作用。③对常见皮肤致病真菌有抑制作用。④有驱蛔虫、杀蚊蝇幼虫作用。

【性味与功能】 辛、苦、温，有小毒；归肾经；温肾壮阳、燥湿、祛风、杀虫。

【临床应用】 ①用于男子肾虚阳痿、女子不孕症，多与菟丝子、巴戟天等配伍煎服。②用于外阴湿疹、疥疮、顽癣、阴道滴虫，多配伍苦参水煎外洗。

【用法用量】 3～9克。

620．沙苑子

【别名】 沙苑蒺藜。

为豆科植物扁茎黄芪[Astragalus complanatus R. Br]的干燥成熟种子，收载于2000年版《药典》。主产于东北、华北、西北。霜降前采，晒干盐炒入药。

【化学成分】 含脂肪油、维生素A类、生物碱、黄酮类、酚类、鞣质、蛋白质、氨基酸、及硒、铜、锌、铁、镁、铬、钙等元素。

【药理作用】 ①有减慢心率，降低血压，增加脑血流量作用。②有利尿作用。③有抗衰老作用。④有收缩子宫平滑肌作用。

【性味与功能】 甘、温；归肝、肾经；温补肝肾、固精、缩尿、明目。

【临床应用】 用于肾虚腰痛、遗精早泄、白浊带下、小便余沥、眩晕目昏，配伍菟丝子、莲须煎服。

【用法用量】 9～15克。

【备注】 阴虚阳亢及命门火旺者忌用。

621．覆盆子

为蔷薇科植物华东覆盆[Rubus chingii Hu]的干燥果实，收载于2000年版《药典》。果实未成熟时采，晒干入药。

【性味与功能】 甘、酸、温；入肝、肾经；益肾、固精、缩尿。

【临床应用】 用于小便频多，遗尿，遗精早泄，精亏阳痿，配伍桑螵蛸、益智仁，山萸肉、菟丝子、枸杞果等补肾药煎服或入丸剂。

【用法用量】 6～12克煎服。

622. 桑螵蛸

【别名】 螳螂子，刀螂子。

为螳螂科昆虫大刀螂、小刀螂、巨斧螳螂［paratenodera sinensis de Saussure］等的干燥卵鞘。全国均有，深秋采集，蒸后晒干入药。

【化学成分】 含蛋白质、脂肪、铁、钙、胡萝卜素等。

【药理作用】 有抗利尿作用。

【性味与功能】 甘、咸、平；归肝、肾经；益肾固精、缩尿、止浊。

【临床应用】 用于遗精滑精、遗尿尿频、小便白浊，配伍菟丝子、龙骨等入丸散或汤剂。

【用法用量】 4.5～9 克煎服。

【备注】 阴虚火旺或膀胱有热者忌用。

623. 山茱萸

【别名】 山萸肉、枣皮。

为山茱萸科植物山茱萸［Cornus officinalis Sieb et Zucc］的干燥成熟果肉。收载于 2000 年版《药典》。主产于华北、陕西、四川。果实成熟时采，沸水略烫，去核干燥入药。

【化学成分】 含山茱萸甙、番木鳖甙、皂甙、维生素 A、有机酸等。

【药理作用】 ①有降血压作用。②有抑制肠痉挛作用。③对金黄色葡萄球菌、痢疾杆菌及堇色毛癣菌有抑制作用。④有利尿作用。⑤对因放疗、化疗引起的白细胞下降有改善作用。⑥有降血压作用。⑦体外有抗癌作用。

【性味与功能】 酸、涩、微温；归肝、肾经；补益肝肾、涩精固脱。

【临床应用】 ①用于肾虚所致眩晕耳鸣，腰膝瘆痛、阳痿遗精、遗尿尿频、崩漏带下，配伍金樱子、补骨脂、菟丝子等煎服或入丸剂。②用于大汗虚脱、内热消渴，配伍党参、白术、五味子煎服。

【用法用量】 6～12 克煎服。

624. 钟乳石

【别名】 石钟乳、芦石、方解石、鹅管石。

为碳酸盐类矿物方解石[$CaCO_3$]的矿石，《本经》上品，收载于 2000 年版《药典》。产于中、南地区，细如笔者称"滴乳石"或"鹅管石"，粗如杯者为"钟乳石"，块状者为"方解石"。煅红放冷碾碎入药。

【化学成分】 主含碳酸钙[$CaCO_2$]，氧化钙[CaO]等，并含有微量的铁、镁、锰、锌等。

【性味与功能】 甘、温；归肺、肾、胃经；温肺、助阳、平喘、制酸。

【临床应用】 ①用于虚劳喘咳、寒咳、阳痿、腰膝瘆软无力，胃痛泛酸，配伍菟丝子为丸服。②用于乳少无乳，配伍漏芦共为细粉，每服 6 克。③治吐血损肺，研细粉每服 6 克。

【用法用量】 3～9 克煎服或入丸散。

【备注】 恶巴豆，阴虚火旺者禁用。钟乳石、鹅管石、方解石实乃同一物质，用法相同。

625. 楮实子

【别名】 榖实。构实。

为桑科植物构树[Broussonetia papyrifera（L.）Vent.]的干燥成熟果实，《本经》上品，收载于 2000 年版《药典》。全国均有。果实成熟时采，晒干入药。

【化学成分】 含皂甙、维生素 B、油脂等。

【性味与功能】 甘、寒；归肝、肾经；补肾清肝、明目，利尿。

【临床应用】 ①用于腰膝痠软、虚劳骨蒸，头晕目昏，楮实子、黑豆、枸杞子共为粗粉，每次 20 克，水煎。②治目生翳膜，楮实子研粉，每次 6 克水冲服。③用于水肿胀满，楮实子熬成膏，丁香、茯苓煎汤每次冲服 3 克，或楮实子粉 10 克。

【用法用量】 6～12 克。

626．海 马

为海龙科动物线纹海马［Hippocampus Kelloggi Jordan et Snyder］等同科动物、刺海马、大海马、三斑海马或小海马的干燥体。收载于 2000 年版《药典》。产于辽宁、广东、山东等沿海。捕后去内脏晒干入药。

【化学成分】 含蛋白质、脂肪、钙盐。

【药理作用】 ①克氏海马的乙醇提取物可延长正常雌性小鼠的动情期，对去势鼠则出现动情期。并可使子宫和卵巢的重量增加。②对雄性小鼠，海马提取物表现雄性激素样作用，可使精液量增加，提肛肌重量增加。

【性味与功能】 甘、温；归肝、肾经；温肾壮阳，散结消肿。

【临床应用】 ①用于阳痿、遗尿、肾虚作喘、癥瘕积聚、跌打损伤，配伍木香、大黄、青皮、牵牛子共研细粉冲服。②用于痈肿疔疮，研粉或煎膏外敷。

【用法用量】 3～9 克。

627．海 龙

为海龙科动物刁海龙［Solenognathus hardwickii（Gray）］等同科动物、拟海龙、尖海龙的干燥体。收载于 2000 年版《药典》。

产于沿海，去内脏晒干入药。

【化学成分】 与海马相似。

【药理作用】 与海马相似。

【性味与功能】 甘、温；归肝、肾经；温肾壮阳，散结消肿。

【临床应用】 同海马。

【用法用量】 3～9克。

第十六章 收涩药

凡以收敛固涩为主要作用的药物叫收涩药。

收涩药可以治疗滑脱诸证，如自汗盗汗，泻利脱肛，遗精早泄、溲多遗尿、失血崩带等证，有敛汗、止泻、固精、止喇、缩尿、止血作用。由于滑脱证为虚证，所以收涩药常与补益药配伍使用。

外感实邪未解时不宜用收敛药。

628. 五味子

为木兰科植物五味子、中华五味子［Schisandra chinensis (Turcz.) BAll. Schisandra sphenanthera Rehed et Wile］的干燥成熟果实，前者习称北五味子，后者称南五味子。《本经》上品，收载于2000年版《药典》。全国均产，果实成熟时采，蒸后晒干入药。

【化学成分】 含挥发性枸橼醛、五味子素、五味子醇、多种有机酸、糖类、鞣质等。

【药理作用】 ①可增加中枢的兴奋性，提高工作效能，减轻疲劳，改善听力，扩大视野。降低瞌睡感。②有抗胆碱作用。③可增加肾上腺皮质功能。④可加强碱性磷酸酶的活性，对脑、肝、肌肉及呼吸有特别兴奋作用。⑤煎剂可抑制心肌细胞三磷酸腺甙酶的活性。⑥有止咳祛痰作用。⑦可增强心血管张力、降低血压。⑧可调节胃液分泌、促进胆汁分泌、降低肝炎患者的谷——丙转氨酶。⑨有与人参相似的适应源样作用，能增强机体对非特异性刺激的防御能力。⑩乙醇提取物对葡萄球菌、副伤寒杆菌、肺炎杆菌、痢疾杆菌。沙门氏菌等有抑制作用。⑪可增加动物器官的耗氧量。

【性味与功能】 酸、甘、温；归心、肺、肾经；收敛固涩，益气生津。

【临床应用】 ①敛肺止嗽，用于虚咳气喘，配伍六味地黄汤或加麦冬煎服。②用于精滑不固、遗尿尿频、久泄不止，配伍桑螵蛸、龙骨、附子煎服。③用于久汗不止、自汗、盗汗、津伤口渴、气短脉虚、内热消渴、心悸失眠，配伍黄芪、麦冬、人参煎服。④用于神经衰弱、失眠多梦，配伍人参制成酊剂或糖浆剂口服。

【用法用量】 1.5～6克。

629. 芡 实

【别名】 鸡头米。

为睡莲科植物芡［Euryal ferox Salisb］的干燥成熟种仁，《本经》上品，收载于 2000 年版《药典》。全国平原地区池、湖中均有。秋季采收、去壳晒干入药。

【化学成分】 含淀粉、蛋白质、脂肪油、钙、磷、铁、核黄素等。

【药理作用】 ①有生津作用②有收敛作用。

【性味与功能】 甘、涩、平；归脾、肾经；益肾固精、补脾止泻、祛湿止带。

【临床应用】 用于梦遗滑精、尿频遗尿、脾虚久泻、白浊带下，配伍茯苓、白术、枸杞、补骨脂、山药、黄柏等煎服。

【用法用量】 9～15克。

630. 金樱子

为蔷薇科植物金樱子［Rosa laevigata Michx］的干燥成熟果实，收载于 2000 年版《药典》。主产于华北、华中、西南。秋季采集，切片去毛晒干入药。

【化学成分】 含维生素 C、苹果酸、枸橼酸、皂甙、鞣质、树脂等。

【药理作用】 ①有促进消化、抑制肠黏膜分泌，有止泻作用。②对金黄色葡萄球菌、大肠杆菌、绿脓杆菌、钩端螺旋体等有抑制作用。③对流感病毒有抑制作用。④有降低胆固醇，抗动脉硬化作用。

【性味与功能】 酸、甘、涩、平；归肾、膀胱、大肠经；固精缩尿，涩肠止泻。

【临床应用】 ①用于遗精滑精、遗尿尿频、崩漏带下、久泻久痢，单方煎服或配伍芡实丸服。②用于子宫脱垂：金樱子 30～60 克，水煎服。③用于乳糜尿：配伍车前草、海金沙煎服。

【用法用量】 6～12 克煎服。

631. 莲 子

【别名】 藕实、水芝丹。

为睡莲科植物莲［Nelumbo nucifera Gaertn］的干燥成熟种子，《本经》上品，收载于 2000 年版《药典》。全国均有，冬初采实，去皮去心入药。

【性味与功能】 甘、涩、平；归脾、肾、心经；补脾止泻，益肾涩精，养心安神。

【临床应用】 ①用于脾虚久泻、遗精带下，心悸失眠。单方研服或煮粥服。②用于小便白浊，莲子肉、益智仁、龙骨各等份研服，每次 6 克。③治心经虚热、小便赤浊，莲子 60 克，甘草 10 克，研末，每服 6 克。

【用法用量】 6～15 克煎服或入丸散。

632. 莲 须

为睡莲科植物莲［Nelumbo nucifera Gaertn］的干燥雄蕊，收载于 2000 年版《药典》。开花时采，阴干入药。

【化学成分】　含槲皮素、木犀草素、异槲皮甙、生物碱等。

【性味与功能】　甘、涩、平；归心、肾经；固肾涩精。

【临床应用】　用于遗精滑精、带下、尿频，配伍沙苑蒺藜、芡实、龙骨、牡蛎共为丸或煎服。

【用法用量】　3～4.5 克煎服。

633. 赤石脂

【别名】　红土、高岭土。

为硅酸盐类矿物，多水高岭石族，多水高岭石 $[Al_4(Si_4O_{10})(OH)_8 \cdot 4H_2O]$，收载于 2000 年版《药典》。主产于华中、华南、选红色滑腻如脂者入药，煅红水飞入药。

【化学成分】　主含水化硅酸铝、氧化铝、氧化铁、氧化锰等。

【性味与功能】　甘、酸、涩、温；归胃、大肠经；涩肠、止血、生肌敛疮。

【临床应用】　①用于久泻久痢、大便出血、崩漏带下，常配伍人参、白术、当归、附子、侧柏叶等。②用于疮疡不收、湿疹脓水浸淫，研敷患处。

【用法用量】　9～12 克煎服或外用。

634. 乌　梅

为蔷薇科植物梅[Prunus mume(Sieb)Sieb. et Zucc]的干燥近成熟果实，收载于 2000 年版《药典》。主产于江南，果实近成熟时采，低温烘干入药。

【化学成分】　含柠檬酸等多种有机酸、甾醇、三萜等。

【药理作用】　①有抗过敏性休克作用。②对肠管有抑制作用。③对多种常见杆菌、球菌、常见致病皮肤真菌有抑制作用。

④有促进胆汁分泌作用。⑤对肠道蛔虫钩虫，有驱虫作用。

【性味与功能】 酸、涩、平；归肝、脾、肺、大肠经；敛肺、涩肠、生津、安蛔。

【临床应用】 ①用于肺虚久咳、配伍半夏、杏仁、甘草、阿胶、生姜煎服。②用于久痢滑泻，常与肉豆蔻、苍术、茯苓、木香、人参配伍煎服。③用于虚热消渴，配花粉、葛根、人参、麦冬等煎服。④用于蛔虫所致呕吐症及胆道蛔虫症，配伍黄连、干姜、花椒、桂枝等煎服。⑤外用治疮疡弩肉。

【用法用量】 6～12克煎服。

635. 诃 子

【别名】 诃黎勒

为使君子科植物诃子或毛诃子［Terminalia chebula Retz 或 Terminalia chebula Retz.］的干燥成熟果实。收载于 2000 年版《药典》。产于西藏、云南、广西等地。果实成熟时采，晒干去核，炒至黄色，凉干入药。

【化学成分】 含鞣质、诃子酸、没食子酸、多种有机酸、多种糖类、番泻甙、诃子素、多酚氧化酶，过氧化酶等。

【药理作用】 ①对痢疾杆菌、大肠杆菌、葡萄球菌、肺炎双球菌、皮肤真菌有不同的抑制作用。②有收敛止泻作用。③对平滑肌有解痉作用。④有抗癌作用，诃子水煎液对小鼠恶性肿瘤（腹水癌、棱形细胞癌）有较强的抑制作用，⑤有促进胆汁分泌作用。⑥有降血压作用。⑦对肠道平滑肌有抑制作用。

【性味与功能】 苦、酸、涩、平；归肺、大肠经；涩肠敛肺，降火利咽。

【临床应用】 ①用于久泻久痢、便血脱肛，配伍黄连、木香、甘草研粉服或煎服。②用于肺虚喘咳、久嗽不止、咽痛音哑，配伍桔梗、甘草煎服。

【用法用量】　3～9 克煎服。

636. 五倍子

为漆树科植物盐肤木、青麸杨或红麸扬的叶上虫瘿。收载于2000 年版《药典》。主产于江南各省，秋季采，沸水中烫死虫，晒干入药。

【化学成分】　主含鞣酸。

【药理作用】　①鞣酸对蛋白质有沉淀和凝固作用，因而有收敛、止泻作用。②对肠道细菌及链球菌、肺炎双球菌、葡萄球菌等有抑制作用。③可解生物碱中毒。

【性味与功能】　酸、涩、寒；归肺、大肠、肾经；敛肺降火、涩肠止泻、敛汗止血、收湿敛疮。

【临床应用】　①用于久痢久泻，配伍茯苓研粉服。②用于便血、痔血，配伍槐花、地榆水煎服。③用于外伤出血。研粉敷创口。④用于盗汗，研膏于睡前敷于脐部。⑤用于口腔炎，10%水溶液含漱。

【用法用量】　3～6 克煎服。

637. 麻黄根

为麻黄科植物草麻黄、中麻黄[Ephedra sinica Stapf 或 Ephedra intermedia Schrenket C. A. Mey.]的干燥根及根茎。收载于2000 年版《药典》。秋末采挖，去残茎晒干切片入药。

【性味与功能】　甘、平；归心、肺经；止汗。

【临床应用】　用于自汗、盗汗，配伍黄芪、小麦、牡蛎煎服或研粉服。

【用法用量】　3～9 克煎服。

【备注】　有表邪者忌用。

638. 浮小麦

为禾本科植物小麦[Triricum aestivum L.]的干燥浮瘪未成种子,收载于《中华药海》,以水淘浮起者佳。

【化学成分】 含蛋白质、淀粉、钙、铁、磷、维生素等。

【药理作用】 参与体内三大物质的代谢过程,有抑制汗腺分泌作用。

【性味与功能】 甘、咸、凉;入心经;益气、除热、止汗。

【临床应用】 用于自汗、盗汗、骨蒸痨热,单味炒香研服或配伍麻黄根、牡蛎、黄芪、白术等煎服。

【用法用量】 6~12克煎服。

639. 糯稻根

为禾本科植物糯稻[Oryza sativa L. var glutinosa Matsum]的干燥根及根茎,收载于1977年版《药典》。全国均产,秋季采挖,洗净晒干入药。

【性味与功能】 甘、平;止汗。

【临床应用】 ①用于自汗、盗汗,炒焦、研粉冲服,或配伍黄芪、白术煎服。②治疗丝虫病,每日30~60克煎服。

【用法用量】 30克~60克煎服。

640. 椿皮

为苦木科植物臭椿[Ailanthus altissima(Mill)Swingle]的干燥根皮或干皮,收载于2000年版《药典》。全国均有,全年可采,晒干入药。

【化学成分】 含川楝素、甾醇、臭椿酮等。

【药理作用】 ①对痢疾杆菌,伤寒杆菌有抑制作用。②臭椿酮对阿米巴原虫有强烈的抑制作用。

【性味与功能】 苦、涩、寒；归大肠、胃、肝经；清热燥湿、收涩止带、止泻止血。

【临床应用】 用于赤白带下、湿热泻痢、久泻久痢、便血、崩漏，单方煎服、研服或配伍除湿热药同用。

【用法用量】 6～9克煎服。

641. 白 矾

【别名】 矾石、明矾。枯矾。

为硫酸盐类矿物明矾石[KAl(SO₄)₂·12H₂O]，经加工提炼制成。收载于2000年版《药典》。主产于安徽、甘肃、山西等地。煅后失去结晶水为枯矾。

【化学成分】 主要成分为碱性硫酸铝钾[KAl₂(SO₄)₂(OH)₆]或硫酸铝钾[KAl(SO₂)₂·12H₂O]，失去结晶水的枯矾则变成[KAl₂(SO₄)₂O]或[KAl(SO₄)₂]。

【药理作用】 ①对多种细菌有抑制作用。②可使蛋白质凝固。

【性味与功能】 酸、涩、寒；归肺、脾、肝、大肠经；内服用于止泻止血，外用解毒杀虫，燥湿止痒。

【临床应用】 ①用于止血、止泻，配伍五倍子等煎服。②癫痫发狂，配伍半夏、皂角、甘草、姜汁煎汤灌服取吐涎。③用于湿疹湿疮、阴痒带下，水煎洗。④用于鼻、齿出血，明矾粉吹入即止。外用者多用枯矾。

【用法用量】 0.6～1.5克，外用适量。

642. 罂粟壳

【别名】 米壳。

为罂粟科植物罂粟[Papaver sominferum L.]的干燥成熟果实，收载于2000年版《药典》。果实成熟时采，去种子干燥入药。

【化学成分】 含吗啡、可卡因、罂粟碱等多种生物碱。

【药理作用】 同阿片。

【性味与功能】 酸、涩、平，有毒；归肺、大肠、肾经；敛肺、涩肠、止痛。

【临床应用】 用于久咳、久泻、脱肛、脘腹疼痛，单方或复方煎服。

【用法用量】 3～6克煎服。

【备注】 本品易成瘾，不宜常服。

643. 海螵蛸

【别名】 乌贼骨。

为乌鲗科动物无针乌贼或金乌贼［Sepielle maindroni de R. 或 Sepia esculenta Hoyle］的干燥内壳，《本经》中品，收载于2000年版《药典》。沿海均产，4～8月采集洗净晒干入药。

【化学成分】 含碳酸钙、壳角质、黏液质及少量氯化钠、镁盐等多种无机盐。

【药理作用】 ①有阻止胃酸分泌作用。②有局部止血作用。

【性味与功能】 咸、涩、温；归脾、肾经；收敛止血、涩精止带、制酸、敛疮。

【临床应用】 ①用于胃痛吞酸、胃及十二指肠溃疡、胃酸过多，海螵蛸30克、元胡20克共研细粉，每服10克。②用于吐血、衄血、便血、崩漏，配伍止血药煎服。③用于遗精遗尿、早泄、小便白浊、崩漏带下，单方研粉服或配伍茯苓、人参、当归、龟板等煎服。④用于外伤出血，研粉敷于创口。

【用法用量】 4.5～9克煎服。

644. 瓦楞子

【别名】 毛蛤

为蚶科动物毛蚶、泥蚶[Arca subcrenata Lischke，Area granosa Linnaeus]的贝壳。收载于 2000 年版《药典》。沿海均产，春秋捕捞去肉晒干煅红入药。

【化学成分】　主含碳酸钙、磷脂钙。

【性味与功能】　咸、甘；归肺、胃经；消痰化瘀、软坚散结、制酸止痛。

【临床应用】　①用于胃痛泛酸，消化道溃疡：瓦楞子、甘草各等份、共为细粉，每服 10 克。②用于顽痰积结、黏稠难咯、瘿瘤、瘰疬、癥瘕痞块，配伍化痰药及活血药煎服。

【用法用量】　9～15 克煎服或入丸散。

645．松花粉

为松科植物马尾松、油松或同属植物的干燥花粉。收载于 2000 年版《药典》。全国均产，春季采集、晒干入药。

【性味与功能】　甘、温；归肝、脾经；燥湿、收敛止血。

【临床应用】　①用于湿疹、黄水疮、皮肤糜烂、脓水淋漓、外伤出血、尿布性皮炎，配伍滑石粉或炉甘石粉外用。②用于胃及十二指肠溃疡，单方水冲服。

【用法用量】　3～6 克、外用适量。

646．禹余粮

【别名】　禹粮石。

为氢氧化物类矿褐铁矿[FeO(OH)]，《本经》下品，收载于 2000 年版《药典》。产于铁矿。打碎煅红入药。

【化学成分】　主含三氧化二铁[Fe_2O_3]、另含少量铝、镁、钾、钠、氧化磷等。

【性味与功能】　甘、涩、微寒；归胃、大肠经；涩肠止泻，收敛止血。

【临床应用】　①用于久痢、久泻，禹余粮、炙乌头各等份、研细、每次 10 克冲服。②用于崩漏、白带，禹余粮、干姜各等份、共研细，每服 6 克。③外用治皮肤溃疡，研细撒于患处。④用于麻风，配伍大青盐、赤石脂共研细，荆芥汤冲服 9 克，或外敷。

【用法用量】　9～15 克煎服，入丸散适量。孕妇慎用。

647. 朝天罐

【别名】　瓶儿草。

为野牡丹科植物朝天罐〔Osbeckia crinita Benth et C. B. Clarke.〕的根及果。收载于《全国中草药汇编》。产于陕西、湖北、四川等地，秋季采集，晒干入药。

【性味与功能】　酸、涩、微寒；清肠、收敛止泻。

【临床应用】　用于肠炎、痢疾，研粉或打片，每服 2～4 克。汤剂每次 30～60 克煎服。

【用法用量】　30～60 克。

第十七章　化痰药

痰饮是脏腑功能失调的病理产物，也是致病因素。痰饮为液体物质，稠浊者为痰、清稀者为饮。痰饮的形成与风、寒、湿、热、七情、饮食等因素有关、由于肺、肾、脾功能失调不能运化和分布津液，使液体凝聚而形成。

痰饮在肺则咳嗽喘促，治则以化痰止咳药；痰饮在胃则恶心呕吐，治则以降逆清痰止呕药；痰饮在胸则痞满喘急，治则以宽中下气药；痰饮在肌肉经络则局部肿块、瘰疬痰肿，治则以清热化痰散结药，痰迷心窍则神昏癫狂，治则用除痰开窍药。

痰有寒痰热痰之分，用药时应辨清寒热虚实。有出血倾向者不用强烈的化痰药，有实热者不宜用温热性化痰药。

648. 半　夏

【别名】　三叶老。

为天南星科植物半夏［Pinellia ternata（Thunb）Breit］的块茎。《本经》下品，收载于 2000 年版《药典》。产于东北、华北、及长江流域。夏季叶枯时采，白矾水浸泡致无麻舌时晒干、切片或捣碎入药称法半夏，以姜汁制后称姜半下。

【化学成分】　含甾体皂甙、生物碱、多种有机酸、多种氨基酸、淀粉、挥发油等。

【药理作用】　①有镇咳祛痰作用。②有镇吐作用。③有解士的宁和乙酰胆碱中毒作用。④对矽肺有预防和改善症状作用。

【性味与功能】　辛、温，有毒；归肺、肾、脾经；燥湿化痰，降逆止呕，消痞散结。

【临床应用】 ①用于痰多咳喘，配伍止咳药煎服或入丸剂如二陈汤。②降逆止呕，用于胃寒停饮呕吐哕逆，多用姜半下配伍生姜，藿香、丁香等煎服。③用于胸脘痞闷胀痛、痞坚作痛等：配半夏、瓜蒌煎服，如小陷胸汤。④用于瘿瘤痈疽、梅核气症：配伍厚朴、茯苓、生姜、苏叶煎服。⑤治痈疽可用生半夏外用。

【用法用量】 3～9 克煎服。

【备注】 ①不宜与乌头类同用。热痰者忌用。②同科植物水半夏与半夏作用与用法基本相同，收载于 1977 年版《药典》。主要用于化痰止咳。

649. 天南星

【别名】 虎掌。

为天南星科植物天南星、异叶天南星或东北天南星［Arisaema erubescens（Wall）Schott. Arisaema heterophyllum BL 或 Arisaema amurense Maxim］的干燥块茎。《本经》下品，收载于 2000 年版《药典》。全国均产。秋冬采挖，以生姜白矾水制后入药。

【化学成分】 含三萜皂甙、安息香酸、淀粉、氨基酸等。

【药理作用】 ①有抗惊厥作用，可降低士的宁引起的死亡率。②有镇静和止痛作用。③有祛痰作用。④有抗肿瘤作用。⑤中毒表现为口舌麻木、流涎、味觉丧失、口唇水肿、声音嘶哑、张口困难。半数致死量为 13.5 克/公斤。

【性味与功能】 苦、辛、温，有毒；归肺、肝、脾经；燥湿化痰、祛风止痉、散结消肿。

【临床应用】 ①用于顽痰咳嗽、痰湿壅滞、胸膈胀闷，配伍陈皮、半夏、白术制蜜丸服。②用于风痰眩晕、癫痫、口眼㖞斜、手足痉挛以及破伤风口噤强直，配伍半夏、天麻为丸，姜汤送下。③治痈肿、蛇虫咬伤，外用。

【用法用量】 3～9克煎服。

【备注】 孕妇慎用。

650. 胆南星

【别名】 胆星。

为天南星细粉与牛、羊、猪肝汁加工品。收载于2000年版《药典》。年久者佳。

【性味与功能】 苦、微辛、凉；归肺、肝、脾经；清热化痰，息风定惊。

【临床应用】 ①用于痰热咳嗽、咯痰黄稠，配伍冬花、杏仁、桔梗煎服。②用于中风痰迷、癫狂惊痫，配伍黄连、天竺黄、犀角、朱砂等丸服。③用于小儿惊风，配伍天麻、冰片、朱砂、黄连等研细服。

【用法用量】 3～6克多入丸散。

651. 旋覆花

【别名】 六月菊，复花，金沸花。

为菊科植物旋覆花或欧亚覆花[Inula japonica Thunb 或 Inula britannica L.]的干燥头状花序。产于东北、华北。《本经》下品，收载于2000年版《药典》。花开时采，晒干入药或蜜炙入药。

【化学成分】 含黄酮甙、复花甾醇、蒲公英、甾醇、菊糖等。

【药理作用】 ①有平喘作用，但较氨茶碱作用缓慢而弱。②有利尿作用。③可提高中枢神经兴奋性。④可使脉搏减慢。⑤可增加胃酸分泌，增强肠蠕动，促进胆汁分泌。

【性味与功能】 苦、辛、咸，微温；归肺、脾、胃、大肠经；降气、消痰，行水、止呕。

【临床应用】 ①用于风痰咳嗽、喘逆气促，配伍桑皮，桔梗、鳖甲、大黄等煎服。②用于脾胃虚寒而有湿所致噫气呕吐、心下痞硬、胸膈痞满、痰饮蓄结，配伍代赭石、半夏、生姜、人参、甘草、大枣等，煎服。

【用法用量】　3～9克、包煎。

【备注】　虚弱者及大便泄泻者、阳虚痨嗽、风热燥咳者忌用。

652．金沸草

为菊科植物旋覆花或金条叶旋覆花［Inula japonica Thunb 或 Inula linariifolia Turcz］的地上部分，花为复花另入药。收载入 2000 年版《药典》。夏秋采收，晒干入药。

【性味与功能】　苦、辛、咸、温；归肺、大肠经；降气、消痰、行水。

【临床应用】　①用于风寒咳嗽、痰饮蓄结、痰壅气逆、胸膈痞满，喘咳痰多，单方或复方水煎服。②用于疔疮肿毒，鲜草捣烂外敷。③用于风湿及水肿，配伍牛膝煎服。

【用法用量】　4.5～9克煎服。

653．芥　子

【别名】　白芥子。

为十字花科植物白芥或芥［Sinapis alba L. 或 Brassica juncea (L.) Czerm et Coss］的干燥成熟种子，后者习称黄芥子。《别录》上品，收载于 2000 年版《药典》，全国均产，晒干炒用。

【化学成分】　含芥子甙、芥子碱、脂肪油、芥子酸、胆碱等。

【药理作用】　①芥子能刺激皮肤、扩张毛细血管，为黏膜刺激药。②水浸剂对结核杆菌和常见致病真菌有抑制作用。③大剂量可使心容增加，血管扩张。④可对甲状腺肿物有抑制作用。⑤有镇痛和退热作用。⑥对过敏性休克有抑制作用。⑦对酒精中毒有解毒作用。

【性味与功能】 辛、温;归肺经;温肺割痰、利气、散结、通络、止痛。

【临床应用】 ①用于寒痰壅滞、胸胁胀满、咳嗽上气,配白术为丸服,或配苏子、莱菔子煎服。②用于痰注关节肿痛,配伍木鳖子、桂心、没药、木香等共为散剂冲服。③用于肿毒初起,白芥子粉醋调敷。

【用法用量】 3~9克煎服。

【备注】 久咳肺虚及阴虚火亢者忌用。

654. 葶苈子

为十字花科植物独行菜、播娘蒿[Lepidium apetalum willd. Descurainia sophia(L.)]的干燥成熟种子。《本经》下品,收载于2000年版《药典》。产于东北、华北、西北、四川、西藏。夏初采、晒干炒用。

【化学成分】 含硫甙、脂肪油、强心甙等。

【药理作用】 ①有强心、降血压。②有平喘作用。③有利尿作用。

【性味与功能】 辛、苦、寒;归肺、膀胱经;泻肺平喘、行水消肿。

【临床应用】 ①用于痰涎壅肺、胸胁胀满、不得平卧,配伍姜半夏、大枣、瓜蒌等煎服。②用于胸腹水肿、小便不利、肺源性心脏性水肿,配伍杏仁、大黄、芒硝煎服。

【用法用量】 3~9克煎服。

【备注】 虚证忌用。

655. 猪牙皂

【别名】 皂角。

为豆科植物皂荚[Gleditsia sinensis Lam]的干燥不育果实。

《本经》下品，收载于 2000 年版《药典》。全国大部分地区均有，果实将成熟时采。不育果实称"猪牙皂"，成熟结子的果实称"皂荚"或"大皂角"，其种子称"皂角子"。

【化学成分】　含皂甙、甾醇等。

【药理作用】　①有致吐作用。②有祛痰作用。③有对革兰氏肠道细菌及皮肤致病真菌有抑制作用。④皂甙有溶血作用。

【性味与功能】　辛、咸、温，有小毒；归肺、大肠经；祛痰开窍，散结消肿。

【临床应用】　①用于中风口噤，昏迷不醒，癫痫痰盛，关窍不通，研细粉吹鼻。②用于喉痹痰阻、顽痰喘咳、咯痰不爽，皂角研粉、枣膏为丸，每服 3 克。③用于大便燥结，烧皂角粉 9 克，米汤冲服。④治疮肿、白秃：研粉外用。

【用法用量】　1～1.5 克多入丸散。

【备注】　孕妇及咯血、吐血者禁用。

656. 前　胡

为伞形科植物白花前胡或紫花前胡［Peucedanum praertuptorum 或 Peucedanum decursivum Maxim］的干燥根。《别录》中品，收载于 2000 年版《药典》，产于黄河以南，早春采挖，晒干入药。或蜜炙入药。

【化学成分】　含吡喃香豆精类、呋喃香豆精类、挥发油、鞣质、糖类等。

【药理作用】　①有较好的祛痰作用。②对亚洲型流感病毒有抑制作用。③有抗真菌作用。④能增加冠状动脉血流量和扩张冠状动脉。

【性味与功能】　苦、辛、微寒；归肺经；散风清热，降气化痰。

【临床应用】　用于风热咳嗽痰多、痰热喘满、咯痰黄稠。配伍桑皮、贝母、麦冬、杏仁、甘草等煎服或入丸剂。

【用法用量】 3～9克煎服。

657. 白 前

为萝摩科植物柳叶白前或圆叶白前［Cynanchum stauntonii（D.）Schltr ex Levl 或 Cynanchum glaucescens（D. Hand）Mazz］的干燥根茎及根，收载于2000年版《药典》。产于江南，秋季采集，切段晒干入药。

【化学成分】 含三萜皂甙。

【药理作用】 所含皂甙有祛痰作用。

【性味与功能】 辛、苦、微温；归肺经；降气、消痰、止咳。

【临床应用】 用于肺气壅实，咳嗽痰多、胸满喘急。单方研服或配伍桑皮、桔梗、甘草水煎服。

【用法用量】 3～9克煎服。

【备注】 全国白前同名异物者甚多。例如：黑龙江个别地区误将萝摩科植物徐长卿作白前；昆明将石竹科瓦草作白前；江苏个别地区将鸢尾科植物扁蒲扇作白前；河南以百合科植物龙须草作白前；山西个别地区以百合科多刺龙须菜作白前；某些地区将白薇作白前。

658. 瓜 蒌

【别名】 栝蒌。

为葫芦科植物栝楼或双边栝蒌［Trichosanthes kirilowii Maxim 或 Trichosanthes rosthornii Harms］的干燥成熟果实。《本经》中品，收载于2000年版《药典》。产于华北、东北、西北。果实成熟时采，阴干入药。瓜蒌子、瓜蒌皮及根天花粉另入药。

【化学成分】 含三萜皂甙、有机酸、盐类、树脂、脂肪油、山柰甙等。

【药理作用】 ①有抗癌作用，对肉瘤的抑制作用比腹水癌作用强。②对血糖可使先升后降。③对金黄色葡球菌、肺炎双球菌、甲型链球菌、绿脓杆菌等有较强的抑制作用。④有致泻作用。

【性味与功能】 甘、微苦、寒；归肺、胃、大肠经；清热涤痰、宽胸散结、润燥滑肠。

【临床应用】 ①用于肺热咳嗽、痰浊黄稠，单方煎服或配伍半夏、川贝、杏仁煎服。②用于胸痹心痛、结胸痞满，配伍薤白、半夏煎服。③用于乳痈、肺痈、肠痈肿痛，配伍浙贝母、蒲公英、地丁煎服。④用于肠燥便秘，瓜蒌瓤拌干葛粉，烘干研细，每服10克。

【用法用量】 9～15克煎服。

【备注】 不宜与乌头类药同用。

659. 瓜蒌皮

为瓜蒌的干燥成熟果皮，收载于2000年版《药典》，去瓤切丝晒干用。

【性味与功能】 甘、寒；归肺、胃经；清热化痰、利气宽胸。

【临床应用】 用于痰热咳嗽、胸闷胁痛。常配伍枳壳，冬花、冬瓜子煎服。宽胸利气作用较全瓜蒌强，也可单方焙研服。不宜与乌头同用。

【用法用量】 9～15克煎服。

660. 瓜蒌子

为瓜蒌的干燥成熟种子，收载于2000年版《药典》，秋季收取种子晒干炒熟捣用。

【性味与功能】 甘、寒；归肺、胃经、大肠经；润肺化痰，滑肠通便。

【临床应用】　瓜蒌子较全瓜蒌润滑性强，用于肠燥便结、咳嗽痰黏，单方研服或配火麻仁煎服。

【用法用量】　9～15克煎服。

661. 浙贝母

【别名】　象贝、大贝、元宝贝。

为百合科植物浙贝母［Fritilaria thunbergii Mia］的干燥鳞茎，收载于2000年版《药典》。主产于浙江、江苏、安徽、湖南。夏初采挖，拌贝壳粉干燥入药。

【化学成分】　含浙贝母碱、贝母醇、贝母芬碱、贝母定碱等。

【药理作用】　①有扩张气管平滑肌与止咳作用，其贝母碱止咳作用最强。②有兴奋子宫作用，对肠管有收缩作用。③大剂量对呼吸、血压、心跳均有抑制作用。④有升血糖作用。⑤有降血压作用。⑥去氢贝母碱能短暂抑制犬的唾液分泌。⑦去氢贝母碱有扩瞳作用。

【性味与功能】　甘、寒；归肺、心经；清热化痰、开郁散结。

【临床应用】　浙贝母长于清火散结，多用于瘰疬痈肿、肺痈乳痛、疮毒，多与玄参、牡蛎、天花粉、公英等配伍。也用于风热燥热痰火咳嗽：常与知母配伍。煎服或入汤剂。

【用法用量】　4.5～9克煎服。

【备注】　不宜与乌头类药同用。

662. 川贝母

【别名】　松贝、青贝、炉贝。

为百合科植物川贝母、暗紫贝母、甘肃贝母或棱砂贝母［Fritilaria cirrhosa D Don. Fritillaria unibracteata H. et K. C. H. Fritillaria przewalskii Maxim 或 Fritillaria delavayi Franch.］的干燥鳞茎，

《本经》上品，收载于 2000 年版《药典》。产于四川，青海等高山中，初秋苗枯时采，晒干入药。前三种贝母可称松贝、青贝，后一种习称炉贝。

【化学成分】 含川贝碱、炉贝碱、西贝碱、松帆碱、青贝碱等多种生物碱，淀粉等。

【药理作用】 ①川贝碱有持久的降血压作用。②川贝碱有类似罂粟碱样的解痉作用。对平滑肌有松弛作用。③可引起家兔血糖升高。④总碱有明显的止咳祛痰作用。⑤水浸液对星形奴卞氏菌的抑制作用。

【性味与功能】 苦、甘、微寒；归肺、心经；清热润肺、化痰止咳。

【临床应用】 用于肺热燥咳、干咳少痰、阴虚劳咳、咳痰带血，多配伍杏仁、紫菀、款冬花、麦冬、蛇胆等药入丸、散、汤剂。

【用法用量】 3～9 克煎服。

【备注】 ①不宜与乌头类同用。②同科植物新疆贝母称伊贝母，东北产称平贝母，作用及用法与川贝母相同，可以作川贝母用。伊贝母兼有浙贝母作用。

663. 贝母花

为百合科植物浙贝母的带茎稍的花，收载于 1977 年版《药典》。主产于浙江，花开时采，晒干入药。

【性味与功能】 苦、寒；止咳、化痰。

【临床应用】 用于咳嗽痰多、支气管炎、上呼吸道感染，单方水煎服或浸膏制片服。

【用法用量】 4～6 克煎服。

664. 天竺黄

【别名】 竹黄、竹膏。

为禾本科植物青皮竹或华思劳竹［Bambusa textilis Mcclure 或 Schizostachyum chinense Rendle］等秆内分泌液干燥后的块状物，收载于 2000 年版《药典》。主产于云南、广西、广东。

【性味与功能】 甘、寒；归心、肝经；清热豁痰、清心定惊。

【临床应用】 用于热病神昏、中风痰迷、小儿痰热惊痫、抽搐、夜啼，多与白僵蚕、黄连、朱砂、青黛等配伍入丸散剂。

【用法用量】 3～9 克。

【备注】 肉座菌科真菌子座竹黄，与天竺黄并非同一物质，其功能镇咳化痰、治中风、小儿惊风、胃气痛等，多单方煎服或泡酒服。用量 1～3 克。

665．鲜竹沥

【别名】 竹沥、竹汁。

为禾本科植物粉绿竹或净竹［Phyllostachys glauca Mcclure 或 phyllostachys nuda Mcclure］等的鲜秆加热流出的汁，《本经》中品，收载于 1977 年版《药典》。取鲜竹竿火烤，收集流出液体密封备用。

【性味与功能】 甘、寒；清热化痰。

【临床应用】 用于肺热咳嗽多痰、气喘胸闷、中风舌强、痰盛、小儿惊风，单方饮用或配伍茯苓等煎汁服。

【用法用量】 15～30 毫升多单方煎服。

666．猴　枣

为猴科动物猕猴的干燥结石或胆囊。收载于《中药大辞典》。产于印度、马来亚半岛、南洋群岛、海南岛等地。

【性味与功能】 苦、寒，无毒；消痰镇惊、清热解毒。

【临床应用】 治痰热咳喘、小儿惊痫、瘰疬痰核，配伍羚羊角、麝香、月石等入散剂服。

【用法用量】　0.5～1.5 克多入丸散。

667．金礞石

为变质岩类蛭石片岩或黑水云母片岩，收载于 2000 年版《药典》。煅后粉碎入药。

【化学成分】　含钾、镁、铝、硅酸等。

【性味与功能】　甘、咸、平；归肺、心、肝经；坠痰下气、平肝息风。

【临床应用】　用于顽痰胶结、咳逆喘急、癫痫发狂、烦躁胸闷、惊风抽搐，配伍大黄、黄连、沉香等，多入丸剂。

【用法用量】　3～6 克。

【备注】　脾胃虚弱及孕妇忌服。

668．青礞石

为变质岩类黑云母或绿泥化石云母碳酸盐片岩。收载于 2000 年版《药典》。产于河北、河南、煅红粉碎入药。

【化学成分】　含镁、铝、铁、硅酸等。

【性味与功能】　甘、咸、平；归肺、心、肝经；坠气下痰、平肝镇惊。

【临床应用】　用于顽痰胶结、咳逆喘急、癫痫发狂、烦躁胸闷、惊风抽搐。常与金礞石同用或混用，入丸剂。

【用法用量】　3～6 克。

669．浮　石

为火山喷出的岩浆凝固形成的多孔状石块。收载于 1977 年版《药典》。产于广东、山东、辽宁，煅透碾碎入药。

【性味与功能】　咸、寒；入肺、肾经；清肺化痰、软坚散结。

【临床应用】　用于肺热咳嗽稠、淋巴结结核、支气管炎等，可单方可配伍杏仁、甘草研细冲服。或百部汤调服。

【用法用量】 9～15 克煎服。

670. 浮海石

【别名】 海浮石。

为胞孔科动物脊突苔虫［Costaziia aculeata camu et Bassler］的骨骼。收载于 1977 年版《药典》。产于南方沿海。煅透入药。

【性味与功能】 同浮石。

【临床应用】 同浮石。

【用法用量】 9～15 克煎服。

671. 昆　布

【别名】 海带、裙带菜。

为海带科植物海带或翅藻科植物昆布［Lanminaria japonica Aresch 或 Ecklonia Kurome Okam］的干燥叶状体。《别录》中品，收载于 2000 年版《药典》。产于沿海，夏秋季采，切丝晒干入药。

【化学成分】 含碘、溴、藻胶酸、氨基酸、亚油酸甲酯、软质酸、叶绿酸、甘露醇等。

【药理作用】 ①对缺碘性甲状腺肿大、甲状腺机能亢进者有治疗作用。②有预防白血病及抗癌作用。③对血吸虫病有治疗作用。④有降血压作用。⑤有止血作用。⑥有降血脂作用。⑦有止咳平喘作用。

【性味与功能】 咸、寒；归肝、胃、肾经；软坚散结、利水。

【临床应用】 ①用于缺碘性甲状腺肿大、瘿瘤、瘰疬，配伍海藻、通草等煎服。②用于睾丸肿痛、痰饮水肿，与利水药配伍用。

【用法用量】 6～12 克煎服。

672. 海　藻

为马尾藻科植物海蒿子或羊栖菜［Sargassum pallidum（Turn）C. Ag 或 Sargassum fusiforme（Harv）Setch］的干燥体。《本经》中品，收载于 2000 年版《药典》。产于沿海，夏秋采捞，晒干入药。

【化学成分】　含海藻胶酸、粗蛋白、甘露醇、钾、碘等。

【药理作用】　①对缺碘性甲状腺疾病有治疗作用。②有止血作用。③有降血脂作用。④海藻酸钠可作代血浆以扩充血溶量。⑤有降血压作用。⑥有抗癌作用。⑦体外有抑菌作用。⑧对血吸虫有抑制作用。⑨有减肥作用。⑩对离体兔心有兴奋作用。

【性味与功能】　苦、咸、寒；归肝、胃、肾经；软坚散结、消痰、利水。

【临床应用】　同昆布、常与昆布同用。

【用法用量】　6～12 克煎服。

673. 猫爪草

为毛茛科植物小毛茛［Ranunculus ternatus Thunb.］的块根，收载于 2000 年版《药典》。产于长江以南湿草地。春秋采挖、晒干入药。

【性味与功能】　甘、辛、温；归肝、肺经；散结、消肿。

【临床应用】　用于瘰疬、淋巴结结核未溃。配伍夏枯草、天冬、麦冬、百部水煎服。气血不足者也可加党参、当归、黄芪煎服。

【用法用量】　15～30 克，单味可用 120 克。

674. 猫眼草

为大戟科植物猫眼草［Euphorbia lunulata Bge.］的地上部分，收载于 1977 年版《药典》。产于东北、华北，夏秋采集，晒干入药。

【化学成分】 含黄酮甙、甾体、挥发油等。

【药理作用】 ①有镇咳、祛痰、平喘作用。②对结核杆菌、肺炎双球菌、甲链球菌、卡他球菌、流感杆菌等有抑制作用。

【性味与功能】 苦、微寒，有毒；祛痰、镇咳、平喘，散结消肿。

【临床应用】 ①用于淋巴结结核，熬膏外敷。②用于慢性支气管炎，猫眼草片(每片含生药 0.25 克)，每次 6 片，日服 3 次。③治癣疮，研末油调敷。

【用法用量】 0.5～1.5 克多入丸散。

675. 石吊兰

【别名】 石豇豆、岩泽兰。

为苦苣苔科植物吊苣苔[Lysionotus pauciflorus Maxim]的地上部分，产于陕西、江西、湖北等地，附生于岩石或树枝上。四季可采，晒干入药。收载于《中药大辞典》。

【化学成分】 含石吊兰素。

【药理作用】 有镇咳、祛痰、止喘作用。

【性味与功能】 苦、温；软坚散结、止咳化痰。

【临床应用】 用于淋巴结结核、慢性支气管炎，单方煎服或提取石吊兰素打片口服。外用治跌打损伤。

【用法用量】 30～60 克，石吊兰素 50～100 毫克。

676. 蛤 壳

【别名】 文蛤、蛤粉、青蛤。

为帘蛤科动物文蛤或青蛤[Meretrix meretrix linnaeus 或 Cyclina sinensis Gmelin]的贝壳。收载于 1995 年版《药典》。产于沿海、煅后粉碎入药。

【性味与功能】 苦、咸、寒；归肺、肾、胃经；清热化痰、软坚散结、制酸止痛。

【临床应用】 ①用于痰火咳嗽、胸胁疼痛、痰中带血；配伍天门冬、黄芩、陈皮、瓜蒌仁、桔梗、连翘等煎服。②用于瘰疬瘿瘤，常与海藻、昆布、五倍子、诃子配伍煎服。③用于胃痛吞酸，配伍香附子研粉服。

【用法用量】 3～6 克煎服。

677. 马兜铃

为马兜铃科植物北马兜铃及马兜铃［Aristolochia contorta Bge 或 Aristolochia debilis Sieb et Zucc］的干燥成熟果实。收载于 2000 年版《药典》。主产于东北、华北。果实成熟时采，晒干入药。

【化学成分】 含马兜酸、马兜铃碱、木兰花碱等多种生物碱。

【药理作用】 ①有祛痰、止咳和平喘作用。②对金黄色葡萄球菌及致病皮肤真菌有抑制作用。③有降血压作用。

【性味与功能】 苦、微寒；归肺、大肠经；清肺降气、止咳平喘、清肠消痔。

【临床应用】 ①用于肺热咳嗽、痰中带血，配伍甘草研服。②用于肠热痔血，痔疮肿痛；单方煎服，同时煎汤外洗。

【用法用量】 3～9 克煎服。

678. 松 萝

【别名】 云雾草、树挂。

为松萝科植物节松萝、长松萝［Usnea deffracta Vain. Usnea longissima Ach］的叶状体，收载于《全国中草药汇编》。全年可采，晒干入药。

【化学成分】 含鞣酸类、松萝酸、原冰岛苔酸等。

【药理作用】 ①对多种革兰氏阳性菌有较强的抑制作用。②有抗炎作用。

【性味与功能】 甘、平，有小毒；清热解毒。止咳化痰。

【临床应用】 ①用于肺结核、支气管炎、乳腺炎，单方水煎服。②用于烧伤、宫颈糜烂、阴道滴虫、水煎洗。

【用法用量】 3～10克煎服。

第十八章　止咳平喘药

咳嗽、喘息是肺、支气管、气管、咽喉等呼吸道疾病的主要症状，痰饮所致的心肾疾病也可能出现喘促症状。止咳平喘药用于各种原因引起的咳喘证。

由于病邪不同，咳喘程度、性质不同，因此，应用止咳平喘药时应辨清病之寒热虚实，以便区别用药。

679. 苦杏仁

【别名】　杏仁。

为蔷薇科植物山杏，［prunus armeniaca L. var ansu Maxim］及同属，西伯利亚杏、东北杏或杏的干燥成熟种子。主产于黄河以北。《别录》下品，收载于 2000 年版《药典》。夏季收集杏核，砸取种仁晒干，去种皮炒用。

【化学成分】　含脂肪油、苦杏仁甙、氢氰酸类，苦杏仁甙酶等。

【药理作用】　①苦杏仁甙有中枢性镇静、镇咳、平喘作用。②大剂量抑制中枢、阻碍代谢，使动物窒息而死亡。③有局部皮肤麻醉作用。④对伤寒、副伤寒杆菌有杀灭作用。⑤对蛔虫、钩虫蛲虫有驱杀作用。

【性味与功能】　苦、微湿，有小毒；归肺、大肠经；降气止咳平喘，润肠通便。

【临床应用】　①用于咳嗽气喘、胸满痰多，可单方研服或配伍祛痰药煎服。或配伍麻黄、石膏、甘草煎服。②用于血虚津枯、肠燥便秘，配伍火麻仁、当归、生地煎服。

【用法用量】 4.5～9 克煎服。

680. 紫苏子

【别名】 苏子。

为唇形科植物紫苏［Perilla frute］的干燥成熟果实，收载于 2000 年版《药典》。主产于湖北、江苏、河南等地，秋季采收炒用。

【化学成分】 含脂肪油、维生素 B_1 等。

【药理作用】 紫苏油有降血脂作用。

【性味与功能】 辛、温；归肺经；降气消痰、止咳平喘、滑肠。

【临床应用】 ①用于痰壅气逆、咳嗽气喘，配伍白芥子、莱菔子或杏仁、冬花等煎服。②用于气虚便秘，单方 30 克研服。③解鱼蟹中毒：30～50 克水煎服。

【用法用量】 3～9 克煎服。

681. 紫 菀

为菊科植物紫菀［Aster tataricus L. f.］的干燥根及根茎，《本经》中品，收载于 2000 年版《药典》。主产于东北、华北。春秋采挖，晒干切片入药。

【化学成分】 含无羁萜醇、紫菀皂甙、槲皮素、挥发油等。

【药理作用】 ①有祛痰、镇咳作用。②对大肠杆菌、痢疾杆菌、变形杆菌、伤寒副伤寒杆菌、绿脓杆菌、霍乱弧菌等有抑制作用。③对艾氏腹水癌有抗癌作用。④其皂甙成分有很强的溶血作用。

【性味与功能】 辛、苦、温；归肺经；润肺下气，消痰止咳。

【临床应用】 用于痰多咳嗽、新久喘咳、痨嗽咳血。常与杏仁、冬花、天冬、寸冬等配伍煎服或制丸剂。

【用法用量】 4.5～9 克煎服。

682. 光枝勾儿茶

【别名】 勾儿茶。

为鼠李科植物光枝勾茶 [Berchemia polyphylla Wall. var leio-clada H. -M.] 的地上部分，收载于 1977 年版《药典》。主产于云南、广东、陕西。全年可采，晒干入药。

【性味与功能】 微苦、涩、平；祛痰止咳、活络止痛。

【临床应用】 ①用于急慢性支气管炎，单方 30 克水煎服。②用于风湿关节炎。单方 60～100 克水煎服。③用于小儿疳积，15 克水煎服。

【用法用量】 15～90 克煎服。

683. 款冬花

【别名】 冬花。

为菊科植物款冬 [Tussilago farfara L] 的干燥花蕾。《本经》中品，收载于 2000 年版《药典》。产于华北、四川、西藏等。冬季花未开时采挖，晾干蜜炙入药。

【化学成分】 含款冬二醇、蒲公英黄素、挥发油、三萜皂甙、芦丁、酒石酸、糖类、维生素类等。

【药理作用】 ①有镇咳和解支气管痉挛作用。②醚提取物有兴奋呼吸作用。③煎剂对血压先降后升，并维持一段时间高血压，对离体动物心脏有抑制作用。④对胃肠道平滑肌有抑制作用。⑤对动物离体子宫小剂量兴奋，大剂量先兴奋而后抑制。⑥款冬花醚提取物小鼠、豚鼠和家兔静脉注射可引起惊厥和呼吸停止。

【性味与功能】 辛、微苦、温；归肺经；润肺下气，止咳化痰。

【临床应用】　用于新久咳嗽、喘咳痰多、痨嗽咳血：配伍杏仁、桑白皮、贝母等煎服。

【用法用量】　4.5～9 克煎服。

684. 枇杷叶

【别名】　卢橘叶。

为蔷薇科植物枇杷[Eriobotrya japonica(Thunb.) Lindl]的干燥叶，《别录》中品，收载于 2000 年版《药典》。产于四川、华中、华南、西北等地。春末采摘，晒干入药或蜜制入药。

【化学成分】　含皂甙、苦杏仁甙、多种有机酸、鞣质、多种维生素等。

【药理作用】　①苦杏仁甙分解出的氢氰酸有止咳、镇痛作用。②有防止消化道发酵作用。③水煎剂有祛痰、平喘和止咳作用。④对葡萄球菌、肺炎双球菌、福氏痢疾杆菌有抑制作用。

【性味与功能】　苦、微寒；归肺、胃经；清肺止咳，降逆止呕。

【临床应用】　①用于肺热咳嗽、气逆喘急、气管与支气管炎，配伍黄芪、陈皮、野菊花、甘草、桑皮等煎服。②用于胃热呕吐、烦热口渴，配伍生姜、人参、半夏、茯苓煎服。

【用法用量】　4.5～9 克煎服。

685. 白屈菜

【别名】　土黄连、牛金花。

为罂粟科植物白屈菜[Chelidonium majus L.]的干燥全草，收载于 1977 年版《药典》。全国均有，花开时采，晒干入药。

【化学成分】　含白屈菜碱、白屈菜红碱、普鲁托品，血根碱、金雀花碱等多种生物碱，及皂甙、黄酮等。

【药理作用】　①有类似于吗啡样镇痛作用。②对葡萄球菌，卡他球菌、大肠杆菌等有抑制用作用。

【性味与功能】 苦、凉，有毒；止咳、平喘、镇痛、消炎。

【临床应用】 ①用于慢性支气管炎、百日咳，白屈菜 6 克煎服。②用于痢疾、肠炎、胃痛，白屈菜 12 克、水煎服。③用于稻田皮炎，配伍黄柏、狼毒煎成膏状，加入少许樟脑，涂患处。

【用法用量】 3～9 克煎服。不宜常服及过量服。

686. 桑白皮

为桑科植物桑［Morus alba L.］的干燥根皮，《本经》中品，收载于 2000 年版《药典》。全国均有、四季可采，切丝晒干入药。

【化学成分】 含桦皮酸、黄酮类化合物，挥发油、甾醇、果胶、糖类等。

【药理作用】 ①有利尿作用，6 小时内氯化物尿中含量乃有明显增加，7 小时后恢复正常。②对离体子宫有兴奋作用。③热水提取物有降血压作用。④桑白皮线缝合伤口可被组织吸收不用折线。

【性味与功能】 甘、寒；归肺经；泻肺平喘、利水消肿。

【临床应用】 ①用于肺热咳嗽，配伍甘草、地骨皮煎服。②用于水肿腹胀尿少、面目肌肤浮肿，配伍冬瓜仁、葶苈子、桂枝等水煎服。③用于糖尿病，配伍枸杞子煎服。

【用法用量】 6～12 克煎服。

687. 百 部

为百部科植物直立百部、蔓生百部或对叶百部［Stemona essilifolia（Mig）Mig. Stemona japomica（BL.）Mig. Stemona tuberosa Lour］的干燥块根。《别录》中品，收载于 2000 年版《药典》。产于陕西、山东、安徽、四川等地。春季芽前采，沸水烫晒干切片用或蜜炙入药。

【化学成分】　含百部碱、百部次碱、霍多林碱等多种生物碱。

【药理作用】　①能降低呼吸中枢的兴奋性，有镇咳作用。②对人体寄生虫有杀灭作用。③对结核杆菌、白喉杆菌、葡萄球菌、肺炎球菌及多种皮肤致病真菌有抑制作用。④对流感病毒有一定的抑制作用。

【性味与功能】　甘、苦、微温；归肺经；润肺下气止咳、杀虫。

【临床应用】　①用于新久咳嗽、百日咳，配伍麻黄、杏仁、紫菀、贝母、石膏等水煎服或入丸剂。②蜜炙百部润肺作用增强，用于阴虚痨嗽，配伍白及、紫菀煎服。③用于杀灭头虱、体虱、蛲虫病、阴痒，百部100～200克，水煎洗。

【用法用量】　3～9克煎服。

688. 白　果

【别名】　银杏。

为银杏科植物银杏[Cinkgo biloba L.]的干燥成熟种子，收载于2000年版《药典》。全国均有，采成熟果实去外皮炒熟入药。

【化学成分】　含氰甙、赤霉素、蛋白质、脂肪油、核黄素等。

【药理作用】　①氰甙有止咳作用。②对结核杆菌、葡萄球菌、链球菌、大肠痢疾菌等有抑制作用。③有降血压作用。④可增加脑血流量。⑤可对抗肾上腺素致兔耳血管收缩。⑥所含黄酮成分有一定降低血清胆固醇作用。⑦毒性，银杏外种皮毒性较大，可引起惊厥和肾炎、胃肠炎。

【性味与功能】　甘、苦、涩、平，有毒；归肺经；敛肺定喘、止带浊、缩小便。

【临床应用】　①用于痰多咳喘，配伍苏子、款冬花、甘草等煎服或入丸剂。②用于带下白浊、遗尿尿频，配伍莲子肉、江米共为丸，每服 10 克至 20 克。

【用法用量】　4.5～9 克煎服。

【备注】　生食有毒。

689．银杏叶

为银杏科植物银杏［Cinkgo biloba L］的干燥叶，收载于 2000 年版《药典》。春夏采叶、晒干入药。

【化学成分】　含黄酮类化合物。

【药理作用】　①银杏叶浸膏可增加脑血流量。②有扩张血管作用。③能降低血清胆固醇作用。④对平滑肌有解痉作用。⑤对分枝杆菌、革兰氏阳性、阴性菌有不同的抑制作用。⑥有抗惊厥作用。

【性味与功能】　甘、苦、涩、平，有小毒；敛肺、定喘、止痛。

【临床应用】　①用于肺虚咳嗽、慢性气管炎、肺结核，银杏叶、紫菀水煎服。②用于冠心病、心绞痛、银杏叶单方煎服，或口服舒血宁片（银杏叶提取物），或注射舒血宁注射液（银杏叶注射液）。③也用于高脂血症。

【用法用量】　9～15 克煎服。

690．桔　梗

为桔梗科植物桔梗［Platycodon grandiflorum（Jacq.）A. DC.］的干燥根，《本经》下品。收载于 2000 年版《药典》。全国均有栽培，春秋采挖、晒干切片入药。

【化学成分】　含桔梗皂甙、桔梗酸、远志酸、齐墩果烯酸等。

【药理作用】　①能促进支气管黏膜分泌而有祛痰作用。②有抗炎作用。③可降低胆固醇含量。④对絮状表皮癣菌有抑制作用。⑤可降低小鼠过敏反应的血管通透性。增加粒细胞的杀菌能力。⑥有抑制胃酸分泌和抗溃疡作用。⑦有降血糖作用。⑧有降血压，减慢心律，增加冠脉及肢体动脉的血流量。⑨其皂甙成分有较强的溶血作用。

【性味与功能】　苦、辛、平；归脾经；宣肺、利咽、祛痰、排脓。

【临床应用】　①用于咳嗽痰多、胸闷不畅、咽痛、音哑，单方煎服或口服桔梗片，也可配伍甘草、牛蒡子、薄荷水煎服。②用于肺痈吐脓，疮疡脓成不溃，桔梗50克、甘草100克，水煎分2次服。

【用法用量】　3～9克煎服。

691. 洋金花

【别名】　风茄花、曼陀罗花。

为茄科植物白曼陀罗［Datura metel L.］的干燥花。收载于2000年版《药典》。全国均有，花开时采，晒干入药。

【化学成分】　含天仙子碱、东莨菪碱等多种生物碱。

【药理作用】　①有中枢性镇静作用。②有抑制腺体分泌和解痉作用。③对心脏有抑制作用，总碱能使心排出量增加。④可抑制乙酰胆碱引起的动物气管平滑肌痉挛，有平喘祛痰作用。⑤有升高体温作用。⑥可解有机磷中毒。⑦中毒症状可发生角弓反张呼吸衰竭而死之。

【性味与功能】　辛、温，有毒；归肺、肝经；平喘止咳、镇痛、解痉。

【临床应用】　①用于哮喘咳嗽，配伍款冬花、川贝共为粗粉卷于纸卷内作烟燃吸。②用于脘腹冷痛、风湿痹痛、小儿慢惊，配方用。③用于中药麻醉。

【用法用量】　0.3～0.6克入丸散。

【备注】　外感、痰热咳嗽、青光眼、高血压患者禁用。

692. 千日红

【别名】 百日红、千年红。

为苋科植物千日红[Gomphrena globosa L.]的干燥头状花序。收载于1977年版《药典》。产于江西、四川、广西等地。花开时采，晒干入药。

【性味与功能】 甘、平；祛痰、平喘、止血、明目。

【临床应用】 用于慢性气管炎、百日咳、肺结核咳血，支气管哮喘、视物不清等，多单方煎服。

【用法用量】 9～15克。

693. 矮地茶

【别名】 矮地茶、平地木、紫金牛。

为紫金牛科植物紫金牛[Ardisia japonica (Thunb) Bl.]的全草。收载于1977年版《药典》。产于华东、中南、西南等地。四季可采，晒干入药。

【化学成分】 含岩白菜内酯(矮地茶素)，杨梅皮甙、槲皮素、挥发油、密花醌等。

【药理作用】 ①煎剂有明显的止咳、祛痰作用。②密花醌有驱虫作用。③对金黄色葡萄球菌、肺炎双球菌有抑制作用。

【性味与功能】 辛、微苦、平；止咳化痰，利湿、活血。

【临床应用】 ①用于新久咳嗽、痰中带血、慢性支气管炎，单方煎服或配伍鱼腥草、桔梗煎服。②用于湿热黄疸，每次30克水煎服。③外用治跌打损伤。

【用法用量】 15～30克煎服。

694. 瓜子金

【别名】 小远志、远志草。

为远志科植物瓜子金［Polygala japonica Houtt］的全草，收载于 1977 年版《药典》。全国均有，夏秋采集入药。

【性味与功能】　辛、苦、平；祛痰、止咳、活血、消肿、解毒止痛。

【临床应用】　①用于咳嗽痰多、慢性气管炎，慢性咽喉炎，多单方煎服。②外用治疗跌打损伤、肿毒、蛇咬伤等，鲜品捣烂敷。

【用法用量】　15～30 克煎服。

695. 全叶金兰

为唇形科植物全叶金兰［Dracocephalum integrifolium Bge］的地上部分，收载于 1977 年版《药典》。产于新疆、天山等地。夏季采割、晒干入药。

【化学成分】　含黄酮甙、甾醇、皂甙、树脂，内脂化合物等。

【药理作用】　对支气管炎有较好的镇咳、平喘、化痰作用。

【性味与功能】　辛、平；止咳、祛痰、平喘。

【临床应用】　用于咳嗽、痰喘、慢性气管炎；单方煎服或服用浸膏片。

【用法用量】　9～15 克煎服。

696. 红管药

【别名】　马兰、田边菊。

为菊科紫菀属植物三褶脉马兰［Kalimeris indica（L.）schulz-Bip］（苋序紫菀）或异叶紫菀的全草。

【化学成分】　含黄酮甙、皂甙。

【药理作用】　①有镇咳和祛痰作用。②有增强肾上腺皮质功能的作用。③对金黄色葡萄球菌、变形杆菌、痢疾杆菌有抑制作用。

【性味与功能】 微苦、辛、微温；止咳祛痰。

【临床应用】 用于急慢性支气管炎、感冒、腮腺炎、单方水煎服。外用治乳腺炎、痈肿等，取鲜品捣烂敷。

【用法用量】 20～60 克。

697. 牡荆叶（牡荆油）

为马鞭草科植物牡荆［Vitex negundo L. var cannabifolia（Sieb. et Zucc.）Hand. -Mazz.］的新鲜叶，《别录》中品，收载于 1990 年版《药典》。产于江苏、浙江、安徽等地，夏秋采叶主要供提取牡荆油用。

【化学成分】 含牡荆油。

【药理作用】 牡荆油有止咳、化痰、平喘作用。

【性味与功能】 微苦、辛、平；归肺经；解毒祛痰，止咳平喘。

【临床应用】 牡荆油用于慢性气管炎，多制成胶丸或乳剂服用。牡荆叶鲜用治疗疥癣诸疮，捣烂外敷。

【用法用量】 牡荆油，每次 20～40 毫克，日服 3 次。

698. 松 塔（松醇）

【别名】 松球、松实。

为松科植物白皮松或油松的成熟果实，收载于 1977 年版《药典》。秋季采集、晒干入药或供提取松醇用。

【化学成分】 含松醇。

【药理作用】 松醇有镇咳、抗炎作用。

【性味与功能】 微苦、涩、温。祛痰、止咳、平喘。

【临床应用】 ①用于痔疮、白癜风，水煎外洗。②用于慢性支气管炎，提取松醇，口服、每次 0.06～0.18 克，日服 3 次。多制成胶丸或乳剂服用。

【用法用量】 9～15 克煎服。

699. 筋骨草

【别名】 白毛夏枯草、苦草。

为唇形科植物筋骨草［Ajuga decumbens Thunb］的干燥全草，收载于 1990 年版《药典》。产于华东、中南、西南等地。夏秋采集、晒干入药。

【化学成分】 含黄酮皂、皂甙、生物碱、有机酸、糖类等。

【药理作用】 ①有明显的祛痰、平喘作用。②有保肝作用。③有利尿作用。④有降血压作用和强心作用。⑤对链球菌、卡他球菌、葡萄球菌、肺炎球菌、大肠杆菌等有较强抑制作用。

【性味与功能】 苦、寒；止咳祛痰、清热解毒、养筋和血。

【临床应用】 ①用于上呼吸道感染、急慢性气管炎、肺炎、咽炎、扁桃体炎，单方水煎服 或服用筋骨草片。②外伤出血，外用。

【用法用量】 9～15 煎服。

【备注】 孕妇禁用。

700. 野马追

为菊科植物轮叶泽兰［Eupatorium lindleyanum. DC.］的全草。收载于 1977 年版《药典》。全国均有。花开时采，晒干入药。

【化学成分】 含黄酮类化合物、生物碱、挥发油、香豆精等。

【药理作用】 ①有镇咳作用。②有降血压作用。③有增加白细胞作用。④对金黄色葡萄球菌、痢疾杆菌、链球菌有抑制作用。

【性味与功能】 苦、平；化痰、止咳、平喘、降血压。

【临床应用】 主用于慢性支气管炎、痰多咳喘，单方煎服或提取物打片服。

【用法用量】 30～60 克煎服。

701. 紫花杜鹃

【别名】 满山红、紫花杜鹃、列香杜鹃、照山白、兴安杜鹃、映山红。

为杜鹃花科植物、紫花杜鹃［Rhododendron mariae Hance］的干燥叶，收载于 1977 年版《药典》。全国均有。采叶入药。

【化学成分】 含挥发油、油中含杜鹃酮、莕草烯等，另含双氢黄酮类杜鹃素、槲皮甙等。

【药理作用】 ①较好的止咳、祛痰、平喘作用。②有强心作用。③有降血压作用。④对金黄色葡萄球菌、甲型链球菌、绿脓杆菌等有抑制作用。

【性味与功能】 辛、温；止咳、祛痰、平喘。

【临床应用】 用于急慢性支气管炎，多制成片剂，糖浆剂、酒剂、针剂供临床应用。

【用法用量】 多供制剂用。参照制剂说明书。

【备注】 同科植物满山红［Rhododendron dauricum L］，列香杜鹃［Rhododendron anthopogonoides Maxim］，照山白［Rhododendron micranthum Turcz］亦收入 1977 年版《药典》，其作用同紫花杜鹃。

702. 蔊菜（蔊菜素）

【别名】 江剪刀草、山芥菜。

为十字花科植物蔊菜［Rorippa indica（L.）Hiern］的全草。收载于 1977 年版《药典》。全国均有，夏秋采集，晒干入药。或提取蔊菜素用。

【化学成分】 含蔊菜素、蔊菜酰胺。

【药理作用】 ①有明显的止咳、化痰、平喘作用。②对肺炎双球菌、流感杆菌、金黄色葡萄球、绿脓杆菌及大肠杆菌有抑制作用。

【性味与功能】 辛、温;祛痰、止咳。

【临床应用】 用于迁延性气管炎、慢性气管炎,单方20克水煎服。外用治疗漆疮、蛇咬伤、疔疮肿毒,鲜品捣敷。

从薜菜中提取的薜菜素作用同薜菜,多制成片剂、糖浆剂口服。

【用法用量】 薜菜,15~30克;薜菜素0.1~0.15克。

703. 石钻子

为清风藤科植物四川清风藤[Sabia schumanniana Diels]的根,收载于1977年版《药典》。产于四川、云南,春秋采。

【性味与功能】 微苦、辛、温;祛痰、止咳、平喘。

【临床应用】 用于慢性支气管炎,单味入煎剂服。

【用法用量】 9~15克煎服。

704. 伊贝母

【别名】 新疆贝母。

为百合科植物,新疆贝母或伊犁贝母[Fritillaria walujewii Regel 或 F. Pallidiflora Schrenk]的干燥鳞茎。收载于1977年版《药典》。产于新疆。

【化学成分】 含生物碱。

【性味与功能】 苦、凉;归肺经;止咳、化痰。

【临床应用】 用于咳喘、慢性支气管炎,肺热咳嗽、胸闷痰黏、瘰疬、痈肿等,不宜与乌头同用。

【用法用量】 3~9克煎服。

705. 华山参

【别名】　热参

为茄科植物漏斗泡囊草的［Physochlaina infundibularis Kuang］的干燥根。收载于 2000 年版《药典》。产于陕西、山西、河南。春秋采收，晒干入药或鲜用。

【化学成分】　含阿托品类生物碱。

【药理作用】　①有明显的止咳、平喘、祛痰作用。②有镇静安眠作用。③有解痉作用。④有阿托品样副作用。

【性味与功能】　甘、微苦、热，有毒；平喘止咳，安眠定惊。

【临床应用】　①用于寒痰咳嗽、慢性气管炎，单方煎服或入丸、片剂服。②用于失眠，华山参 0.2 克，桂圆 15 克水煎服。

【用法用量】　0.1～0.2 克煎服。

【备注】　有毒不宜多服，青光眼患者禁用，孕妇、前列腺肥大者慎用。

706. 暴马子

【别名】　荷花丁香、白丁香。

为木犀科植物暴马丁香［Syringa reticulata（Bl.）Hara var mandshurca（M.）H］树皮。收载于 1977 年版《药典》。产于东北、华北、西北。全年可采，晒干入药。

【化学成分】　含挥发油、甾类物质、鞣质等。

【药理作用】　①有镇咳、化痰、平喘作用。②煎剂对肺炎双球菌、流感杆菌有较强的抑制作用。

【性味与功能】　苦、微寒；清肺祛痰、止咳平喘。

【临床应用】　用于急慢性支气管炎，制成片剂、糖浆剂口服。多单方用。

【用法用量】　30～45 克煎服。

707. 灯台叶

为夹竹桃科植物灯台树［Alstonia scholaris（L.）R. Br］的干燥叶，收载于1977年版《药典》。主产云南、四季可采，晒干用或炒黄用。

【化学成分】 含灯台碱、灯台定碱等多种生物碱及内脂类、黄酮类化合物。

【药理作用】 ①有止咳、祛痰、平喘作用。②有退热作用。③对平滑肌有解痉作用。④对运动神经有箭毒样作用。⑤有降血压作用。

【性味与功能】 苦、凉；止咳、祛痰、消炎。

【临床应用】 用于慢性支气管炎，百日咳，配伍地龙、七叶一枝花、瓜蒌皮、紫菀共制丸剂或片剂服。或单方煎服。

【用法用量】 6～9克煎服。

708. 鼠曲草

【别名】 佛耳草。

为菊科植物鼠曲草［Gnaphalium affine D. Don］的全草，收载于1977年版《药典》。产于黄河以南，春夏采集、鲜用或晒干入药。

【化学成分】 含挥发油、木犀草素甙、豆甾醇、氯化钾等。

【药理作用】 煎剂有明显的镇咳作用。

【临床应用】 ①用于咳嗽痰喘，配伍薄菜、款冬花煎服。②用于风湿痹痛，单方煎服。③蚕豆病，配伍车前草，凤尾草、茵陈煎服。④用于蛇虫伤，鲜草捣烂外敷。

【用法用量】 9～30克煎服。

709. 龙脷叶

【别名】 龙舌草

为大戟科植物龙脷叶［Sauropus changianus S. Y. Hu］的干燥叶。收载于 1977 年版《药典》。产于广东、广西。5～6 月采叶、晒干入药。

【性味与功能】　甘、淡、平；入肺经；润肺止咳。

【临床应用】　用于肺燥咳嗽，单方水煎服。

【用法用量】　9～30 克煎服。

710. 艾叶油

为菊科植物艾［Artemisia argyi Levl et Vant］的茎叶经水蒸气蒸馏制取的挥发油。收载于 1977 版《药典》。供制剂用。

【药理作用】　平喘、镇咳、祛痰、消炎。

【临床应用】　用于慢性支气管炎、肺气肿、支气管哮喘，制成乳剂、糖浆剂、滴丸剂服用。

【用法用量】　供制剂用，用量参照说明书。

711. 芸香草

【别名】　诸葛草、香茅草、射香草。

为禾本科植物芸香草［Cymbopogon distans（Nees）A. Camus］的地上全草。收载于 1977 年版《药典》。产于甘肃、四川、贵州、云南等地。夏秋采收，晒干入药。

【化学成分】　含挥发油，油中主要为胡椒酮、牻牛儿醇、柠檬烯，另含皂甙、蛋白质、糖类、酚性物等。

【药理作用】　①有平喘作用，其作用强于氨茶碱。②有镇咳、祛痰作用。③对中枢神经有镇静作用。④对链球菌、肺炎球菌、金黄色葡萄球菌等 18 种细菌有抑制作用。

【性味与功能】　辛、苦、温，无毒；散寒渗湿、止咳平喘、行气宽中。

【临床应用】　①用于风寒感冒、咳喘、慢性支气管炎，单方煎服或服用浸膏片。②用于风湿痹痛、鹤膝风、配伍千年健、大血藤、松节、骨碎补煎服。③用于腹胀，泡水当茶饮。

【用法用量】　15～60克煎服。

712. 岩白菜

【别名】　石白菜、红岩七。

为虎耳草科植物岩白菜、云南岩白菜[Bergenia purpurascens (Hook. f. et Thoms) Engl]等的全草。收载于1977年版《药典》。产于四川、云南、西藏。夏秋采集，晒干入药。

【化学成分】　含岩白菜内脂(岩白菜素)。

【药理作用】　有止咳、化痰、平喘作用。

【性味与功能】　苦、涩、平；收敛、止咳、祛痰、止血、止泻。

【临床应用】　①用于肺结核咳嗽、气管炎、腹泻等，多单方水煎服。外用于外伤出血，捣烂外敷。②用于提取岩白菜素，供制剂用。

【用法用量】　6～12克煎服。

713. 岩白菜素

【别名】　矮地茶素、岩白菜内脂。

为中药岩白菜、矮地茶中提取的内脂成分，收载于1990年版《药典》。供制剂用。

【分子式】　$C_{14}H_{16}O_4$，分子量＝328.27。

【药理作用】　同岩白菜。

【临床应用】　用于慢性支气管炎、多制成片剂口服。

【用法用量】　供制剂用，每次0.125克，一日3次。

714. 鸦　片

【别名】　阿片、大烟膏。

为罂粟科植物罂粟［Papaver somniferum L.］的果实中液汁凝固而成。收载于《中药大辞典》。主产东南亚。

【化学成分】 含多种生物碱：吗啡、那可汀、可卡因、罂粟碱等共 20 余种。

【药理作用】 ①有强镇痛作用。②有强止咳作用。③有催眠作用。④兴奋中枢神经作用。⑤可抑制平滑肌。⑥可产生耐受性。⑦有成瘾性连续用药 2 周即可成瘾。成瘾后较难戒断。

【临床应用】 用于久咳、久泻、久痢。

【用法用量】 0.2～0.5 克顿服。

第十九章　安神药类

神即神志，指人的精神和思维活动。

神藏于心，血是神志活动的物质基础，如心血不足则导致心悸、失眠、多梦、健忘、虚汗、神经错乱等，治则应安神养心。

神志思维活动又与肝脏有关，肝为藏血之所。肝失疏泄或阳气躁动则困扰神明，导致喜笑无常、惊痫狂妄、烦躁易怒等，治则应镇静安神。

安神药分为养血安神药和镇静安神药，应用时应注意区别，有时二者兼用。

一、养血安神药

养血安神药功能养心柔肝，益血滋阴，用以治疗神魂不宁、心血不足所致失神虚证。

715.　酸枣仁

为鼠李科植物酸枣[Ziziphus jujuba Mill. Var. spinosa]的干燥成熟种子，《本经》中品，收载于2000年版《药典》。产于东北、华北，秋季采收、去枣肉破核取种子晒干炒熟入药。或生用。

【化学成分】　含三萜类桦木素、桦木酸、蛋白质、脂肪油、甾醇、伊百灵内脂、有机酸等。

【药理作用】　①煎剂有镇静、安眠作用。②可减轻小鼠因烫伤所致的水肿、提高存活率。③有抗惊厥作用。④有降体温作用。⑤对子宫有兴奋作用。⑥有降血压作用。

【性味与功能】 甘、酸、平；归肝、胆、心经；补肝、宁心、敛汗、生津。

【临床应用】 用于虚烦不眠、惊悸多梦、体虚多汗、津伤口渴等心血虚证，配伍茯苓、甘草、知母、人参等煎服。如酸枣仁汤、归脾汤等。亦可制成丸剂。

【用法用量】 9～15克煎服。

716. 柏子仁

为柏科植物侧柏［Platycladus orientalis（L.）Franco］的干燥成熟种仁。《本经》上品，收载于2000年版《药典》。全国均产，秋季采收，去外壳及种皮入药，生用或炒用。采用制霜法去油脂为柏子仁霜。

【化学成分】 含脂肪油、挥发油、蛋白质、皂甙等。

【药理作用】 ①有润下通便作用。②有降低心律作用。

【性味与功能】 甘、平；归心、肾、大肠经；养心、安神、止汗、润肠。

【临床应用】 ①用于虚烦失眠、心悸怔忡、阴虚盗汗等血虚心肾不交，配伍茯苓、地黄、当归、黄芪、人参等，盗汗配伍五味子、牡蛎煎服或制蜜丸服，如柏子养心丸。②用于老人及产妇阴虚肠燥便秘症，配伍火麻仁等煎服或制蜜丸服。

【用法用量】 3～9克煎服。

717. 远 志

【别名】 小草。

为远志科植物远志或细叶远志［Polygala tenuifolia Willd 或 Polygala sibirica L.］的干燥根。《本经》上品，收载于2000年版《药典》。产于长江以北，春秋采挖，去木心晒干入药或甘草水炙入药。

【化学成分】 含多种远志皂甙、脂肪油、树脂、远志醇、远志定碱等。

【药理作用】 ①远志皂甙能刺激胃黏膜，反射性的起祛痰作用，胃溃疡者慎用。②有降血压作用。③有兴奋子宫作用。④对革兰氏阳性菌有抑制作用。⑤有溶血作用。

【性味与功能】 苦、辛、温；归心、肾、肺经；安神益智、祛痰、消肿。

【临床应用】 ①用于心肾不交、失眠多梦、健忘惊悸、神志恍惚，配伍菖蒲、茯神、龙齿、人参、朱砂等研服、煎服或入丸剂服。②用于咳痰不爽，配伍杏仁、紫菀等。③用于疮疡肿毒、乳房肿痛，远志研末黄酒调服，并外敷。

【用法用量】 3～10克煎服。

【备注】 有实火者忌用。

718. 合欢皮

【别名】 合昏皮。

为豆科植物合欢[Albizia julibrissin Durazz]的干燥树皮，《本经》中品，收载于2000年版《药典》。全国均有，春秋剥取，切丝晒干入药。

【化学成分】 含皂甙、鞣质、合欢氨基酸。

【药理作用】 有兴奋子宫，促进子宫收缩作用，合欢的三萜皂甙又各催产素，有催产作用。

【性味与功能】 甘、平；归心、肝、膀胱经；解郁安神、活血消肿。

【临床应用】 ①用于心神不安、忧郁失眠，配伍柏子仁、白芍、龙骨煎服。②用于肺痈疮肿，久不收口，合欢、白蔹煎服。③用于跌打伤痛，合欢皮120克，炒干，加入乳香、没药各10克，共研末，每服15克，温酒调服。酒调适量外敷。可接骨。

【用法用量】 6～12克煎服。

【备注】 孕妇忌服。

719. 合欢花

为豆科植物合欢[Albizia julibrissin Durazz]的干燥花序。收载于2000年版《药典》。夏秋开花时采，晒干入药。

【性味与功能】 甘、平；归心、肝经；解郁安神。

【临床应用】 ①用于心神不安，忧郁失眠：配伍官桂、夜交藤、黄连煎服。②用于视物不清，合欢花粉黄酒调服。③用于跌打损伤。合欢花粉、温酒调服。

【用法用量】 4.5～9克煎服。

720. 南蛇藤果

【别名】 合欢花(东北)，昼开夜合。

为卫矛科植物南蛇藤[Celastrus orbiculatus Thunb(C. A. T.)]的果实，收载于《全国中草药汇编》。秋季果实成熟时采。其根藤另入药。

【化学成分】 含山柰甙。

【性味与功能】 甘、苦、平；安神镇静。

【临床应用】 用于神经衰弱、失眠多梦。根与藤祛风活血，用于风湿痛。叶有清热解毒、活血化瘀作用，用于感冒及风湿痛。

721. 缬 草

【别名】 拔地麻、臭草。

为败酱科植物缬草、黑水缬草[Valeriana afficinalis L. 或 V. amurensis P. Smirn.]的根状茎与根，收载于《全国中草药汇编》。产于东北。秋季采挖、晒干入药。

【化学成分】 含挥发油、缬草碱、缬草恰碱、猕猴桃碱、缬草酸、阿魏酸、甾醇、树脂等。

【药理作用】 ①有镇静、镇痛作用和安眠作用。②有降血压作用。

【性味与功能】 辛、甘、温；安神、理气、止痛。

【临床应用】 ①用于神经衰弱、失眠：缬草、五味子各30克泡酒500毫升，每服10毫升。②治癔病：缬草、陈皮各10克煎服。③治胃痛、腰痛、跌打损伤：10%缬草酊口服，每次5～10毫升。

【用法用量】 3～6克煎服。

722．首乌藤

【别名】 夜交藤、棋藤。

为蓼科植物何首乌［Polygonum multiflorum Thunb.］的干燥藤茎。收载于2000年版《药典》。夏季采割、切段晒干入药。

【化学成分】 含大黄酸、大黄素、大黄酚等蒽醌类化合物。

【药理作用】 ①有镇静作用。②有缓泻作用。

【性味与功能】 甘、平；归心、肝经；养血安神，祛风通络。

【临床应用】 ①用于心血不足、失眠多梦、血虚身痛。配伍丹参、柏子仁、龙骨、当归、沉香、红枣等煎服。②用于风湿痹痛，单方或复方煎服。③用于皮肤瘙痒，单方水煎洗。

【用法用量】 5～15克煎服。

723．金精石

为片状云母类矿石，收载于《全国中草药汇编》。煅红研细入药。

【化学成分】 同云母石。

【性味与功能】 咸、寒，有小毒；安神、去翳明目。

【临床应用】　①用于心悸失眠、多梦健忘，研细入丸散剂。②用于角膜云翳，研极细点眼。

【用法用量】　1～3克入丸散，点眼适量。

724．粉条儿菜

【别名】　肺筋草。

为百合科植物肺筋草［Aletris spicata（Thunb）Franch］的干燥全草。收载于1977年版《药典》。主产华东、西北、西南。四季可采、晒干入药。

【化学成分】　含皂甙。

【性味与功能】　甘、微温、平；清肺、养心安神。

【临床应用】　①用于神经官能症，配伍何首乌、五味子水煎服。②用于支气管炎、哮喘，单方水煎服。

【用法用量】　9～30克煎服。

二、镇静安神药

镇静安神药又称重镇安神药，多属质地沉重的石金矿物药，重者能镇能袪。用于心神不宁、躁动不安诸证。

重镇药多用于实证，虚证慎用。

725．朱　砂

【别名】　辰砂、丹砂。

为硫化物类矿物辰砂族辰砂矿石。《本经》上品，收载于2000年版《药典》。主产于贵州、湖南、四川、云南、广西。以吸铁石吸去铁屑，研成极细粉入药。

【化学成分】　主含硫化汞［H_gS］。

【药理作用】　①内服有镇静，催眠作用。②体外有杀菌抑菌、杀寄生虫作用。③有解毒，防腐作用。

【性味与功能】 甘、微寒，有毒；归心经；清心镇惊、安神解毒。

【临床应用】 ①用于心悸易惊、失眠多梦、癫痫发狂、小儿惊风，配伍枣仁、乳香共研酒服。②用于视物昏花，配伍神曲、磁石研服。③用于口疮、喉痹、疮疡肿毒，朱砂5克，芒硝50克共研细，吹喉及或外敷。

【用法用量】 0.3~1.5克，入汤剂冲服。不宜煎。

726. 琥 珀

【别名】 血珀、光珀。

为松科植物的树脂久埋地下而生成的化石，《别录》上品，收载于2000年《药典》。产于煤矿中，去杂质粉碎入药。

【化学成分】 含琥珀酸、琥珀醇、琥珀松香高酸、挥发油等。

【药理作用】 ①有轻度镇静作用。②有利尿作用。③有促进微循环作用。

【性味与功能】 甘、平；入心、肝、膀胱经；安神镇惊，活血利尿。

【临床应用】 ①用于心悸失眠、健忘恍惚，配伍茯苓、人参、远志、甘草研服或煎服。②用于惊风抽搐、癫痫，琥珀、珍珠、朱砂各等份共研细，每次3克，薄荷汤送下。③用于小便不利、尿血、尿痛，单方研服6克，灯心草汤送下。

【用法用量】 1~2克，冲服或入丸剂。

727. 牡 蛎

为牡蛎科动物牡蛎、大连湾牡蛎或近江牡蛎[Ostrea gigas Thunb. O. calienwhanensis Crosse 或 O. rivularis Could]的贝壳。

《本经》上品，收载于 2000 年版《药典》。产于沿海，全年可采，去肉洗净晒干入药或煅至酥脆入药。

【化学成分】 含碳酸钙、磷酸钙、硫酸钙、镁、铝、硅等元素。

【药理作用】 酸性提取物对脊髓灰质炎病毒有抑制作用。

【性味与功能】 咸、微寒；归肝、胆、肾经；重镇安神、潜阳补阴、软坚散结，收敛固涩。

【临床应用】 ①用于惊悸失眠、潮热盗汗、眩晕耳鸣等肝阳浮越证，配伍白芍、白薇、甘草、生姜、大枣等煎服。②用于瘰疬痰核、癥瘕痞块，配伍玄参、海藻、甘草、贝母等煎服。③用于遗精崩带、胃痛泛酸，配伍附子、香附煎服或研服。④煅牡蛎固涩作用增强，多用于自汗、盗汗，遗精崩带、胃痛吞酸。

【用法用量】 9～30 克，入汤剂先煎。

【备注】 有实热湿邪者忌用。

728. 龙 齿

为古代哺乳动物三趾马、犀类、牛类、象类的牙齿化石。《本经》上品，收于 2000 年版《药典》。主产于河北、河南、内蒙等地。采挖后去杂质煅红粉碎入药。

【化学成分】 含碳酯钙、磷酸钙等。

【性味与功能】 甘、涩、平；安神、镇静。

【临床应用】 龙齿镇静作用比龙骨强，用于心悸易惊、失眠多梦、心烦狂躁，配伍茯苓、寒水石研粉制丸服，或入汤剂煎服。

【用法用量】 9～15 克入汤剂，先煎。

729. 龙 骨

为古代哺乳动物三趾马、犀类、牛类、象类的骨骼化石，《本经》上品，收载于 2000 年版《药典》。产于河北、河南、内蒙、四川、青海等地。煅红粉碎入药。

【化学成分】 含碳酸钙、磷酸钙、铁、钾、钠、氯等无机物。

【药理作用】 ①有促进凝血作用。②有抑制骨骼肌兴奋作用。③有降低毛细血管通透性作用。

【性味与功能】 甘、涩、平；安神、固涩、收敛。

【临床应用】 龙骨镇静作用不及龙齿，但有收敛固涩作用。①用于心悸易惊、失眠多梦、健忘等，配伍牡蛎、甘草、生姜、大枣等煎服。②用于自汗、盗汗、遗精、白带、崩漏等，配伍牡蛎、海螵蛸、山药、黄芪等。③用于皮肤溃疡、阴囊湿痒，外用。④用于肝阳浮起引起的头晕目眩、躁烦失眠，配伍牡蛎、白薇、白芍、甘草、姜、枣等。

【用法用量】 15～30克，入煎剂先煎。

【备注】 湿热实邪者忌用。

730. 磁 石

【别名】 玄石、处石。

为氧化物类矿物尖晶石族磁铁矿，《本经》下品，收载于2000年版《药典》。产于铁矿，煅红碾碎入药。

【化学成分】 含四氧化三铁$[Fe_3O_4]$，及少量氧化铁、氧化镁、三氧化二铝等。

【性味与功能】 咸、寒；归肝、心、肾经；平肝潜阳、聪耳明目、镇惊安神、纳气平喘。

【临床应用】 用于肝阳上扰所致的耳鸣、耳聋、头晕目眩、视物昏花、惊悸失眠及肾虚作哮诸证。如磁朱丸。

【用法用量】 9～30克、先煎。

731. 紫石英

为氟化物类矿物萤石族萤石，《本经》上品，收载于2000年版《药典》。产于东北及中原地区。煅红醋淬碾碎入药。

【化学成分】 含氟化钙、氧化铁及微量稀土元素。

【性味与功能】 甘、温；归心、肺、肾经；镇心安神、温肺暖宫。

【临床应用】 ①用于失眠多梦、心悸易惊，配伍远志、枣仁、当归、茯苓等。②用于肺虚咳喘，紫石英研极细，花椒水冲服。③用于宫冷不孕，配伍香附、当归、白术、枸杞子、熟地等制蜜丸服。

【用法用量】 9～15 克煎服。

732. 马　宝

为马科动物马的胃肠道结石，收载于《中药大辞典》，宰马时摘取，清水洗净、晾干入药。

【性味与功能】 甘、咸、平，无毒；归心、肝经；镇惊化痰、清热解毒。

【临床应用】 用于惊痫癫狂、痰热内盛、神志昏迷、吐血衄血，恶疮肿毒，入丸散剂。

【用法用量】 1～1.5 克煎服。

733. 铁　落

【别名】 铁屑、铁液、铁花。

为铁煅打时锤落的铁屑，收载于《中药大辞典》。煅后醋淬研细用。

【化学成分】 含四氧化三铁[Fe_3O_4]。

【性味与功能】 辛、寒，有毒；平肝镇惊。

【临床应用】 用于癫狂、热病谵妄、心悸、易惊善怒、疮疡肿毒，配伍甘草或单方煎服。治疮肿油调敷。

【用法用量】 10～30 克煎服。

第二十章 平肝息风药

　　风有内风外风之别，其内风源于肝肾阴亏，阴虚生内热，热极生风，称"中风"、或"肝风内动"、其临床表现为突然昏厥、抽搐、口眼歪斜、舌强、语言不清、半身不遂等，治则以镇静、平肝、息风药。

　　肝风还包括将形成肝风内动的肝阳上亢，临床表现为头痛、头昏目眩、耳鸣、耳聋、目赤等，一般与现代医学高血压症有关。治则清肝潜阳。

　　凡治疗肝风内动和肝阳上亢的药物称平肝息风药。本类药入肝经平息内风，但功能有别，应用时应注意辨证。

734. 羚羊角

　　为洞角科动物赛加羚羊［Saigae tataricae］的角。《本经》中品，收载于 1963 年版《药典》。主产于新疆、青海、内蒙。锉末入药。

　　【化学成分】 含角蛋白、磷酸钙、及多种无机盐。其中角蛋白含硫 1.2%。

　　【药理作用】 ①对中枢系统有镇静，抗惊厥作用。②对试验性发热动物有降低体温作用。③有降低血压和减慢心律作用。④能增加小鼠耐缺氧能力。

　　【性味与功能】 咸、寒；入肝、肺经；平肝息风、清热镇惊、解毒。

　　【临床应用】 ①对于热盛神昏、谵语发狂、惊痫抽搐、中风等肝风内动症，配伍钩藤、生地、茯神、竹茹、菊花、白芍、贝母等煎服。②用于肝火识盛、肝阳上亢所致的头痛、头晕、目赤、羞明等，配伍黄连、黄芩、石决明、龙胆草研服或煎服。③用于清热解毒，治热病壮热神昏、谵语躁狂等，如紫雪丹。壮热发斑者配伍白虎汤服。

【用法用量】 1～1.5 克。

735. 玳 瑁

【别名】 毒瑁。

为海龟科动物玳瑁[Eretmochelys imbricata]的甲片，收载于1977 年版《药典》。产于南部沿海，泡软切细、研成细粉入药。

【化学成分】 含角质蛋白。

【药理作用】 有镇静作用。

【性味与功能】 甘、寒；入心、肝经；镇心平肝、解毒、清热。

【临床应用】 ①用于中风阳亢、烦热不眠、易怒、中风不语，配伍朱砂、雄黄、麝香、白芥子等共制丸剂服。②用于高热神昏，配伍黄连、石膏、黄芩研细，生地汤冲服。

【用法用量】 3～6 克煎服。

736. 珍 珠

【别名】 真珠。

为珍珠贝科动物珍珠贝、马氏珍珠贝[Pteria martensii (Dcenker)]及蚌科动物三角帆蚌[Hyriopsis cumingii(Lea)]、褶文冠蚌等贝类动物珍珠囊内形成的无核珍珠，收载于2000 年版《药典》。产于我国沿海，与豆腐共煮后研极细入药。

【化学成分】 主含碳酸钙。及多种微量元素。

【药理作用】 同珍珠母相同。

【性味与功能】 甘、咸、寒；入肝、心经；平肝、定惊、安神、解毒、生肌。

【临床应用】 ①用于癫痫、小儿惊风、失眠惊悸：配伍茯苓、钩藤、半夏、甘草等研服。②用于角膜云翳，配伍地榆100克、珍珠30克，水煎服，并取出珍珠研细点眼。③用于咽喉肿痛，舌口糜烂、溃疡久不收口，珍珠研粉以猪油调敷。

【用法用量】 0.3～1克入丸散。

【备注】 无火者忌用。

737. 珍珠母

【别名】 珠牡。

为珍珠同源动物的贝壳，收载于2000年版《药典》，产于沿海，煅红粉碎入药。

【化学成分】 含碳酸钙及少量镁、铁、硅酸盐、磷酸盐、硫酸盐等。

【药理作用】 ①有强心作用。②有利尿作用。③乙醚提取物能抑制组织氨引起的肠管收缩，防止因组织氨引起的休克和死亡。④对小鼠肉瘤—180有抑制作用。

【性味与功能】 咸、寒；归肝、心经；平肝潜阳、定惊明目。

【临床应用】 ①用于肝热目赤，头痛眩晕的肝阳上亢，配伍女贞子、旱莲草煎服。②用于烦躁失眠、心悸，配伍远志、酸枣仁、甘草煎服。③用于肝虚目昏，配伍枸杞子及六味地黄丸服。

【用法用量】 10～25克，入煎剂先煎。

738. 石决明

【别名】 鲍鱼皮。

为鲍科动物［Haliotis］白鲍、杂色鲍、皱纹盘鲍、羊狍、澳洲鲍、耳鲍等鲍鱼的贝壳。《别录》中品，收载于2000年版《药典》。

产于沿海，春秋捕捉取壳晒干粉碎入药或煅用。

【化学成分】 含碳酸钙、多种微量元素。

【药理作用】 ①有解热镇静作用。②有降血压作用。③有拟交感神经作用。④有抗血凝作用。⑤有免疫抑制作用。⑥有降转氨酶作用。⑦有抗病毒作用。⑧对金黄葡萄球菌、大肠杆菌、绿脓杆菌、有较强的抑制作用。

【性味与功能】 咸、寒；归肝、心经；平肝潜阳、清肝明目。

【临床应用】 ①对于肝阳上升的眩晕、头痛，配伍养阴药同用。②常用治疗眼疾如目赤翳障、视物昏花、青盲雀目等，常配伍菊花、谷精草、密蒙花等煎服。

【用法用量】 10～30克，先煎。

739. 天　麻

【别名】 赤箭、鬼督邮、独摇草。

为兰科植物天麻［Gastrodia elata BL.］的干燥根茎，《本经》上品，收载于2000年版《药典》。全国均产，冬春采挖，蒸后晒干入药。

【化学成分】 含香荚兰醛、香荚兰醇、生物碱、甙类等。

【药理作用】 ①对实验癫痫有抑制发作作用。②可对抗戊四氮引起的小白鼠痉挛惊厥，有抗惊厥作用。③有镇痛、镇静作用。④可减慢呼吸。⑤对心血管系统可增加家兔脑血流量。⑥有促进胆汁分泌作用。

【性味与功能】 甘、平；归肝经；平肝息风、止痉。

【临床应用】 ①用于头痛眩晕、肢体麻木，配伍杜仲、牛膝、羌活、当归等，如天麻丸。②用于小儿惊风，配伍天竺黄、胆星、僵蚕等丸服。③用于癫痫抽搐、破伤风、配伍僵蚕、蝉蜕、天南星、全蝎研服。

【用法用量】 3～9克煎服。

740. 钩　藤

为茜草科植物钩藤［Uncaria rhynchophylla（Mig）Jacks］及同属植物、大叶钩藤、毛钩藤、华钩藤、无柄果钩藤的干燥带钩茎枝。《别录》下品，收载于 2000 年版《药典》。主产于江南，春秋采带钩嫩枝，晒干入药。

【化学成分】　含钩藤碱、异钩藤碱、柯若辛因碱、柯楠因碱等多种生物碱。

【药理作用】　①有明显的镇静、催眠作用。对中枢神经有抑制作用。②有降血压作用，可抑制周围血管扩张。③钩藤不宜久煎。煮沸 20 分钟后降血压成分被破坏。

【性味与功能】　甘、凉；归肝、心包经；清热平肝，息风定惊。

【临床应用】　①用于头痛眩晕、高血压，配伍菊花、桑叶、夏枯草水煎服。②用于惊风抽搐：配伍龙齿、石膏、栀子、黄芩、蝉蜕等研服。③用于胎动不安、妊娠子痫，配伍茯苓，当归、人参、寄生、桔梗等煎服。④用于感冒挟惊，配伍栀子、甘草、大黄、黄芩、竹叶研细服。

【用法用量】　3～12 克，宜后煎。

741. 紫贝齿

【别名】　文贝。

为宝贝科动物阿拉伯绶贝［Mauritia（Arabica）arabica（L）］的贝壳。收载于 1977 年版《药典》。产于海南岛、西沙群岛。捣碎入药或煅用。

【化学成分】　主含碳酸钙。

【性味与功能】　咸、平；入脾、肝经；平肝潜阳、清热明目。

【临床应用】　用于头胀目眩、目赤肿痛、角膜云翳：配伍清肝药研服或煎服。

【用法用量】 9～15克，宜先煎。

742. 全 蝎

【别名】 全虫。

为钳蝎科动物东亚钳蝎［Buthus martensii Karsch］的干燥体。收载于2000年版《药典》。主产于华北、华中、华北。捕捉后沸盐水烫死，晒干入药。

【化学成分】 主含蝎毒、蛋白质、卵磷质、甜菜碱、牛黄酸等。

【药理作用】 ①有抗惊厥作用，对抗士的宁引起的惊厥。②有降血压作用。③大剂量蝎毒可引起呼吸麻痹。

【性味与功能】 辛、平，有毒；归肝经；息风定惊、攻毒散结，通络止痛。

【临床应用】 ①用于急慢惊风、破伤风痉挛抽搐、角弓反张等，单方研服。②治中风，配伍白附子、僵蚕共研粉服。③治疮疡肿毒，配伍栀子麻油熬膏敷。

【用法用量】 2.5～5克煎服。

743. 蜈 蚣

为蜈蚣科动物少棘巨蜈蚣［Scolopendra subspinipes mutilans L. Koch］的干燥体。《本经》下品，收载于2000年版《药典》。主产于四川、广东、广西、陕西、江苏等地。捕后沸水烫死，晒干入药。

【化学成分】 含两种与蜂毒相似的毒蛋白、氨基酸、蚁酸、脂肪油等。

【药理作用】 ①有抗惊厥、镇静作用。②对结核杆菌及常见到致病真菌有抑制作用。③对肿瘤细胞有抑制作用。

【性味与功能】 辛、温，有毒；归肝经；息风镇惊、攻毒散结。通络止痛。

【临床应用】　①用于急慢惊风、破伤风、痉挛抽搐、角弓反张，配伍僵蚕、全蝎、朱砂、钩藤、麝香等研细粉服。②用于中风口眼歪斜、半身不遂，配伍天南星、半夏、白芷共研温酒调服。③用于疮疡、瘰疬、毒蛇咬伤，配伍雄黄、白芷研末香油调敷。

【用法用量】　2.5～5克煎服。

744. 僵　蚕

【别名】　白僵虫、天虫。

为蚕娥科昆虫家蚕［Bombyx mori L］的幼虫感染白僵菌而致死的干燥体，收载于 2000 年版《药典》。主产于江苏、浙江、四川、广东、陕西。采自然病死的僵虫入石灰拌后晒干炒黄入药。

【化学成分】　含蛋白质、草酸铵及大量草酸、油酸、亚油酸等，多种水解酶及白僵菌素。

【药理作用】　①　有催眠镇静作用。可对抗和降低士的宁引起的惊厥。②能抑制肉瘤 180 生长。③对金黄色葡萄球菌、大肠杆菌有抑制作用。

【性味与功能】　咸、辛、平；归肝、肺、胃经；祛风定惊、化痰散结。

【临床应用】　①用于惊风痉挛而挟痰热者，配伍全蝎、天麻、朱砂、牛黄、黄连、胆星、冰片等，研粉服或制蜜丸服。②用于淋巴结结核、皮肤瘙痒，单方研服。③咽喉肿痛，配伍天南星研粉每服 3～5 克。④用于面神麻痹，单方研服，每次 5 克。⑤治糖尿病，研服。

【用法用量】　4.5～9克。

745. 地　龙

【别名】　蚯蚓、蛐蟮。

为钜蚓科动物参环毛蚓［Pheretima aspergillum（E. Perrier）］或同科动物缟蚯蚓的干燥虫体。收载于2000年版《药典》。全国均有，夏秋季捕捉去内脏晒干入药。

【化学成分】 含嘌呤、脂肪酸类、琥珀酸、胆甾醇、氨基酸、地龙素、地龙解热素、胆碱等。

【药理作用】 ①有缓慢而持久的降血压作用。②浸剂有平喘作用。③有强心作用。④有解热作用。⑤有镇静、抗惊厥作用。⑥有抗组织氨作用。⑦含有一种引起动物子宫收缩的成分。⑧可使动物血清钙有所下降。⑨不良反应地龙注射液有引起过敏和休克的报告，猪大量食蚯蚓有引起痉挛的报告。

【性味与功能】 咸、寒；归肝、脾、膀胱经；清热定惊、通络、平喘、利尿。

【临床应用】 ①用于热病壮热烦狂、惊风痉挛，配伍朱砂研服。②用于四肢屈伸不利。配伍乌头、天南星、乳香、没药丸服。③用于半身不遂、中风，补阳还五汤。④用于尿少水肿，单方研服或煎服。⑤用于肺热咳嗽、慢性支气管炎，地龙、大枣、猪胆共制片剂服或煎服。

【用法用量】 4.5～9克。

746. 罗布麻叶

为夹竹桃科植物罗布麻［Apocynum venetum L.］的干燥叶，收载于2000年版《药典》。产于东北、华北、西北。开花前采，晒干入药。

【化学成分】 含强心甙，为毒毛K类化合物。另含蛋白质、黄酮类、多糖等。

【药理作用】 ①有明显而持久的降血压作用。②有强心作用，其作用机制与毒毛旋花子K样作用机制相似。③可增加冠脉血流量、心肌耗氧量也略增加。④对金黄色葡萄球菌、卡他球菌、肺炎双球菌、流感嗜血杆菌等有抑制作用。⑤毒性：小鼠 $LD_{50}=0.46\pm 0.12/$千克。

【性味与功能】　苦、甘、凉；归肝经；平肝安神、清热利水。

【临床应用】　用于肝阳眩晕、心悸失眠、浮肿尿少、高血压病、神经衰弱、肾炎水肿：多单方煎服制成片剂，也可复方使用。

【用法用量】　6～12克。

747. 蒺　藜

【别名】　刺蒺藜。

为蒺藜科植物蒺藜 [Tribulus terrestris L.] 的干燥成熟果实。《本经》上品，收载于2000年版《药典》。全国均产。秋季采收，晒干去刺炒黄入药。

【化学成分】　含山柰酚、刺蒺藜甙、脂肪油、挥发油、生物碱、皂甙等。

【药理作用】　①有降血压作用。②有利尿作用。③与胆碱药物有拮抗作用。④对金黄色葡萄球菌、大肠杆菌抑制作用。

【性味与功能】　辛、苦、微温，有小毒；归肝经；平肝解郁、活血祛风、明目、止痒。

【临床应用】　用于头痛眩晕、胸胁胀痛、乳少乳痈、目赤翳障、风疹瘙痒，可单方或配方使用。入丸散汤剂。

【用法用量】　6～9克。

748. 蛇　毒

为蝮蛇科动物蝮蛇 [Agkistrodon halys (Pallas)] 毒牙中分泌出的毒液。人工捕蛇，从毒牙中采集毒液，供针剂或片剂使用，为抗血栓新药。主要成分为毒蛋白。

【药理作用】　①降低血液黏稠度。②促进血栓溶解。副作用可产生面色苍白、多汗、心率加快，甚至休克，应用时应注意用量。

【临床应用】 用于脑血栓病的治疗，临床多制成针剂。

【用法用量】 参照制剂说明书。

749. 赭 石

【别名】 代赭石、铁朱、血师。

为氧化物类矿物刚玉族赤铁矿矿石，《本经》下品，收载于2000年版《药典》。采挖后去杂石煅红醋淬碾碎入药。

【化学成分】 含三氧化铁［Fe_2O_3］及铁、镁、铝、硅、砷、锰、钙等。

【药理作用】 内服能收敛胃肠壁、保护黏膜面，吸收入血促进血细胞的新生。长期服用有慢性砷中毒的可能。

【性味与功能】 苦、寒；归肝、心经；平肝潜阳、降逆、止血。

【临床应用】 ①用于肝阳上亢，头目眩晕，配伍牛膝、龙骨、龟板、玄参等。②用于阴阳两虚、气逆喘息，配伍芡实、山药、牡蛎、白芍、苏子等。③用于肝火上冲、呕吐噫气，配伍旋覆花、半夏、人参、生姜、大枣。④用于吐血衄血。

【用法用量】 9～30克，先煎。

第二十一章　芳香开窍药

心为君主之官，为神之舍。邪蒙清窍、痰迷心窍或神明内闭则出现卒然昏厥、中风不语、心失神明诸证。治则以芳香开窍。

芳香开窍药善走串，专能通关开窍。善清浊痰，用于惊风、癫痫，中风等病症。

芳香开窍药久服泄人元气，不可久服。辛香善走串，对于大汗亡阳之虚脱及气血两燔、肝阳上亢之昏厥等慎用。

750. 麝　香

【别名】　当门子、脐香。

为鹿科动物林麝、马麝或原麝［Moschus berezovskii flerov、Moschus sifanicus Przewalski 或 Moschus moschiferus Linnaeus］成熟雄体香囊中的干燥分泌物。《本经》上品，收载于1990年版《药典》。主产于东北、西北、西南等地。可冬春季猎取或人工养殖人工取香入药。

【化学成分】　含麝香酮、脂肪酸、胆甾醇、氨基酸及多种无机元素。

【药理作用】　①对中枢神经系统小剂量兴奋，大剂量抑制。②对离体蛙心有兴奋作用。③有兴奋呼吸作用。④对子宫有明显的兴奋作用、对妊娠子宫作用较强，可引起流产。⑤有抗炎作用。⑥对金黄色葡萄球菌、大肠杆菌等有抑制作用。

【性味与功能】　辛、温；归心、脾经；开窍醒神、活血通经、消肿止痛。

【临床应用】　①用于温热病神昏高热、中风痰厥、气郁暴厥、中恶昏迷等证，配伍冰片、牛黄、犀角、朱砂等入丸剂如至宝丹。②用于催产、下死胎，配伍肉桂研服。③用于瘀血肿痛证，配伍乳香、没药入丸散剂。④用于心腹暴痛，配伍朱砂、苏合香研服。

【用法用量】　0.03～0.1克入丸散。

【备注】　孕妇禁用。

751. 冰　片

【别名】　梅片、艾粉、龙脑香、结片、龙脑。

为从龙脑香料植物龙脑香［Dryobalanops aromatica Gaertn f.］的树脂加工结晶品或菊科植物大风艾［Blumea balsamifera DC.］的挥发油脑或由松结油的加工而成。前者称"龙脑香"中者称"艾粉"、"结片"，后者称"梅片"。收载于2000年版《药典》。

【化学成分】　梅片为消旋龙脑，艾片和龙脑香为左旋龙脑。分子式为 $C_{10}H_{18}O$

【药理作用】　对霍乱弧菌、大肠杆菌、金黄色葡萄球菌有抑制作用。

【性味与功能】　辛、苦、微寒；归心、脾、肺经；开窍醒神、清热止痛。

【临床应用】　①用于热病神昏、痉厥、中风痰厥、气郁暴厥、中恶昏迷，目赤等，常与麝香、牛黄等配伍，如安宫牛黄丸、至宝丹等。②用于疮疡疥癣、喉证、眼疾多配伍清热药外用，如冰硼散。③用于防腐生肌，复方外用。

【用法用量】　0.15～0.3克，入丸散剂。

【备注】　孕妇慎用。血虚肾虚者忌用。

752. 石菖蒲

为天南星科植物石菖蒲［Dendrobium loddigesii Rolfe］的干燥

根茎。《本经》中品，收载于 2000 年版《药典》。主产于江南，春秋采集，切片晒干入药。

【化学成分】 含挥发油，油中主要为细辛醚、石竹烯、葎草烯、石菖醚。另含氨基酸、糖类、有机酸等。

【药理作用】 ①挥发油有镇静作用，并能增强戊巴比妥钠的麻醉作用。②可抑制消化道异常发酵、缓解痉挛。③有降体温作用。④可杀死腹水癌细胞，⑤对常见皮肤致病真菌有不同的抑制作用。

【性味与功能】 辛、苦、温；归心、胃经；化湿开胃、开窍豁痰、醒神益智。

【临床应用】 ①用于热入心包所致的神昏癫痫，配伍茯苓、远志、龙齿煎服。②用于脘痞不饥、噤口下痢，配伍吴茱萸、香附、石莲子、茯苓。③用于健忘耳聋，配伍葱白煮猪肾服。

【用法用量】 3～9 克煎服。

753．九节菖蒲

为毛茛科植物阿尔泰银莲花［Anemone altaica Fisch ex C. A. Mey］的根茎，收载于 1977 年版《药典》。主产于山西、陕西。夏秋采集，晒干入药。

【性味与功能】 辛、温；入心、肝经；开窍化痰、醒脾安神。

【临床应用】 与石菖蒲比较，九节菖蒲偏于醒脾安神，主用于高热神昏、癫痫、神经官能症、耳鸣耳聋、胸闷腹胀、食欲不振，多配伍安神、化湿、健脾药。九节菖蒲外用治痈疽疮癣。

【用法用量】 1.5～6 克煎服。

754．水菖蒲

【别名】 泥菖蒲、臭菖蒲。

为天南星科植物菖蒲［Acorus calamus L.］的根状茎。收载于

《全国中草药汇编》。产于平原近水湿地，夏秋采集、洗净、切片晒干入药。

【化学成分】 含挥发油，油中主要成分相似石菖蒲。

【药理作用】 ①有促消化液分泌、缓解平滑肌痉挛作用。②有镇咳、平喘、祛痰作用。③对肺炎双球菌、甲型链球菌、葡萄球菌、卡他球菌等有抑制作用。

【性味与功能】 辛、苦、温；开窍化痰、辟秽杀虫。

【临床应用】 ①可以代替石菖蒲用于痰浊蒙蔽证、神志不清。②用于慢性支气管炎单方服。③用于痢疾、肠炎、腹胀腹痛、食欲不振，配伍化湿药煎服。④用于风寒湿痹配伍祛寒药。

【用法用量】 3～9克煎服。

755. 苏合香

【别名】 苏合油、帝膏。

为金缕梅科植物苏合香树［Liquidambar orientalis Mill］的香树脂，《别录》中品，收载于2000年版《药典》。主产于土耳其，我国广西亦产。

【化学成分】 含齐墩果酮酸、齐墩果酸等。

【药理作用】 ①有刺激性祛痰作用。②有局部抗炎、止痒作用。

【性味与功能】 辛、温；归心、脾经；开窍、破秽、止痛。

【临床应用】 用于中风痰厥、猝然昏倒、腹冷胸痛、惊痫等。常配伍朱砂、降香等入丸剂。如冠心苏合丸、苏合香丸等。

【用法用量】 0.3～1克，不入煎剂。

756. 安息香

为安息香科植物白花树［Styrax tonkinensis（Pierre）Craib ex Hart］或越南安息香树的树脂。收载于2000年版《药典》。主产于印度尼西亚、苏门答腊及越南等地，我国云南、广西亦产。春秋割破树皮、收集流出的白树脂晒干入药。

【化学成分】 含桂皮酸柏松醇酯、香夹兰醛等树脂及苏合烯、苯甲酸、桂皮酸等。

【药理作用】 ①有刺激性祛痰作用。②有局部防腐作用。③有抗炎作用。④有促进创口愈合作用。

【性味与功能】 辛、苦、平；归心、脾经；开窍清神行气、活血、止痛。

【临床应用】 ①用于中风痰厥、气郁暴厥、中恶昏迷：配伍犀角、牛黄、朱砂、乳香等研服。②用于心腹疼痛，研末服。③治产后血晕，配伍灵脂研服，姜汤送下。治小儿惊风研服。

【用法用量】 0.6～1.5克煎服。

757．龙涎香

【别名】 龙腹香

为抹香鲸科动物抹香鲸的肠内分泌物的干燥品。收载于《中药大辞典》。捕鲸时取肠内分泌物或自海上捞取其自然排除物，熬制后入药。

【化学成分】 含龙涎香醇等。

【药理作用】 与麝香相似，对中枢神经小剂量兴奋，大剂量抑制，并有降血压、强心作用。

【性味与功能】 甘、酸、腥、微酸咸，无毒；行气活血、散结止痛、利水通淋。

【临床应用】 用于哮喘气逆、气结癥积、心腹疼痛：研末服。

【用法用量】 0.3～1克入丸散。

758．伽楠香

【别名】 奇楠香。

为瑞香科植物沉香［Aquilaria agallocha Roxb 或 A. Sinensis（L.）Gilg］或白木香近根部含有多量树脂的木材。产于海南岛及印度、马来西亚等地，取含油性足的部分入药。

【性味与功能】　辛、甘、温，无毒；理气、止痛、通窍。

【临床应用】　用于胸闷不舒、气滞疼痛、风痰闭塞，通窍行气之功强于沉香。多单方使用研用。

【用法用量】　1～2 克。

759. 麝香草

【别名】　百里香。

为唇形科植物麝香草［Thymus vulgaris L］的全草，收载于《中药大辞典》。原产于地中海，我国有栽培。

【化学成分】　含百里香酚、香荆芥酚等。

【药理作用】　①有广谱抗菌的作用。对多种细菌及真菌有抑制作用。②有祛痰作用。③有驱虫作用。④有镇静作用。

【功能主治】　为芳香性镇静剂，祛风、镇咳、驱钩虫。用于百日咳、急性支气管炎。制剂也用作防腐药。

【用法用量】　煎汤 3～6 克。

第二十二章　驱虫药

　　凡能驱除或杀灭肠寄生虫的药物称驱虫药。患虫积病人常见肚腹胀痛、呕吐涎沫、善饥多食，或嗜食异物，肛门、耳鼻瘙痒，久则面色萎黄、形体消瘦。治则以驱虫杀虫。

　　驱虫药的作用必须根据人的体质强弱、虫之种类、病情缓急和不同的兼证区别使用。有积滞者可配伍消导药，脾虚者配伍健脾胃药，体弱者先补后攻。

　　驱虫药本身有较强的泻下作用，一般须根据大便情况，再给以适当泻下药。对药性强烈或有毒性者应注意用量，以免损伤正气。

760．鹤草芽

　　【别名】　仙鹤草根芽、鹤草冬芽。

　　为蔷薇科植物龙牙草[Agrimonia pilosa Ledeb]带有不定芽的根，收载于 1977 年版《药典》。全国均产，初春萌发新牙时采挖，取幼芽晒干入药。

　　【化学成分】　含鹤草酚。

　　【药理作用】　对绦虫的头节、体节有致死性痉挛作用。

　　【临床应用】　用于绦虫症，单方 30 克研粉一次服，服后 1 小时服用泻药硫酸镁导泻。

　　【用法用量】　30～50 克水煎服。

761．鹤草酚

　　为从鹤草芽中提取的酚类物质，收载于 1977 年版《药典》。

多制成片剂。

【化学式】　$C_{26}H_{34}O_8$。

【药理作用】　对绦虫、滴虫有杀灭作用。

【临床应用】　①驱绦虫，每次 0.8 克，口服。②治滴虫性肠炎，每次 0.3 克，日服 3 次，③滴虫性阴道炎，制成药栓、每枚 0.3 克剂量，睡前放置阴道内，七天为 1 疗程。

【用法用量】　成人 0.8 克，儿童 25 毫克/公斤。

762.　南瓜子

为葫芦科植物南瓜[Cucurbita moschata Duch]的干燥成熟种子，收载于《全国中草药汇编》。全国均产，炒熟入药。

【化学成分】　含南瓜子氨酸、脂肪油、蛋白质等。

【药理作用】　①有驱除绦虫、蛲虫、蛔虫作用。②可杀死血吸虫。

【性味与功能】　甘、温；驱虫。

【临床应用】　①主要用于绦虫病：南瓜子 60～150 克、去皮生食或微炒食。早空腹食用，用后 30 分钟再用槟榔 60～150 克煎服。排便时坐温水盆上。②用于血吸虫病。炒食每次 30 克。

【用法用量】　60～200 克炒熟食。

763.　使君子

为使君子科植物使君子[Quisqualis indica L.]的干燥成熟果实，收载于 2000 年版《药典》。主产于江南。果实成熟时采，晒干去外皮炒香用。

【化学成分】　含便君子酸钾、使君子酸、胡芦巴碱、脂肪油、糖类等。

【药理作用】　①对猪蛔虫及水蛭有杀灭作用。②水浸剂对常见皮肤真菌有抑制作用。③毒性：食用生使君子可产生呃逆、呕吐。

【性味与功能】 甘、温，有小毒；杀虫。

【临床应用】 用于蛔虫症，儿童每岁 1 粒，成人 10～15 粒，炒熟空腹嚼服。

【用法用量】 4.5～9 克炒熟食用。

【备注】 大量食用使君子能引起呃逆、呕吐、眩晕、精神不振等，生用副作用更大。与热茶同服亦引起呃逆。停药后自行消失。

764. 苦楝皮

为楝科植物川楝或楝[Melia toosendan sieb. et Zucc 或 Melia azedarch L]的干燥树皮。收载于 2000 年版《药典》。全国均有，春秋采集，晒干切丝入药。

【化学成分】 含川楝素、苦楝碱、苦楝醇等。

【药理作用】 ①有驱虫作用。②对皮肤致病真菌有抑制作用。③有毒性，可引起内脏出血。

【性味与功能】 苦、寒，有小毒；杀虫。

【临床应用】 ①用于蛔虫症，单方水煎加糖服。②用于疥、癣，研粉和醋搽之或调猪脂搽。

【用法用量】 4.5～9 克煎服，外用适量。

【备注】 肝炎、肾炎患者慎用。

765. 雷 丸

【别名】 雷实，竹苓。

为白蘑科真菌雷丸[Omphalia lapidescens Schroet]的干燥菌核，《本经》下品，收载于 2000 年版《药典》。多寄生于竹的根部、主产于长江以南。春秋冬采集，晒干入药。

【化学成分】 含蛋白酶类雷丸素。

【药理作用】 ①有驱绦虫作用。②有驱蛔虫作用。③有抑制阴道毛滴虫作用。

【性味与功能】 微苦，寒；归胃、大肠经，杀虫消积。

【临床应用】 主要用于杀寸白虫、蛔虫、钩虫；单味研末服或配伍木香、牵牛子、槟榔研服。一般不宜入汤剂。多研粉饭前服。连服 3 天。

【用法用量】 15～20 克煎服。

【备注】 久服损阴。

766. 鹤 虱

【别名】 天名精。

为菊科植物天名精［Carpesium abrotanoides L.］的干燥成熟果实。收载于 2000 年版《药典》。产于河南、山西、贵州等地。秋季采收、晒干入药。

【化学成分】 含挥发油、缬草酸、天名精内脂、天名精酮、油酸、黄酮类等。

【药理作用】 ①有杀死蛔虫、水蛭、绦虫作用。②有扩张冠状动脉作用。③有较轻的镇静作用。

【性味与功能】 苦、辛、平，有小毒；归脾、胃经；杀虫消积。

【临床应用】 用于蛔虫、蛲虫、绦虫等多种虫积、及小儿疳积，单方研服或配伍槟榔、苦楝子、白矾共制糊丸服。

【用法用量】 3～9 克煎服。

767. 榧 子

【别名】 香榧子、赤果。

为红豆杉科植物榧［Torreya grandis Fort］的干燥成熟果实。《别录》下品，收载于 2000 年版《药典》。主产于安徽、江苏、浙江等地，成熟时采，晒干入药。

【化学成分】 含脂肪油、甾醇、草酸、多糖、挥发油、多糖等。

【药理作用】 ①对猫绦虫有驱杀作用，对蛔虫及蚯蚓无效。②对钩虫有抑制作用。③对子宫有收缩作用。

【性味与功能】 甘、平；归肺、胃、大肠经；杀虫消积、润燥通便。

【临床应用】 用于钩虫、蛔虫、绦虫、虫积腹疼、小儿疳积、大便秘结。可煎汤服。也可炒熟嚼服：日服7枚，7日为1疗程。

【用法用量】 9～15克炒食。

768. 芜 荑

【别名】 无荑。

为榆科植物大果榆［Ulmus macrocarpa Hance］果实的加工品，《本经》下品，收载于《中药大辞典》。主产于东北、华北，果实成熟时采集种子晒干去羽，加水发酵。加入榆皮粉、菊花粉、红土混合制成饼，晒干切成小块入药。

【性味与功能】 苦、辛、温，无毒；归脾、胃经；杀虫、消积。

【临床应用】 ①用于虫积腹痛、小儿疳泻、冷痢，炒黄研粉服。②用于疥癣、恶疮，炒研和猪脂敷。

【用法用量】 2～10克煎服。

第二十三章　外用药

凡以外用为主要使用形式的药物称外用药。常用的用药形式有敷贴、涂搽、熏洗、发泡、点眼、吹喉、滴耳等。主要作用为解毒消肿，去腐排脓、生肌敛疮、杀虫止痒等。大多用来治疗疮疡肿毒、疥癣湿疹、外伤、五官科疾病等。其中有的也可内服，但多数药物毒性较大，甚至剧毒，虽外用亦应严格掌握剂量，以防吸收过多而中毒。

769. 密陀僧

为粗制氧化铅。收载于《中药大辞典》。取自铅矿提炼银、铅沉积锅底的副品，研成细粉入药。

【化学成分】　主要为氧化铅[PbO]。

【药理作用】　对多种皮肤致病真菌有抑制作用。外用有抗炎作用。

【性味与功能】　苦、辛、温，有小毒；入肝、脾经；杀虫、收敛防腐。

【临床应用】　用于痔疮、肿毒、溃疡、湿疹、狐臭等，单方研服或外用。

【用法用量】　0.3～1克。多外用。

770. 大风子

为大风子科植物大风子[Hydnocarpus anthelminticus pierre ex Laness]的成熟种子，收载于《中药大辞典》。产于越南、泰国，我国云南、广西亦产。捣碎用或制成霜用。

【化学成分】 含大风子油等。

【药理作用】 ①大风子油对麻风病有疗效，但毒性大，现已少用。②对结核杆菌及常见致病皮肤真菌有抑制作用。

【性味与功能】 辛、热，有毒；入肝、脾、肾经；祛风燥湿、攻毒杀虫。

【临床应用】 用于麻风、疥癣、杨梅疮，不宜内服，研细油调外敷。

【用法用量】 1～3克，外用。

771. 狼 毒

为瑞香科植物瑞香狼毒[Stellera chamaejasme L]或大戟科植物狼毒大戟及月腺大戟的根。《本经》下品，收载于《中药大辞典》。全国均产，春秋采挖，晒干入药。

【化学成分】 瑞香狼毒含甾醇、酚性物、三萜、氨基酸等。

【药理作用】 瑞香狼毒可提高动物的痛阈。

【性味与功能】 苦、辛、平，有毒；入手太阳经；逐水消肿、破积杀虫。

【临床应用】 ①用于淋巴结核、疥癣，痔漏等水煎外洗。②用于水肿腹胀、痰虫食积、心腹痛、慢性气管炎等：单方煎服。

【用法用量】 1～2克，多外用，内服宜慎。

【备注】 体虚及孕妇忌服。

772. 蓖麻子

为大戟科植物蓖麻[Ricinus communis L]的干燥成熟种子，收载于2000年版《药典》。全国均产，秋季采收、晒干去皮入药。

【化学成分】 含脂肪油、蓖麻碱、蓖麻毒蛋白等。

【药理作用】 ①蓖麻油有泻下作用。②有局部抗炎作用。③有较大毒性，据报道20粒可致死，炒熟毒性降低。

【性味与功能】 甘、辛、平，有毒；归大肠、肺经；消肿拔毒、泻下通便。

【临床应用】 ①用于痈疽肿毒、喉痹、瘰疬，炒熟捣烂外敷或吹于喉内。②用于大便燥结，蓖麻油口服。③用于面神经麻痹；生蓖麻捣烂敷于患侧下颌关节及口角部或患部对侧手心。

【用法用量】 6～10克外用。

773. 蜂 蜡

为蜜蜂科昆虫中华蜜蜂或意大利蜜蜂[Apis cerana Fabricius 或 Apis mellifera Linnaeus]分泌的蜡。收载于 2000 年版《药典》。将蜂巢置热水中、过滤、冷凝、精制而成。

【性味与功能】 甘、涩、温；收涩、敛疮、生肌、止痛。

【临床应用】 ①用于溃疡不收、臁疮糜烂、创伤、烧烫伤，熔化敷患处。②作外用药赋型剂及油膏基质。

【用法用量】 内服 5～30 克水调服，外用适量。

774. 樟 脑

为樟科植物樟[Cinnamomum camphora(L.) Presl]的根、叶枝中提炼结制成的挥发油脑。收载于《中药大辞典》。产于台湾、贵州、广西、福建等地。

【药理作用】 ①有局部刺激和防腐的作用。②对中枢神经有兴奋作用。③有强心作用。④对常见致病真菌有抑制作用。⑤内服可引起眩晕、头痛、温热感，乃至兴奋、谵妄等。

【性味与功能】 苦、辛、温，有小毒；通窍、杀虫、止痛、辟秽。

【临床应用】 用于脚气、疮疡疥癣、牙痛：研粉外用或制酊剂外用。

【用法用量】 多外用，0.1～0.5 克。

775. 铅 丹

【别名】 章丹、黄丹、真丹、铅华、丹粉。

为铅加热氧化而成的四氧化三铅,收载于《中药大辞典》。研细水漂入药。

【性味与功能】 辛、咸、寒,有毒;入心、脾、肝经;解毒、生肌、坠痰、镇惊。

【临床应用】 ①用于臁疮久不收口、肿溃不愈、小儿口疮、小儿尿布皮炎,配伍滑石粉外敷。②治腋臭,配伍明矾睡前敷于腋下。③用于一切痈疮肿毒,熬制黑膏药原料。

【用法用量】 不宜内服、外用适量。

776. 雄 黄

【别名】 黄金石、石黄。

为天然硫化物矿物雄黄族雄黄矿石。《本经》中品,收载于2000年版《药典》。产于温泉或火山附近。研细入药。

【化学成分】 含硫化砷[As_2S_2]。

【药理作用】 对常见皮肤致病真菌有不同的抑制作用。

【性味与功能】 辛、温,有毒;归肝、大肠经;解毒杀虫、燥湿祛痰,截疟。

【临床应用】 ①用于疗疮痈肿、蛇虫咬伤顽癣虫疥,单方研细调敷或配水银、胆汁调敷。②用于虫积腹痛、惊痫、疟疾:配朱砂、胆星研服。

【用法用量】 0.15~0.3 克入丸散剂。外用适量。

【备注】 内服宜慎,不可久用。孕妇禁用。

777. 雌 黄

【别名】 黄安。

为硫化物类矿物雌黄的矿石。《本经》上品，收载于《中药大辞典》。研细入药。

【化学成分】 含三硫化二砷[As_2S_3]。

【药理作用】 对多种致病皮肤真菌有不同的抑制作用。

【性味与功能】 辛、平，有毒；燥湿、杀虫、解毒。

【临床应用】 用于疥癣、恶疮、蛇虫咬伤、癫痫、寒痰咳喘、虫积腹痛，多外用，调敷。

【用法用量】 0.2～0.3克。阴虚血燥及孕妇禁用。

778. 硫 黄

为天然元素类矿物硫族自然硫、《本经》中品，收载于2000年版《药典》。主产于火山及温泉附近。采天然矿石，经升华法精制入药。

【化学成分】 含单质硫(S)。

【药理作用】 ①有溶解皮肤角质的作用。②有杀死皮肤寄生虫作用。③有缓泻作用。④对皮肤真菌与疥虫有杀灭作用。

【性味与功能】 酸、温，有毒；归肾、大肠经；解毒、杀虫、疗疮。

【临床应用】 ①用于疥疮、秃疮、阴疽、恶疮等，制成软膏外用。②用于阳痿足冷、虚喘冷哮、虚寒便秘，配伍半夏、姜汁和丸服。

【用法用量】 1.5～3克，外用。

779. 硇 砂

【别名】 老砂、赤砂。

为卤化物类矿物硇砂的晶体，收载于《中药大辞典》。产于青海、甘肃等地，沸水中煮化重结晶入药。

【化学成分】 主含氯化铵。

【性味与功能】 咸苦辛、温，有毒；入肝、脾、胃经；消积软坚、破瘀散结。

【临床应用】 ①用于目翳、息肉、疣赘、疔疮、瘰疬、痈肿、恶疮，常与冰片、硼砂、雄黄等配伍细研外用。②用于癥瘕疢癖、反胃、痰饮、喉痹等配伍苏子、丁香、干姜研服。

【用法用量】 0.3～1克入丸散。外用适量。

780. 硼 砂

【别名】 月石、盆砂。

为矿物硼砂经精制而成的结晶。收载于《中药大辞典》。多产于干涸的含硼盐湖中。

【化学成分】 含四硼酸钠[$Na_2B_4O_7 \cdot H_2O$]。

【药理作用】 有硼酸样抑菌作用。

【性味与功能】 甘、咸、凉；入肺、胃经；清热消痰。解毒防腐。

【临床应用】 ①用于咽喉肿痛、口舌生疮、目赤翳障，配冰片研细，吹喉或点于患处。②用于骨哽、噎膈、咳嗽痰黏，入丸散服。

【用法用量】 1～3克。外用。

【备注】 内服宜慎。

781. 白降丹

【别名】 降丹。

为二氯化汞和氯化汞的混合结晶。收载于《中药大辞典》。取硝石、皂矾、食盐各45克研细加水银30克、朱砂6克、雄黄6克、硼砂15克共研匀，置瓦罐内文火烧至熔化，上盖瓷碗封严，烧2小时放冷，刮下结晶入药。

【化学成分】 主含氯化汞[$HgCl_2$]及氯化亚汞[Hg_2Cl_2]。

【药理作用】 对绿脓杆菌有明显的抑制作用。

【性味与功能】 咸、温,有毒;提脓拔毒、退管生肌。

【临床应用】 用于痈肿发背、一切疔毒,单方外用或配伍石膏研细外用。

【备注】 不宜内服,外用适量。

782. 红　粉

【别名】 升药、三仙丹、黄升丹、红升丹。

为粗制氧化汞。收载于 1977 年版《药典》。为水银、硝石、白矾共熔盖严烧炼,放冷,取下升华物入药。

【化学成分】 主含氧化汞[HgO]。

【药理作用】 对绿脓杆菌、乙型链球菌、大肠杆菌、金黄色葡萄球菌有不同的抑制作用。

【性味与功能】 热,有毒;搜脓、拔毒、去腐、生肌。

【临床应用】 用于痈疽、疔疮、梅毒、下疳、一切疮疡肉暗黑紫、疮口坚硬、久不收口,升丹 10 克、青果炭 10 克、冰片 4 克,研细干撒于患部或油调敷。

【备注】 有毒且腐蚀性强,禁内服,外用宜少。

783. 轻　粉

【别名】 甘汞、银粉。

为粗制氯化亚汞结晶,收载于 1990 年版《药典》。取胆矾与食盐同水银混匀共加热而制成。

【化学成分】 主含氯化亚汞[Hg_2Cl_2]。

【药理作用】 对多种致病皮肤真菌有不同的抑制作用。

【性味与功能】 辛、寒,有毒;归大肠、小肠经。

【临床应用】 ①用于疥疮、顽癣、臁疮、梅毒、疮疡、湿疹,配伍斑毛、大风子共研细外敷患部。②治梅毒疮,配伍胡桃仁、槐花、红枣共制丸服。③用于痰涎积滞、水肿膨胀、二便不利，0.2克枣肉和服。

【用法用量】 内服0.1~0.2克，外用适量。

784. 砒 霜

【别名】 吡石、信石、人言、红矾。

为氧化砷矿物砷华的矿石。收载于《中药大辞典》。为天然或从雄黄中制得，其精制品称砒霜，略带红色者称红矾。

【化学成分】 含三氧化二砷$[As_2O_3]$。

【药理作用】 ①能杀死诸虫。②有抗炎作用。③毒性：中毒可致血尿、头痛、晕逆、紫绀、惊厥、虚脱、麻痹直至死亡。其解救药为二巯基丙醇。

【性味与功能】 辛、酸、热，有毒；劫痰，截疟、杀虫、蚀恶肉。

【临床应用】 ①外用治瘰疬、痔疮、癣疮、溃疡、腐肉不脱等，单方或复方油调敷。②治皮肤癌，药条插入。③治寒性哮喘、疟疾，配伍扁豆共研为丸服。

【用法用量】 20~40毫克入丸散服，外用适量。

785. 水 银

【别名】 汞、灵液。

为液态金属汞，《本经》中品，收载于《中药大辞典》。经辰砂中炼出，同脂肪研成细粉或油膏用。

【性味与功能】 辛、寒，有毒；入心、肝、肾经；杀虫、攻毒。

【临床应用】 治疥癣、梅毒、恶疮、狐臭、痔漏。配伍大风子，白矾等和猪脂研石膏敷。不宜内服。

【用法用量】 外用。

【备注】 大毒之品，孕妇忌服；畏砒石。

786. 炉甘石

为碳酸盐类矿物方解石族菱锌矿矿石，收载于 2000 年版《药典》。产于石灰岩内，采后去杂质煅红研细入药。

【化学成分】 主含碳酸锌。

【药理作用】 有防腐、收敛、保护皮肤等作用。有抗炎及保护创面作用。

【性味与功能】 甘、温、平，无毒；入肺、肝、脾经；去翳退赤、收湿敛疮。

【临床应用】 ①用于目赤肿痛、眼缘赤烂、翳膜胬肉，研极细水调少许点眼。②用于溃疡不收、脓水淋漓、湿疮、皮肤瘙痒，制成洗剂外搽。③内服为补肾药。

【用法用量】 外用。

787. 松节油

为松科松属植物多种松树渗出的油树脂经蒸馏取得的挥发油，收载于 2000 年版《药典》。

【功能与主治】 皮肤刺激药，用于肌肉、关节疼痛，涂擦于患处。外用适量。

【用法用量】 外用。

788. 松　香

【别名】 松脂、松肪。

为松科植物马尾松及其同属植物中取得的油树脂去挥发油的遗留物。《别录》中品，收载于《中药大辞典》。葱汤制入药。

【化学成分】 主要为松香酸。

【性味与功能】 苦、甘、温，无毒；入肝、脾经；祛风、燥湿、排脓、生肌、止痛。

【临床应用】 ①用于痈疽、疔疮、痔漏、恶疮、疥癣、白秃、病风瘙痒等，研末撒于患处或研粉和猪脂调膏外敷。②用于壮阳药，入丸散剂口服。

【用法用量】 1～2克，外用适量。

789．木鳖子

为葫芦科植物木鳖［Momordica cochinchinensis（Lour）Spreng］的干燥成熟种子，收载于2000年版《药典》。主产于江南，秋季采收果实，取子晒干入药。

【化学成分】 含甾醇、齐墩果酸、木鳖子酸、皂甙、蛋白质等。

【药理作用】 ①水浸剂有降血压作用。②毒性较大，小鼠半数致死量为：32.35毫克/公斤（静注）。

【性味与功能】 苦、微甘、温，有毒；归肝、脾、胃经；散结消肿、攻毒疗疮。

【临床应用】 用于疮疡肿毒、乳痈、瘰疬、痔漏、干癣、秃疮，研细单方调敷或配伍大黄、朴硝等研粉调膏外敷。内服可治久痢、脱肛、疸积等，单方研服。

【用法用量】 0.5～1克，入丸散，外用适量。

790．土荆皮

【别名】 土槿皮

为松科植物金钱松［Pseudolarix kaempferi Gord］的干燥根皮或近根树皮，收载于2000年版《药典》。产于广东、四川、云南。冬季采挖、晒干入药。

【性味与功能】 辛、温，有毒；归脾、肺经；杀虫、止痒。

【临床应用】 用于疥癣瘙痒。泡酒或泡醋外用涂搽，或研粉调敷患处。

【用法用量】 外用。

791． 麻 油

【别名】 香油、胡麻油、脂麻油。

为脂麻料植物脂麻的［Sesamum indicum L.］的成熟种子用压榨法制得的脂肪油。《别录》上品，收载于 2000 年版《药典》。内服可滑肠润肺，外用作软膏、硬膏、油膏基质。

【用法用量】 口服量：17～68 毫升。外用适量。

792． 虫白蜡

【别名】 木蜡、蜡膏。

为介壳虫科昆虫白蜡虫的雄虫群栖于白蜡树、女贞树的树干上分泌的白色蜡质，收载于《中药大辞典》。秋季采集蜡花，精制入药。

【化学成分】 含高级脂肪醇、（草八醇）、硬质酸等。

【性味与功能】 甘、温，无毒；止血、生肌。

【临床应用】 用于外用药基质。

793． 香果脂

为樟科植物香果树［Lindera communis Hemsl］的成熟果仁压榨制得的固体脂肪油，收载于 2000 年版《药典》。供作栓剂基质。

794． 茶 油

为山茶科植物油茶或小叶油茶［Camellia oleifera Abel 或 Camellia meiocarpa Hu ms］的成熟种子压榨制得的脂肪油。收载于 2000 年版《药典》。产于福建、四川。

【功能与主治】 外用治疥癣、烫火伤，或作软膏基质。

795. 桉 油

为桃金娘科植物蓝桉[Eucalyptus globulus Labill]、樟科植物樟[Cinnamamum camphora（L.）Sieb]及同属植物经水蒸气蒸馏得到的挥发油。收载于 2000 年版《药典》。

【主治与用途】 皮肤刺激药，用于神经痛。局部外搽，或配成酊剂外搽。

796. 象 皮

为象科动物亚洲象的皮，收载于《中药大辞典》。主产于东南亚。泡软切成薄片入药。

【性味与功能】 甘、平、无毒。止血、敛疮。

【临床应用】 用于外伤出血、溃疡久不收口，研细油调外敷。

797. 象 牙

【别名】 牙屑。

为亚洲象的牙，雕刻剩下的碎屑。收载于《中药大辞典》。研细入药。

【性味与功能】 甘、寒、平，无毒；归心、肾经；清热镇惊、解毒生肌。

【临床应用】 ①用于痈肿疮毒、痔漏：配猪胆汁外敷。②用于癫痫、惊悸、骨蒸痰热，入丸散剂内服。

【用法用量】 1～3 克入丸散，外用适量。

798. 石 灰

【别名】 垩尘、石垩、白灰。

为石灰岩经加热煅烧而成。《本经》中品，收载于《中药大辞典》。研细入药。

【化学成分】 为氧化钙，加水成氢氧化钙。

【性味与功能】 辛、温，有毒；燥湿、杀虫、止血、定痛、蚀恶肉、治疥癣。

【临床应用】 用于疥癣、湿疮、创伤出血、烫伤、痔疮、脱肛、赘疣，和蛋清外敷。或水调取清液搽患部。内服治泻痢、崩带。入丸剂服。

799. 麦饭石

为花岗岩的风化矿石，收载于《本草纲目》。产于辽宁、河南等地。采集后煅红醋淬研细入药。

【化学成分】 含多种微量元素锌、铁、锗、硅、硒等。

【性味与功能】 甘、温，无毒；解表消肿，治一切痈疽发背。

【临床应用】 治疗各种疮疡肿毒，研细外敷或制成膏外敷，一日一换。

【备注】 据报道阜新麦饭石有抗衰老作用，但尚缺乏有力根据，仍以外用为佳。

800. 焦油药物

为动植物药材经高温干馏制得馏油药物。其中有：松馏油、糠馏油、椰馏油、鸡蛋馏油、黑豆馏油、山楂核馏油、补骨脂馏油、火麻仁馏油、核桃馏油等。

【化学成分】 含多种烷烃、烯烃、芳烃、酯类、杂环类等。

【药理作用】 ①有收敛作用。②有止痒作用。③有抗炎作用。④有促进角质角化作用。⑤有抑制皮肤真菌作用。

【临床应用】 用于神经性皮炎、慢性湿疹、银屑病、白癜风等。多配成酊剂、油膏剂外用。

801. 獾　油

为鼬科动物狗獾的脂肪油，收载于《全国中草药汇编》。全国均有，取脂肪炼油入药。

【性味与功能】　甘、酸、平。生肌止痛。

【临床应用】　用于烧伤、烫伤、酒渣鼻，外涂患处。

802. 雷公藤

【别名】　黄藤、水莽草。

卫予科植物雷公藤[Tripterygium wilfordii Hook. f.]的根、叶、花及果实。收载于《中药大辞典》。产于长江以南，春夏采叶花，秋采根及果实，晒干入药。

【化学成分】　含雷公藤碱、雷公藤定碱、雷公藤酸等。

【药理作用】　①对动物有抗白血病作用。②有抑制免疫作用。③毒性较大，对消化道有刺激，对中枢系统及心、肝、肾有损害。

【性味与功能】　苦、辛、凉；有大毒。祛风解毒、杀虫。

【临床应用】　①用于头癣、体癣、银屑病、类风湿、皮肤瘙痒，水煎洗。②用于类风湿、风湿性关节炎、白血病、制成片剂口服。

【用法用量】　外用 3～5 克，内服 0.3～0.5 克。

第二十四章　常用方剂

一、解表剂

1. 桂枝汤 (《伤寒论》方)

桂枝9克、芍药9克、甘草5克、生姜9克、大枣4枚。

【功能主治】　解肌发表、调和营卫。主治外感风邪、发热头痛、自汗怕风、脉浮缓之表虚证。

2. 麻黄汤 (《伤寒论》方)

麻黄9克、桂枝9克、杏仁6克、甘草6克。

【功能主治】　辛温发汗解表剂，用于太阳伤寒证，治外感风邪，邪气在表，恶寒发热，头痛身痛、无汗、舌苔白、脉浮紧。

3. 川芎茶调散 (1990年版《药典》方)

川芎12克、白芷6克、羌活6克、细辛3克、防风4.5克、薄荷24克、荆芥12克、甘草6克，以上八味共为细粉即得，每服3～6克。

【功能主治】　疏风止痛。用于风邪头痛。或者恶寒、发热、鼻塞等。

4. 小青龙合剂(汤) (1990年版《药典》方)

麻黄125克、桂枝125克、白芍125克、干姜125克、细辛60克、甘草125克、法半夏188克、五味子125克。每服15克煎服。

【功能主治】 解表化痰、止咳平喘。用于风寒水饮。恶寒发热，无汗，喘咳痰稀。

5. 大青龙汤 (《伤寒论》方)

麻黄12克、桂枝6克、甘草6克、石膏15克、杏仁9克、生姜9克、大枣4枚。煎服。

【功能主治】 发散风寒、清热除烦：用于外感风寒、恶寒发热、项背强急、无汗、脉浮紧。

6. 九味羌活丸 (1990年版《药典》方)

羌活、防风、苍术各15克，川芎、白芷、黄芩、甘草、地黄各10克、细辛15克共制水丸。

【功能主治】 解表除湿。用于恶寒发热，无汗，头痛口干，肢体痠痛。每次9克姜汤服。

7. 人参败毒散 (《小儿药证直诀》方)

人参、羌活、独活、柴胡、前胡、川芎、枳壳、桔梗、茯苓各30克、甘草15克共为细粉。每服6～9克，姜汤服。

【功能主治】 益气发汗、扶正败毒。用于外感风寒湿热之邪，恶寒发热、头痛项强、鼻塞咳嗽，无汗，肢痠体痛。

8. 银翘解毒丸 (1990年版《药典》方)

金银花200克、连翘200克、薄荷120克、荆芥穗80克、淡豆豉100克、牛蒡子120克、桔梗120克、淡竹叶80克、甘草100克、共制蜜丸，每服3克。

【功能主治】 辛凉解表、清热解毒。用于风热感冒，发热头痛，咳嗽口干，咽喉疼痛。

9. 羚翘解毒丸 <small>（1977年版《药典》方）</small>

银翘解毒丸方加羚羊角10克。

【功能主治】 同银翘解毒丸。

10. 桑菊感冒丸 <small>（1977年版《药典》方）</small>

桑叶、菊花、连翘、甘草、薄荷油、苦杏仁、桔梗、芦根，共制片剂。

【功能主治】 疏风清热，宣肺止咳。用于风热感冒，发热头痛，咳嗽口干，咽痛。

11. 白术汤 <small>（《局方》方）</small>

防风60克、白术60克、甘草30克、姜三片。水煎服。

【功能主治】 解表散寒。用于外感风邪、恶风有汗、内伤冷饮。

12. 辛夷散

辛夷、藁本、防风、白芷、木通、川芎、细辛、甘草各等份共为细粉，每服9克。

【功能主治】 用于鼻生息肉，气息不通。

13. 苍耳散 <small>（陈无择方）</small>

苍耳子7.5克，薄荷、辛夷、甘草各15克、白芷30克，共为细粉，每服6克。

【功能主治】 散风热止痛。用于鼻渊。

14. 大柴胡汤 <small>（《伤寒论》方）</small>

柴胡、半夏、生姜各9克，黄芩、白芍、大黄、枳实各6克、大枣 3 枚。

【功能主治】 发表攻里，表里兼治，用于外感发热，寒热往来，汗出不解，并有腹下坚硬、胸满、呕吐、烦躁。

15. 葛根汤 (《伤寒论》方)

葛根、勺药、生姜各 9 克，麻黄、桂枝、炙甘草各 6 克，大枣三枚。

【功能主治】 解肌发汗。用于外感风寒、恶寒发热、项背强急、无汗、脉浮紧。

16. 升麻葛根汤 (钱钟阳方)

升麻、芍药、葛根、炙甘草各 9 克。

【功能主治】 升阳散邪、解毒透疹。用于足阳明胃经感受风寒所致恶寒发热、头身痛、无汗口渴，阳证发斑、发疹、时疫。

17. 桂枝加葛根汤 (《伤寒论》方)

桂枝汤加葛根 9 克。

【功能主治】 解肌散寒。用于外感风寒，恶风发热，项背强急、有汗、脉浮缓。

18. 麻黄桂枝各半汤 (《伤寒论》方)

取麻黄汤与桂枝汤各一半量。

【功能主治】 散风寒解表。用于太阳病发热恶寒、热多寒少、寒热往来，但无呕吐。

19. 葱豉汤 (《肘后方》)

葱白三根、淡豆豉 9 克。

【功能主治】 用于伤寒初起、头痛发热无汗。

20. 三拗汤 (严用和方)

麻黄、杏仁、甘草各6克捣碎。

【功能主治】 宣肺平喘、表散风寒。用于感冒风寒、鼻塞不通、音重、咳嗽有痰、胸满气短。

二、泻下剂

21. 大承气汤 (《伤寒论》方)

大黄9克、芒硝15克、厚朴9克、枳实6克。

【功能主治】 泻三焦实热，用于胃腑热邪、身热汗出，不恶寒、谵语、腹部痞满燥实，通便即止。

22. 小承气汤 (《伤寒论》方)

大黄9克、厚朴9克、枳实6克。

【功能主治】 攻里泻实。用于大承气汤证，但较缓和，通便即止。

23. 调味承气汤 (《伤寒论》方)

大黄9克、甘草6克、芒硝15克(冲)。

【功能主治】 泻胃实热。用于身热汗出，不恶寒、谵语但无痞满象者。

24. 黄龙汤 (吴鞠通方)

大承气汤加当归9克、人参5克、甘草3克、生姜5片、桂枝3克、红枣1枚。

【功能主治】 攻实补虚。用于邪实正虚之证。

25. 大陷胸汤 (《伤寒论》方)

大黄 9 克、芒硝 15 克、甘遂 1.5 克。

【功能主治】 攻逐结水，泻胸中实热。用于表证治不及时，邪热与水饮结于心下，腹满痛、潮热、燥渴。孕妇禁用。

26. 十枣汤 (《伤寒论》方)

甘遂、大戟、芫花等份研末，每次 2～3 克，加大枣 10 枚煎服。

【功能主治】 攻泻伏饮。用于胁下有伏饮，心下痞坚，引胁下痛，干呕短气。孕妇禁用。

27. 木香槟榔 (1990 年版《药典》方)

牵牛子 20 克，大黄、黄柏各 15 克，芒硝 10 克，木香、槟榔、枳壳、陈皮、青皮、三棱、莪术各 5 克，香附子 15 克，共制水丸。每服 9 克。

【功能主治】 行气导滞、泻热通便。用于赤白痢疾里急后重、脘腹胀满。孕妇禁用。

28. 麻仁丸 (1990 年版《药典》方)

火麻仁、大黄、枳实、白芍各 20 克，苦杏仁、厚朴各 10 克，共制蜜丸，每服 9 克。

【功能主治】 润肠通便。用于肠燥便秘。

29. 温脾汤 (孙思邈方)

当归、附子、芒硝、大黄各 9 克，干姜、甘草各 6 克，人参 3 克。

【功能主治】 温里攻下。用于里寒与实积相并，脐腹绞痛，热敷减轻，并有大便不通者。

30. 润肠丸 (李东垣方)

当归、羌活、大黄各 15 克，桃仁、火麻仁各 30 克，共制蜜丸，每服 9 克。

【功能主治】 活血润肠，散风通便，用于脾胃伏火，大便秘涩不通及风热肠燥之风秘血秘证。

三、和解剂

31. 小柴胡汤 (《伤寒论》方)

柴胡 12 克、黄芩、半夏、生姜、党参各 9 克，甘草 6 克、大枣 4 枚。

【功能主治】 和解少阳，清热益气。用于寒热往来，胸胁苦满，口苦咽干，目眩，心烦欲呕，不思饮食。

32. 蒿芩清胆汤 (《重订通俗伤寒论》方)

青蒿、半夏、枳壳、陈皮各 5 克，竹茹、赤茯苓、黄芩各 9 克，滑石、甘草、青黛各 3 克。

【功能主治】 清胆利湿，和胃化痰，用于少阳胆经实热，寒轻热重、口苦膈闷、呕吐酸苦、胸胁胀痛。

33. 四逆散 (《伤寒论》方)

柴胡、芍药各 9 克，枳实、甘草各 6 克。

【功能主治】 疏肝清热，理脾和胃。主治阳气内郁之热厥证，或肝脾不和腹痛下痢证。

34. 逍遥丸 《局方》方

柴胡、当归、白芍、白术、茯苓、煨姜各9克，炙甘草、薄荷各4克。

【功能主治】 疏肝解郁，养血健脾。用于肝郁血虚所致的两胁疼痛、寒热往来，头痛目眩，口燥咽干或妇女月经不调，乳房作胀等。

35. 黄芩汤 《伤寒论》方

黄芩9克、芍药9克、甘草6克、大枣4枚。

【功能主治】 和里清邪。用于太阳少阳合病，下痢，身热口苦、腹痛下痢、里急后重。

36. 半夏泻心汤 《伤寒论》方

半夏12克，黄芩、干姜、人参各9克，甘草6克，大枣4枚。

【功能主治】 和胃降逆、开结散痞。主治寒热中阻，肠胃不和，心下痞满，干呕、下痢。

37. 左金丸 （1977年版《药典》方）

黄连60克、吴茱萸10克，共制水丸，每服6克。

【功能主治】 泻火舒肝，和胃、止痛。用于脘胀疼痛，呕吐酸水。

38. 香砂六君丸 （1990年版《药典》方）

木香7克、砂仁8克、党参10克、白术20克、茯苓20克、甘草7克、陈皮8克、半夏10克。

【功能主治】 益气健脾、和胃，用于脾虚气滞、消化不良、嗳气食少，脘腹胀满、便溏。

39. 舒肝丸 （1990 年版《药典》方）

川楝子 15 克，元胡、姜黄、沉香、茯苓、枳壳各 10 克，白芍 12 克，木香、陈皮、砂仁各 8 克，厚朴、豆蔻各 6 克，朱砂 3 克。

【功能主治】 舒肝、理气、止痛。用于肝郁气滞、胸胁胀满、胃脘疼痛、呕吐嘈杂。

40. 小健中合剂 （1977 年版《药典》方）

白芍 18 克，桂枝、生姜、大枣各 9 克，甘草 6 克，饴糖 30 克，共制 80 毫升合剂，每服 20 毫升。

【功能主治】 温中补虚，和里缓急。用于脾胃虚寒、溃疡病、脘腹挛痛，食少心悸。

四、祛风湿剂（舒筋活络剂）

41. 鸡血藤膏 （1990 年版《药典》方）

滇鸡血藤 90 克，牛膝、续断各 23 克，红花 2 克，黑豆 5 克。熟糯米粉 175 克、饴糖 120 克，共制成干膏，用时以开水或酒炖化服，每次 20 克。

【功能主治】 补血、活血、调经。用于血虚，手足麻木，关节痠痛，月经不调。

42. 虎骨酒 （1977 年版《药典》方）

虎骨、牛膝、川乌、草乌、蕲蛇、杜仲等 44 味共制成酒剂，每次服 15 毫升。

【功能主治】 祛风除湿。用于风寒湿痹，手足麻木，筋骨疼痛，腰膝无力，孕妇及阴虚火旺者忌用。

43. 独活寄生汤 （《千金方》方）

独活 9 克、桑寄生 18 克、秦艽 9 克，防风 9 克、细辛 3 克、生地 15 克，当归、白芍、川芎、杜仲、牛膝各 9 克、党参、茯苓各 12 克，甘草 6 克、肉桂心 1.5 克。

【功能主治】 祛风湿、补气血，益肝肾、止痹痛。主治风湿痹证。

44. 小活络丹 （1977 年版《药典》方）

胆南星 18 克、制川乌 18 克、制草乌 18 克、地龙 18 克、乳香 6.6 克、没药 6.6 克，共制蜜丸。每服 3 克。

【功能主治】 祛风除湿，活络通痹。用于风湿痹痛，肢体疼痛、麻木拘挛。孕妇忌服。

45. 天麻丸 （1990 版《药典》方）

天麻、牛膝、独活、杜仲、粉草薢、玄参各 60 克。羌活 100 克、当归 100 克、地黄 160 克、附子（制）10 克。共制蜜丸，每服 10 克。孕妇忌服。

【功能主治】 祛风除湿、舒筋通络、活血止痛。用于肢体拘挛、手足麻木、腰腿痠软。

46. 木瓜丸 （1990 年版《药典》方）

木瓜、当归、川芎、白芷、威灵仙、海风藤各 80 克、牛膝 160 克，狗脊、鸡血藤、人参、制川乌、制草乌各 40 克，共制水丸。每服 5～10 克。孕妇禁用。

【功能主治】 祛风散寒、活络止痛。用于风寒湿痹、四肢麻木、周身疼痛、腰膝无力。

47. 再造丸 <small>（1990 年版《药典》方）</small>

蕲蛇肉、全蝎、地龙、僵蚕、穿山甲、虎骨、麝香等 58 味，共制蜜丸。每服 9 克，孕妇禁用。

【功能主治】 祛风化痰，活血通络。用于中风，口眼歪斜、半身不遂、手足麻木、疼痛拘挛、语言蹇塞。

48. 伤湿止痛膏 <small>（1990 年版《药典》方）</small>

生川乌、生草乌、乳香、没药、生马钱子等共制成橡皮膏。贴患处，孕妇慎用。

【功能主治】 祛风湿、活血止痛，用于风湿关节、肌肉痛、扭伤。

49. 大活络丹 <small>（1963 年版《药典》方）</small>

蕲蛇肉、乌蛇肉、竹节香附、地龙、天麻、人参等五十二味，共制蜜丸，每服 9 克。孕妇忌服。

【功能主治】 祛风除湿，理气豁痰、舒筋活络。用于中风瘫痪、萎痹痰厥、拘挛疼痛。

50. 风湿骨痛丸 <small>（1977 年版《药典》方）</small>

桑枝 40 克、千斤拔 5 克、宽筋藤 5 克、黑老虎 1.8 克，共制蜜丸，每服 9 克。

【功能主治】 祛风除湿，舒筋活络。用于风湿骨痛，四肢关节疼痛。

五、祛温利水剂

51. 五苓散 （1990 版《药典》方）

茯苓 18 克、泽泻 30 克、猪苓 18 克、肉桂 12 克、白术 18 克，共为细粉，每服 6～9 克。

【功能主治】　温阳化气，利湿行水。用于小便不利，水肿腹胀，呕逆泄泻、渴不思饮。

52. 六一散 （1990 年版《药典》方）

滑石粉 60 克、甘草 10 克，共为细粉，每服 6～9 克。

【功能主治】　清暑利湿。用于暑热身倦，口渴泄泻，小便黄少，外用治痱子。

53. 舟车丸 （1963 年版《药典》方）

牵牛子 120 克、大戟、黄芪、甘遂各 30 克，陈皮、青皮、木香、槟榔各 15 克，大黄 60 克。轻粉 3 克，共泛水丸，每服 6 克。

【功能主治】　逐水消肿。用于水肿腹胀，饮癖积聚，二便不利。

54. 五淋散 （《局方》方）

赤茯苓 18 克、甘草 15 克、当归 15 克、栀子仁 60 克、赤芍药 60 克，共为细粉，每服 10～15 克。

【功能主治】　清热通淋。用于膀胱有热，水道不通，小便淋沥等五淋（膏淋、石淋、气淋、劳淋、血淋）。

55. 分清丸 _(1977 年版《药典》方)

关木通、黄芩、滑石各 80 克，车前子、茯苓、猪苓、黄柏、萹蓄、瞿麦、知母、泽泻、栀子各 40 克，大黄 120 克、甘草 20 克，共制水丸，每服 6 克。孕妇慎服。

【功能主治】 清湿热、利尿。用于湿热下注，小便不利、涩痛、尿路感染。

56. 四苓散 _(《伤寒论》方)

茯苓、猪苓、白术各 10 克、泽泻 20 克，共为细粉，每服 6 克。

【功能主治】 利水。用于无寒热，口渴不欲饮，小便不利。

57. 黄芪防己汤 _(《伤寒论》方)

黄芪 30 克、防己 30 克、白术 9 克。

【功能主治】 解表祛风，利水。用于水湿风邪在肌肉皮肤之间，身重、恶风自汗、麻木。

58. 五皮饮 _(释济洪方)

陈皮、茯苓皮、姜皮、桑皮、大腹皮各 10 克，共为粉每煎服 9 克。

【功能主治】 健脾利水，用于脾虚水肿。

59. 大橘皮汤 _(方肾方)

赤茯苓 3 克、猪苓、泽泻、白术、肉桂各 1.5 克，滑石 30 克、甘草 3 克，陈皮、木香、槟榔各 1 克，共为粗粉，每次 15 克煎服。

【功能主治】 利水湿，止泻泄。用于湿热互结、湿重热轻、心腹胀满、大便泄泻、小便不利、水肿。

60. 八正散 (《局外》方)

木通、车前子、萹蓄、大黄、滑石、甘草、瞿麦、栀子各 10 克，共为粗粉，每次 6 克，加灯心草 2 克煎服。

【功能主治】 通淋利尿。用于湿热结于下焦而引起的小便淋涩不通，小腹胀急，小便有血而痛，口渴。

61. 萆薢分清饮 (杨士瀛方)

川萆薢、石菖蒲、乌药、益智仁各 30 克、甘草 15 克、茯苓 20 克，共为粗粉，每次 12 克加盐 3 克煎服。

【功能主治】 分清通淋。用于肾虚膀胱有热、下元不固、尿白如脂。小便纯白糊状。

62. 肾着汤 (《伤寒论》方)

干姜 6 克、茯苓 12 克、甘草 3 克、白术 9 克。
【功能主治】 温肾利水。用于寒湿伤肾所致的腰冷身重。

六、温里剂

63. 四逆汤 (《伤寒论》方)

熟附子 10 克、干姜 5 克、甘草 12 克。
【功能主治】 回阳救逆。治少阴病。阳气衰弱，阴寒内盛，四肢厥冷，恶寒蜷卧，神疲欲寐，下利清谷，腹中冷痛，口淡不渴。

64. 参附汤 (《正体类要》方)

人参 12 克、附子 9 克。

【功能主治】 回阳、益气、救脱。主治阳气暴脱，手足逆冷，头晕气短，汗出脉微等危证。

65. 理中汤 （《伤寒论》方）

干姜 5 克、人参 10 克、白术 6 克、炙甘草 3 克。

【功能主治】 温中散寒、补脾益气。主治脾胃虚寒，腹满不食、呕吐腹痛，或阳虚失血。

66. 真武汤 （《伤寒论》方）

附子 6 克、茯苓 9 克、白术 9 克、生姜 9 克、芍药 9 克。

【功能主治】 温阳利水。治脾肾阳虚，水湿内停，恶寒腹痛，下痢，或肢体浮肿，苔白脉沉。

67. 导气汤 （《汤头歌》方）

川楝子 12 克、小茴香 6 克、木香 9 克、吴茱萸 3 克。

【功能主治】 祛下焦寒。用于下焦虚寒，阴囊湿冷，结硬如石，牵引睾丸作痛。

68. 橘核丸 （严用和方）

炒橘核、炒川楝子、海藻、海带、昆布各 60 克，肉桂、厚朴、枳实、元胡、木香、木通各 15 克，共制水丸，每服 9 克。

【功能主治】 行气软坚。治疝气、睾丸肿大、阴囊肿胀、坚硬、上引脐腹疼痛。

69. 芪附汤 （《妇人良方》方）

黄芪 30 克，附子 15 克。

【功能主治】 助阳固表，用于卫阳不固，汗出不止，不敛脱证。

70．术附汤 （《妇人良方》方）

白术 30 克，附子 15 克。

【功能主治】　温里除湿，健脾固脱。用于脾阳寒湿，自汗肢冷，脉微欲脱。

71．缩泉丸 （《局方》方）

乌药 30 克、益智 30 克，共制水丸，每服 9 克，盐水或米汤冲服。

【功能主治】　散膀胱虚寒。用于虚寒所致的小便频数证。

72．吴茱萸汤 （《伤寒论》方）

吴茱萸、人参各 3 克，大枣 3 枚，生姜 15 克。

【功能主治】　温中散寒。用于胃中有寒。食入即吐；或少阴伤寒呕吐下痢。手足厥冷，躁烦，口吐涎沫，头痛。

73．典方四逆汤 （1977 年版《药典》方）

附子 30 克、干姜 20 克、甘草 20 克。

【功能主治】　温中逐寒，回阳救逆。用于亡阳虚脱。四肢厥冷，血压下降。

74．附子理中丸 （1990 年版《药典》方）

理中汤方加附子 10 克，共制蜜丸。

【功能主治】　温中健脾。用于脾胃虚寒，脘腹冷痛、呕吐泄泻、手足不温，孕妇慎用。

75．五积散 （1963 年版《药典》方）

麻黄、苍术、白芷、白芍、当归、川芎、枳壳、桔梗、肉桂、半

夏、甘草、茯苓、厚朴、陈皮、干姜。共为细粉，每服 15 克葱
汤下。

【功能主治】 温中解表。用于外感寒温，内伤生冷，头痛身
痛，腹泻呕吐。

76. 厚朴温中汤 (李东垣方)

姜制厚朴 3 克，陈皮 3 克，甘草、茯苓、草豆蔻、木香各 1.5
克，干姜 1 克。

【功能主治】 补中散寒，行气。用于脾胃虚寒所致的腹痛、
胃脘痛、脘腹胀满等。

七、清热剂

77. 白虎汤 (《伤寒论》方)

石膏 30 克、知母、粳米各 9 克，甘草 3 克。
【功能主治】 清气分热、泻胃火，生津止渴。治阳明经热、
高热大汗，口渴脉洪，胃火引起的头痛、齿痛。

78. 人参加白虎汤 (《伤寒论》方)

白虎汤方加入人参 6 克。
【功能主治】 用于白虎汤证并见脉洪大无力，背部怕冷，汗
多伤津。

79. 苍术白虎汤 (《伤寒论》方)

白虎汤方加苍术 9 克。
【功能主治】 清热除湿。用于湿热致壮热口渴、自汗身重、
胸痞、舌红苔白、脉洪大。

80. 清心莲子饮 （《局方》方）

石莲子、人参、茯苓、黄芪各25克，地骨皮、柴胡、甘草、麦冬、车前子各15克，共为粗粉。分二次水煎服。

【功能主治】 清心火、通肾水。用于忧思抑郁，发热烦躁，酒色过度、肾阴大虎、心火上炎，口干消渴，遗清淋浊。

81. 清胃散 （李东垣方）

升麻30克，黄连、当归、生地各10克，牡丹皮15克，共为细粉。分10次冲服。

【功能主治】 清胃火。用于胃火上冲。牙痛不可忍受。喜冷恶热，连牵头、面、腮肿痛。

82. 泻黄散 （《汤头歌》方）

甘草9克、防风12克、石膏15克、栀子3克、藿香20克，共为细粉，每次6克冲服。

【功能主治】 泻脾胃伏热。用于胃热上蒸而致的口疮。

83. 清热丸 （1977年版《药典》方）

又名"万应锭"：胡黄连、黄连、儿茶各100克，冰片6克、香墨200克、熊胆20克、麝香5克、牛黄5克、牛胆汁160克、共制水丸，每服9克。

【功能主治】 清热、镇惊、解毒、祛暑。用于实热口舌生疮、牙龈及咽喉肿痛、小儿高热、烦躁易惊，中暑等。

84. 清热凉血膏 （1977年版《药典》方）

黄芩50克、生地50克，共制成清膏，每次30克口服。

【功能主治】 清热消炎、凉血滋阴。用于孕妇头晕目眩，耳鸣牙痛，口舌生疮，干性鼻炎。

85. 紫雪 （1977年版《药典》方）

石膏、寒水石、滑石、磁石各144克，玄参、升麻各48克，木香、沉香各15克、丁香3克、芒硝480克、硝石96克、水牛角浓缩粉9克、羚羊角4.5克、麝香3.6克、朱砂9克，共为细粉，每服1.5～3克，孕妇禁用。

【功能主治】 清热解毒，止痉开窍。用于热病，高热烦躁，神昏谵语，惊风抽搐，斑疹吐衄，尿赤便燥。

86. 安宫牛黄丸 （1990年版《药典》方）

牛黄10克、水牛角浓缩粉200克、麝香25克、珍珠50克、朱砂、雄黄、黄连、黄芩、栀子、郁金各100克，冰片25克，共制蜜丸，每服3克。孕妇慎用。

【功能主治】 清热解毒，镇惊开窍。用于热入心包、高热惊厥、神昏谵语。

87. 牛黄清心丸 （1990年版《药典》方）

牛黄、麝香、羚羊角、朱砂等二十九味。

【功能主治】 清心化痰、镇惊祛风。用于神志混乱、言语不清、痰涎壅盛、头晕目眩、癫痫惊风、痰迷心窍、痰火痰厥。孕妇慎用。

88. 牛黄解毒片 （1977年版《药典》方）

牛黄5克、雄黄50克、石膏200克、大黄200克、黄芩150克、桔梗100克、冰片25克、甘草50克。每服4～6片。

【功能主治】 清热解毒。用于火热内盛、咽喉肿痛、牙龈肿痛、口舌生疮、目赤肿痛。孕妇禁用。

89. 万氏牛黄丸 (1990 年版《药典》方)

牛黄1克、黄连15克、黄芩、栀子各9克，郁金6克、朱砂4.5克。

【功能主治】　清心泻火，安神开窍。用于温邪内陷、热入心包、痰盛神昏、牙关紧闭，小儿惊风。

90. 牛黄上清丸 (1990 年版《药典》方)

牛黄、菊花、栀子、黄连、黄芩等19味。共制成蜜丸，每服6克，孕妇慎用。

【功能主治】　清热泻火，散风止痛。用于头痛目眩，目赤耳鸣，咽喉肿痛，口舌生疮，牙龈肿痛，大便燥结。

91. 清肺抑火丸 (1977 年版《药典》方)

黄芩、栀子、知母、浙贝母、黄柏、苦参、桔梗、前胡、天花粉、大黄。共制成水丸。

【功能主治】　清肺热、止咳化痰、通便。用于肺热燥咳、痰黄稠黏、口干咽痛、鼻衄、便秘。

92. 黄连羊肝丸 (1990 年版《药典》方)

黄连、黄柏、黄芩、夜明砂、鲜羊肝、石决明等14味。共制成蜜丸，每服9克。

【功能主治】　泻火、明目。用于肝火旺盛、目赤肿痛、视物昏暗，羞明流泪、胬肉攀睛。

93. 二妙丸 (1990 年版《药典》方)

苍术(炒)500克、黄柏(炒)500克，共制水丸。每服6～9克。

【功能主治】　燥湿清热。用于湿热下注、足膝红肿热痛、下肢丹毒、白带、阴囊湿痒。

94．三妙丸 (1990 年版《药典》方)

苍术（炒）60 克、黄柏（炒）40 克、牛膝 20 克，共制水丸，每服 6～9 克，孕妇慎用。

【功能主治】 燥湿清热。用于湿热下注、足膝红肿热痛、下肢沉重、小便黄少。

95．香连丸 (1990 年版《药典》方)

黄连（吴茱萸制）80 克、木香 20 克，共制水丸。每服 3～6 克。

【功能主治】 清化湿热，行气止痛。用于痢疾、里急后重、腹痛泄泻。

96．龙胆泻肝丸 (1990 年版《药典》方)

龙胆、柴胡、黄芩、栀子、泽泻、关木通、车前子、当归、地黄、甘草。共制蜜丸或水丸，每服 6 克。孕妇慎用。

【功能主治】 清肝胆、利湿热。用于肝胆湿热，头晕目赤，耳鸣耳聋，耳肿疼痛，胁痛口苦，尿赤涩痛，湿热带下。

97．茵陈蒿汤 (《伤寒论》方)

茵陈 15 克、栀子 6 克、大黄 6 克。

【功能主治】 清热、除湿、退黄。用于湿热郁结在里、头有汗身无汗、腹满口渴、二便不利、体肤眼睛发黄。

98．栀子柏皮汤 (《伤寒论》方)

栀子 6 克、黄柏 6 克、炙甘草 3 克。

【功能主治】 清热利湿。用于阳黄而发热证。

99. 珠黄散 (1963年版《药典》方)

珍珠30克、牛黄30克、共为细粉、涂患处。

【功能主治】 解毒化腐。用于咽喉肿痛糜烂。

100. 葛根芩连片 (1977年版《药典》方)

葛根1000克，黄芩、黄连各375克，甘草250克共制成1000片，每次四片，日服3次。

【功能主治】 清热解毒。用于肠炎、痢疾、口渴烦热。

101. 感冒退热冲剂 (1990年版《药典》方)

大青叶20克、板蓝根20克、连翘10克、拳参100克，共制冲剂，一次18～36克，日3次。

【功能主治】 清热解毒。用于上呼吸道感染，急性扁桃体炎，咽喉炎。

102. 冰硼散 (1963年版《药典》方)

冰片50克、硼砂500克、朱砂60克、玄明粉500克，共研细粉，吹敷患处。每次1～2克。

【功能主治】 解毒、消炎、止痛。用于咽喉牙龈肿痛、口舌生疮。

八、理气剂

103. 四七汤 (陈言方)

半夏15克、茯苓12克、厚朴9克、紫苏叶6克，共为细粉，每服12克，加姜三片煎服。

【功能主治】 开郁化痰。用于七情所致气郁。咽喉中如有物，吞咽不下，咯吐不出，胸闷胁满，或吐或痛。

104．四磨汤 (严用和方)

人参、槟榔、沉香、乌药各等份，共为粗粉，每次 6～9 克煎服。

【功能主治】 解七情气逆。用于七情变动造成的气逆不降，上气喘急、胸闷、食少。

105．五磨饮子 (严用和方)

木香、枳实、槟榔、沉香、乌药各等份共为粗粉，每次 6～9 克，煎服。

【功能主治】 理气解郁，用于突然大怒而致气闭假死(即气厥)证。

106．旋覆代赭汤 (《伤寒论》方)

旋覆花、代赭石、人参、生姜、半夏各 9 克、甘草 6 克，大枣 3 枚。

【功能主治】 降气消痞。用于胃虚气弱、痰浊内阻、心下痞硬、噫气吐酸。

107．柿蒂汤 (张元素方)

丁香 30 克、柿蒂 30 克，共为细粉，每次 12 克，加生姜五片煎服。

【功能主治】 行气降逆。用于气滞胸膈、呃逆不止。

108．丁香柿蒂汤 (张元素方)

丁香、柿蒂各 6 克、人参 3 克、生姜五片。

【功能主治】 补虚降逆。用于久病伤中气、胃中虚寒引起的呃逆。

109. 瓜蒌薤白汤 《金匮要略》方

瓜蒌1枚、薤白9克、白酒60克，水煎服。

【功能主治】 行气止痛、除胸痹。用于喘息气短，胸背痛等胸痹证。

110. 瓜蒌薤白半夏汤

瓜蒌薤汤方加半夏9克，水煎服。

【功能主治】 行气除痰。用于气结胸中，痰饮中阻不得卧者。

111. 丹参饮 《汤头歌》方

丹参30克、檀香3克、砂仁3克。

【功能主治】 行气活血。用于血气互结的心胃气痛。

112. 百合汤 《汤头歌》方

百合30克，乌药9克。

【功能主治】 理气止痛。和于因气郁而致的心胃疼痛。

113. 金铃子散 《太平圣惠方》方

金铃子、元胡各等份共为细粉，每服9克。

【功能主治】 理气止痛。用于肝胃气痛。

114. 半夏厚朴汤 《金匮要略》方

制半夏9克、厚朴6克、茯苓9克、紫苏9克、生姜3片。

【功能主治】 行气散结，降气化痰。主治梅核气、痰湿壅阻、胸满气急、脘痞呕吐。

115. 开胸顺气丸 (1977 年版《药典》方)

槟榔 300 克、牵牛子 400 克，陈皮、厚朴、三棱、莪术各 100 克，良姜、猪牙皂各 75 克，共泛水丸。每服 10 克。

【功能主治】 消积化滞，行气止痛。用于停食停水，气郁不舒，胸腹胀满，胃脘痛。孕妇及年老体弱者忌用。

116. 乌贝散 (1977 年版《药典》方)

海螵蛸 850 克、浙贝母 150 克、橙皮油 3.5 毫升。每服 6 克。

【功能主治】 制酸止痛，收敛止血。用于胃痛泛酸，胃、二十指肠溃疡。

117. 良附丸 (1990 年版《药典》方)

高良姜 50 克、香附(醋制)50 克，共泛水丸。每服 9 克。

【功能主治】 温胃理气。用于寒凝气滞，脘痛吐酸，胸腹胀满。

118. 枳术丸 (1990 年版《药典》方)

枳(实)炒 25 克，白术(炒)50 克、共制水丸。每服 9 克。

【功能主治】 健脾消食，行气化湿。用于脾胃虚弱，饮食不化，脘腹痞满。

119. 香附丸 (1990 年版《药典》方)

香附(醋制)30 克、当归 20 克，白芍(炒)、熟地、白术各 100 克，川芎、陈皮、黄芩各 50 克，砂仁 25 克、共制水丸，每服 9 克。

【功能主治】 理气养血。用于气滞血虚，胸闷胁痛，经期腹痛，月经不调。

120.　冠心苏合丸 <small>（1990 年版《药典》方）</small>

苏合香 50 克、冰片 10 克、乳香（制）105 克、檀香 210 克、青木香 210 克，共制蜜丸 1000 丸，每次 1 丸。

【功能主治】　理气宽胸，止痛。用于心绞痛、胸闷憋气。孕妇禁服。

121.　越鞠丸 <small>（1977 年版《药典》方）</small>

香附、川芎、栀子、苍术、六曲各等份，共制水丸，每服 6～9 克。

【功能主治】　理气解郁，消胀宽中。用于脘闷腹胀、食滞反酸。

122.　气滞胃痛冲剂 <small>（辽卫药准字方）</small>

柴胡、枳壳、甘草、香附子，共制冲剂，每服 20 克冲服。

【功能主治】　舒肝行气、和胃止痛，用于肝郁气滞、胸痞胀满、胃脘疼痛。

123.　三九胃泰 <small>（部标方）</small>

三桠苦、九里香、白芍、生地、木香，制成冲剂冲服，每次 20 克。

【功能主治】　消炎止痛、理气健胃，用于浅表性胃炎、糜烂性胃炎、萎缩性胃炎等慢性胃炎。

124.　沉香化滞丸 <small>（1963 年版《药典》方）</small>

沉香 50 克、牵牛子、枳实、灵脂各 150 克，山楂、枳壳、陈皮、香附、厚朴、苍术、砂仁各 250 克，三棱、木香、青皮各 100 克，大黄 750 克。共制水丸，每服 6 克，孕妇忌服。

【功能主治】 理气化滞。用于饮食停滞、胸膈胀满。

125. 苏子降气汤 (《局方》方)

紫苏子、半夏各 75 克，甘草 60 克，当归、肉桂、橘红各 45 克，前胡、厚朴各 30 克，共为细粉，每次 6～9 克，加生姜三片煎服。

【功能主治】 降气行痰。用于痰涎壅积、气不下降而致的胸闷、喘急、头晕、身倦食少。

九、活血化瘀剂

126. 桃红四物汤 (《和剂局方》方)

熟地 9 克、当归 6 克、白芍 6 克、川芎 3 克、桃仁 6 克、红花 6 克。

【功能主治】 补血、活血化瘀。治一切营血虚滞、经血不调、脐腹作胀、崩漏及产后诸证。

127. 血府逐瘀汤 (《医林改错》方)

桃仁 12 克，红花、当归、生地、牛膝各 9 克，川芎、桔梗 4.5 克，赤芍 6 克，甘草、柴胡各 3 克。

【功能主治】 活血逐瘀，行气止痛。治胸膈头面部血瘀证：胸闷刺痛、内热呃逆、心悸失眠、入暮潮热、顽固性头痛。

128. 补阳还五汤 (《医林张错》方)

生黄芪 100 克、当归 6 克、赤芍 4.5 克，地龙、川芎、桃仁、红花各 3 克。

【功能主治】 补气、活血通络。主治半身不遂、口眼歪斜、语言蹇涩、流涎、遗尿。

129. 冠心Ⅱ号方

丹参30克，川芎、红花、赤芍、降香各15克。

【功能主治】 活血化瘀、行气。主治冠心病、心绞痛。

130. 失笑散 《和剂局方》方

五灵脂、蒲黄各等份为末，每服6～9克。

【功能主治】 活血化瘀、散结止痛。主治经血不调，少腹急痛、产后恶露及眩晕。

131. 少腹逐瘀汤 （王清任方）

炒小茴香、炮姜各1克、川芎、元阳、肉桂、没药各3克、赤芍6克、当归、蒲黄、炒五灵脂各9克。

【功能主治】 活血化瘀，温经止痛。用于少腹积块疼痛或胀满，月经每月三、五次，经色黑紫有块，经期腹痛，赤白带下。

132. 西黄丸 （1977年版《药典》方）

牛黄15克、麝香75克、乳香、没药各500克，共制水丸，每次6克。

【功能主治】 解毒散结、消肿止痛。用于痈疽疮疡、多发性脓肿、淋巴结炎、寒性脓疡、肿瘤。

133. 小金丸 （1990年版《药典》方）

麝香30克，木鳖子、草乌、白胶香、五灵脂、地龙各150克，乳香、没药、当归各75克，香墨12克，共制糊丸，每服1.2～3克，孕妇禁用。

【功能主治】 散结消肿，化瘀止痛。用于阴疽初起、皮色不变、肿硬作痛、多发性脓肿、瘿瘤、瘰疬、乳岩、乳癖。

134. 七厘散 （1977 年版《药典》方）

血竭 500 克、乳香、没药、红花各 75 克，儿茶 120 克、冰片、麝香各 6 克，朱砂 60 克，共为细粉，每服 1～1.5 克，外用适量。

【功能主治】 活血化瘀，止血止痛。用于跌打损伤、血瘀作痛。外伤出血。

135. 九分散 （1977 年版《药典》方）

马前子、麻黄、乳香、没药各等份，共为细粉，每服 2.5 克。

【功能主治】 活血散瘀，消肿止痛。用于跌打损伤、瘀血肿痛。

136. 五虎散 （1990 年版《药典》方）

当归、红花、防风、天南星各 350 克，白芷 240 克，共为细粉，每服 6 克，孕妇慎用。

【功能主治】 活血散瘀，消肿止痛。用于跌打损伤、瘀血肿痛、扭伤。

137. 跌打丸 （1990 年版《药典》方）

三七、血竭、红花、苏木等二十四味，共制成蜜丸，每次 3～6 克。孕妇禁服。

【功能主治】 活血散瘀，消肿止痛。用于跌打损伤、筋骨折断、瘀血肿痛、闪腰岔气。

十、止血剂

138. 犀角地黄汤 _{（孙思邈方）}

犀角 1 克（或广角 9 克）、生地 30 克、芍药 9 克、牡丹皮 6 克。

【功能主治】 凉血止血，散瘀。用于温病出现的吐血，鼻衄、咳血、便血等。

139. 四红丹 _{（1963 年版《药典》方）}

当归炭 30 克、蒲黄炭 30 克、大黄炭 30 克、槐花炭 30 克、阿胶 30 克，共制蜜丸。每服 10 克。

【功能主治】 清热止血。用于吐血、衄血、便血、尿血、妇女崩漏下血。

140. 四生丸 _{（陈自明方）}

荷叶、艾叶、侧柏叶、生地各等份制蜜丸。

【功能主治】 用于热入血分，迫血妄行，或吐血、衄血。

141. 咳血方

青黛、诃子、瓜蒌仁、海蛸、炒山栀各等份，共为细粉，白蜜为丸，每次 9 克。

【功能主治】 敛肺止咳。用于肺热燥咳，痰中带血。

142. 槐花散 _{（许叔微方）}

炒槐花、侧柏叶、荆芥穗、枳壳各等份。

【功能主治】 凉血止血、散风，用于肠风下血、便血。

143. 小蓟饮子 <small>(严用和方)</small>

小蓟、蒲黄、藕节、滑石、木通、生地、当归、栀子、淡竹叶各等份制粗粉每服 12 克煎服。

【功能主治】 清热、凉血止血。用于血热而有血瘀的血淋证。

144. 黄土汤 <small>(张仲景方)</small>

灶心土 60 克，阿胶 6 克，白术 9 克，黄芩、附子、甘草各 3 克，生地 15 克。

【功能主治】 温经止血。用于大便后下血、血随便下的远血证。

145. 赤小豆当归散

赤小豆浸令芽出晾干与当归等份共为细粉。每次 6 克，米汤调服。

【功能主治】 止血，用于肠风下血、先血后便的近血证。

146. 济生乌梅丸 <small>(严用和方)</small>

乌梅 45 克、僵蚕 30 克、共制糊丸。每服 10 克。

【功能主治】 涩肠止血。用于肠风便血。

147. 槐角丸 <small>(1977 年版《药典》方)</small>

槐角 20 克，地榆、黄芩、枳壳、当归、防风各 10 克，共制蜜丸。每服 10 克。

【功能主治】 清肠凉血。用于痔痛下血。

148. 玉真散 （1963年版《药典》方）

生禹白附36克，防风、白芷、生南星、天麻、羌活各30克，共为细粉，口服1克，外用适量，孕妇忌服。

十一、化痰剂

149. 二陈丸（汤）（1977年版《药典》方）

陈皮、半夏各25克，茯苓15克、甘草7.5克。共为细粉，或汤或丸服，每次9克。

【功能主治】 除湿化痰，调气和胃。用于咳嗽痰稀、脘胀呕吐、头晕心悸。

150. 礞石滚痰丸 （1977年版《药典》方）

金礞石40克、沉香20克、黄芩320克、熟大黄320克、共制水丸。每次6～12克，1日1次，孕妇忌服。

【功能主治】 降火逐痰。用于实热顽痰，癫狂惊悸，或咳喘痰稠，大便秘结。

151. 内消瘰疬丸 （1963年版《药典》方）

夏枯草、海藻、天花粉、浙贝母等十七味共制水丸，每次6～9克，孕妇忌服。

【功能主治】 软坚、消痰、散结。用于瘰疬痰核，或肿或痛。

152. 涤痰汤 （严用和）方

姜半夏、胆星各7.5克，橘红、枳实、茯苓各6克，人参、菖蒲各3克，竹如、甘草各2克，生姜3片。

【功能主治】 降火消痰。用于中风痰迷，舌强不语证。

十二、止咳平喘剂

153. 蛇胆陈皮散 （1990 年版《药典》方）

蛇胆汁 100 克，陈皮 600 克，共为细粉。每服 3 克。

【功能主治】 顺气化痰。用于风寒咳嗽，痰多呕逆，每次 0.3～0.6 克，1 日 3 次。

154. 蛇胆川贝散 （1990 年版《药典》方）

蛇胆汁 100 克，川贝母 600 克，共制散剂，每服 3 克。

【功能主治】 清肺止咳祛痰。用于肺热咳嗽、痰多。

155. 三子养亲汤 （韩悫方）

白芥子、紫苏子、莱菔子各 3 克，共研粗粉，水煎服。

【功能主治】 行气、消痰、止咳、平喘。用于老年人咳嗽气逆。饮食不香证。

156. 葶苈大枣泻肺汤 （张仲景方）

葶苈子细粉制成蜜丸，大枣 12 枚煎汤服 9 克。

【功能主治】 泻肺平喘。用于肺痈、喘不能卧。肺痈成脓者禁服。

157. 橘红丸 （1990 年版《药典》方）

橘红、川贝、半夏、桔梗、远志、苏子、紫菀、冬花等 16 味，共制蜜丸，每服 9 克。

【功能主治】 清肺、化痰、止咳。用于咳嗽痰多，胸闷口干。

158. 复方岩白菜素片 (1977年版《药典》方)

岩白菜素125克，扑尔敏2克，共制1000片。每服2～4片。

【功能主治】 镇咳祛痰。用于慢性支气管炎。

159. 麻杏石甘汤 (《伤寒论》)方

麻黄、杏仁、甘草各6克，石膏18克。

【功能主治】 清肺热、平咳喘。主治热邪郁肺，发热咳嗽。

160. 止嗽散 《医学心悟》方

百部、紫菀、白前、桔梗、荆芥各9克，甘草3克、陈皮6克。

【功能主治】 止嗽化痰，疏风解表。主治风邪犯肺，肺失宣降，咳嗽，咳痰不爽。

十三、消导剂

消导剂用以治疗食积内停、胃脘痞满、嗳气吞酸、厌食、呕恶、腹痛等。

161. 大山楂丸 (1990年版《药典》方)

山楂100克，六神曲15克，麦芽15克。制蜜丸，每服10克。

【功能主治】 开胃消食。用于食欲不振、消化不良、脘腹胀闷。

162. 枳实导滞丸 (1990年版《药典》方)

枳实、六神曲、白术各100克，大黄200克，黄连、黄芩、茯苓各60克，泽泻40克，制水丸。每服9克。

【功能主治】 消积导滞，清利湿热。用于脘腹胀痛。不思饮食，大便秘结，里急后重。

163．复方大黄酊 (1977 年版《药典》方)

大黄 100 克，橙皮、草蔻各 20 克，60%乙醇制成酊剂 1000 毫升，每服 2～5 毫升。

【功能主治】 健胃。用于饮食不消，食欲不振等。

164．复方龙胆酊 (1977 年版《药典》方)

龙胆草 100 克，橙皮 40 克，草蔻 10 克，60%乙醇制成酊剂 1000 毫升，每服 2～4 毫升。

【功能主治】 苦味健胃药。用于食欲不振，口苦不思饮食。

165．槟榔四消丸 (1990 年版《药典》方)

槟榔 200 克，大黄(炒)400 克，牵牛子(炒)400 克，猪牙皂(炒)50 克，香附(炒)200 克，五灵脂(炒)200 克。制水丸，每服 9 克。

【功能主治】 消食导滞，行气泻水。用于食积痰饮，消化不良，腹胀，便秘，嗳气吞酸。

166．平胃散 (《和剂局方》方)

苍术 25 克，姜制厚朴 15 克，陈皮 15 克，炙甘草 9.6 克，共为细粉，每次 6 克加姜枣煎服。

【功能主治】 利湿散满。用于感受瘴气和水土不服所致的脾胃不和，不思饮食，腹胀吐泻。

167．保赤散 (1990 年版《药典》方)

六曲、朱砂各 250 克、巴豆霜 400 克、天南星 400 克、共为细粉，1 岁内服 0.1 克，2～4 岁 0.2 克。

【功能主治】 消食导滞，化痰镇惊。用于小儿冷积、停食、腹胀便秘、痰多、惊悸。

168. 保和丸 （1990 年版《药典》方）

山楂 300 克，六曲、半夏、茯苓各 100 克，陈皮、连翘、莱菔子、麦芽各 50 克，共制水丸。每服 9 克。

【功能主治】 消食、导滞、和胃。用于食滞、腹胀、嗳气吞酸、厌食腹泻。

169. 健脾丸 （1990 年版《药典》方）

党参、陈皮、枳实、麦芽各 200 克，白术 300 克，山楂 150 克，（党参改为人参称人参健脾丸）。每服 10 克。

【功能主治】 健脾开胃，用于脾胃虚弱，脘腹胀满，食少便溏。

十四、固涩剂

固涩剂也称收涩剂。用于耗散滑脱之证，如自汗盗汗、遗精滑泻、小便失禁、泻痢不止、崩漏带下等。

170. 四神丸 （《证治准绳》方）

补骨脂 10 克，五味子 10 克，肉豆蔻 6 克，吴茱萸 6 克，生姜 6 克，红枣 10 枚，制水丸。每服 9 克。

【功能主治】 温肾暖脾、固肠止泻。主治五更泄泻证。

171. 金锁固精丸 （《和剂局方》）

沙苑蒺藜、芡实、莲须各 60 克，煅龙骨、煅牡蛎各 30 克，以莲子粉制糊丸，每服 9 克。

【功能主治】 固肾涩精。主治肾虚不固、遗精滑泻、腰痠耳鸣、四肢无力、脉细弱。

172. 固经丸 (1990 年版《药典》方)

黄柏(盐炒)、白芍(炒)各 300 克、黄芩(炒) 200 克、椿皮(炒) 150 克、香附 150 克、龟甲 400 克。制蜜丸,每服 10 克。

【功能主治】 滋阳清热,固经止带。用于阴虚血热,月经先期、量多、色紫黑、赤白带下。

173. 诃子散 (李东垣方)

诃子、炮姜、橘红、罂粟壳各 2 克,共为粗粉煎服

【功能主治】 止泻固脱:用于寒性腹泻、肠鸣腹痛,米谷不化、脱肛、大便带脓血。

174. 牡蛎散 (《汤头歌》方)

牡蛎、黄芪、麻黄根各 3 克,浮小麦 9 克,共为粗粉煎服。

【功能主治】 固表止汗。用于阳虚自汗不止,气短烦倦。

175. 柏子仁丸 (《汤头歌》方)

柏子仁 60 克,人参、白术、牡蛎、半夏、麻黄根、五味子各 30 克,麦麸 15 克,枣泥和丸。每服 10 克。

【功能主治】 固表止汗、固阳。用于阳虚盗汗证。

十五、补气血剂

176. 四君子汤 (《和剂局方》方)

人参、白术、茯苓各 5 克、甘草 3 克。

【功能主治】 健脾益气。用于脾胃虚弱，食少便溏。

177. 四物汤 （《局方》方）

熟地、当归、川芎、白芍各5克。

【功能主治】 养血补血。用于因血虚而致的月经不调、腹痛。

178. 八珍汤 （《局方》方）

四君子汤加四物汤。

【功能主治】 调气补血。用于气血两虚、面色萎黄、食欲不振、四肢无力。

179. 十全大补汤 （《局方》）

八珍汤加肉桂3克，黄芪10克。

【功能主治】 温补气血。用于气血两虚、面色苍白、气短心悸、体倦无力、四肢不温。

180. 当归补血汤 （李东垣方）

当归6克，黄芪30克。

【功能主治】 补血益气。用于血虚发热，肌热面赤，脉大而虚。

181. 六君子汤 （《汤头歌》方）

四君子汤加半夏、陈皮各6克。

【功能主治】 补气祛痰。用于阳虚气弱，脾虚肺损，面色萎白，四肢无力，脉微气弱。

182. 异功散 （《小儿药证直诀》方）

四君子汤加陈皮6克，粗粉煎服。

【功能主治】 补气理气。用于阳虚气弱所致的胃脘饱满，饮食减少，腹部虚膨。

183. 琼玉膏 （1973年版《药典》方）

生地200克，党参180克，茯苓400克，熬成清膏，每服15～30克。

【功能主治】 补虚健脾。用于气阴不足，肺虚干咳，津枯形瘦，劳损失血。

184. 保元汤 （李东垣方）

肉桂、甘草各3克，人参6克，黄芪9克。

【功能主治】 温补气虚。用于男女虚损，元气不足，及小儿出痘、阳气不足。

185. 生脉饮 （1990年版《药典》方）

党参300克，麦冬200克、五味子100克、共制糖浆1000毫升。每服10毫升。

【功能主治】 益气复脉，养阳生津。用于气阴两伤，心悸气短，脉微虚汗。

186. 补中益气丸 （1990年版《药典》方）

黄芪200克，甘草100克，党参、白术、当归、升麻、柴胡、陈皮各60克，共制水丸或蜜丸。每服15克。

【功能主治】 调补脾胃，益气升阳。用于脾胃虚弱，中气下陷，体倦乏力，食少久泻，脱肛，子宫脱垂。

187. 参苓白术散 <small>（1990年版《药典》方）</small>

人参、茯苓、白术、山药、甘草、白扁豆、莲子、薏米仁、砂仁、桔梗。

【功能主治】 调补脾胃。用于脾胃虚弱，食少便溏、消瘦乏力。

188. 人参养荣丸 <small>（1990年版《药典》方）</small>

人参、白术、甘草、当归、熟地、白芍，黄芪、茯苓、肉桂、陈皮、远志、五味子。

【功能主治】 温补气血。用于心脾不足、气血两亏、形瘦神疲、食少便溏、病后虚弱。

189. 参芪膏 <small>（1963年版《药典》方）</small>

党参、黄芪各等份煎清膏，每服9克。

【功能主治】 补益元气、治气虚体弱无力。

190. 玉屏风散 <small>（李东垣方）</small>

黄芪180克，防风60克，白术60克，共为细粉，每服10克。

【功能主治】 补气益卫，固表止汗。用于气虚易感风邪，自汗不止。

十六、补肝肾剂

191. 六味地黄丸 <small>（1990年版《药典》方）</small>

熟地16克，山茱萸8克，丹皮6克，山药6克，茯苓6克，泽泻6克。

【功能主治】 滋补肾阳。用于肾阳亏损，头晕耳鸣，腰膝痠软，盗汗遗精，消渴。

192. 金匮肾气丸(桂附地黄丸) 《金匮要略》方

六味地黄丸方加附子、肉桂各 3 克。

【功能主治】 温补肾阳，主治肾阳虚汗，腰脊冷痛，阳痿早泄，小便清多，下肢冷感。

193. 杞菊地黄丸 1990 年版《药典》方

六味地黄丸方加枸杞，菊花各 4 克。

【功能主治】 滋肾养肝。用于肝肾阴亏，眩晕耳鸣，羞明畏光，迎风流泪，视物昏花。

194. 明目地黄丸 1990 年版《药典》方

杞菊地黄丸方加当归、白勺、蒺藜、石决明各 6 克。

【功能主治】 滋肾养阴明目。用于肝肾阴虚，目涩畏光、视物模糊，迎风流泪。

195. 麦味地黄丸(入仙长寿丹) 1990 年版《药典》方

六味地黄丸方加麦冬 6 克，五味子 4 克。

【功能主治】 滋肾养肺。用于肺肾两亏，潮热盗汗，咽干咳血，眩晕耳鸣，腰膝痠软。

196. 济生肾气丸 1990 年版《药典》方

金匮肾气丸方加牛膝、车前子各 4 克。

【功能主治】 温补肾阳，化气行水。用于肾虚水肿，腰痠腿软，尿频量少、痰饮喘咳、慢性肾炎。

197. 归芍地黄丸 （1990 年版《药典》方）

六味地黄丸方加当归、白芍各 4 克。

【功能主治】　滋肾阳、补肝血。用于阴虚血少，头晕目眩，耳鸣咽干，午后低热，两胁作痛，腰腿痠痛。

198. 耳聋佐磁丸 （1990 年版《药典》方）

六味地黄丸方加磁石 2 克、柴胡 2 克。

【功能主治】　滋肾平肝。用于肝肾阴虚，耳鸣耳聋，头晕目眩。

199. 知柏地黄丸 （1990 年版《药典》方）

六味地黄丸加知母，黄柏各 4 克。

【功能主治】　滋阳降火，用于阴虚火旺，潮热盗汗，口干咽痛，耳鸣遗精、小便短赤。

200. 二至丸 （1990 年版《药典》方）

女贞子 50 克，墨旱莲 50 克。

【功能主治】　补益肝肾，滋阴止血。用于肝肾阳虚，眩晕耳鸣，咽干口燥，腰膝痠痛，月经量多。

201. 五子补肾丸（五子衍宗丸）（1990 年版《药典》方）

枸杞子 400 克、菟丝子 400 克、覆盆子 200 克，五味子 50 克，车前子 100 克。制蜜丸，每服 10 克。

【功能主治】　补肾益精。用于肾虚腰痛，尿后余沥，遗精早泄、阳痿不育。

202. 首乌丸（片）(1990 年版《药典》方)

何首乌、女贞子、熟地、牛膝、桑椹清膏、墨旱莲清膏、黑芝麻、桑叶、菟丝子、补骨脂、金樱子清膏、豨莶草、金银花。

【功能主治】 补肝肾、强筋骨、乌须发。用于肝肾两虚，头晕目花。耳鸣、腰痠肢麻，须早发，须白，高脂血症。

203. 桑麻丸 (1977 年版《药典》方)

桑叶 800 克、黑芝麻 200 克。

【功能主治】 滋养肝肾，祛风明目。用于肝肾不足，头晕眼花，视物不清，迎风流泪。

204. 滋肾丸 (1990 年版《药典》方)

黄柏、知母各 400 克，肉桂 40 克。

【功能主治】 滋肾清热，化气通关。用于热蕴膀胱，小腹胀满，尿闭不通。

205. 龟鹿二仙胶 (1977 年版《药典》方)

龟板 250 克、鹿角 500 克、枸杞子 90 克，人参 45 克，共熬成胶块，每次 3～9 克，温水冲服。

【功能主治】 滋补精髓。用于肾气衰弱，腰背痠痛，遗精目眩。

206. 右归饮 (张景岳方)

熟地、山药、山茱萸、肉桂、附子、枸杞子、甘草、杜仲各 6 克，煎服。

【功能主治】 温补肾阳。和于命门火衰，气怯神疲，饮食减少，腰痠阳痿、便溏。

207. 左归饮 (张景岳方)

熟地、山药、山茱萸、枸杞子、甘草、茯苓，煎服。

【功能主治】 补左肾真水。用于肾阴不足虚火上炎，腰痠遗精，口燥盗汗。

208. 七宝美髯丹 (邵应节方)

何首乌、白首乌各 50 克，菟丝子、牛膝、当归、枸杞子、茯苓各 25 克，补骨脂 12 克。

【功能主治】 滋补肝肾。用于肝肾阴亏、气血不足、消渴、小便淋沥、遗精、崩带、周身萎痹，发枯脱落。

209. 二冬膏 (1977 年版《药典》方)

天冬 100 克、麦冬 50 克、煎成清膏每服 10 克。

【功能主治】 养阴清肺，用于燥咳痰少，咽喉干痛，干燥性鼻炎。

210. 大补阴丸 (1990 年版《药典》方)

熟地 12 克，知母(盐炒)80 克，黄柏(盐炒)80 克、龟甲(制)120 克，猪脊髓 160 克。共制蜜丸，每服 10 克。

【功能主治】 滋阴降火。用于阴虚火旺，潮热盗汗，咳嗽咯血，耳鸣遗精。

211. 百合固金丸 (1990 年版《药典》方)

百合、地黄、熟地、麦门冬、玄参、川贝母、当归、白芍、桔梗、甘草。

【功能主治】 养阴、润肺止咳。用于肺肾阴虚、燥咳痰中带血、咽喉干痛。

212. 河车大造丸 （1990年版《药典》方）

紫河车、熟地、天冬、麦冬、杜仲、牛膝、黄柏、龟板。

【功能主治】 补肺益肾。用于肺肾阴虚，潮热咳嗽，盗汗，腰膝无力。

213. 驻车丸 （《伤寒论》方）

黄连18克，当归、阿胶各9克，炮姜6克。

【功能主治】 用于阴虚发热，下痢脓血，间息痢。

214. 黄连阿胶汤 （《伤寒论》方）

黄连、阿胶、黄芩、白芍各6克、蛋黄2枚。水煎2次取汁，烊化阿胶，打入蛋黄服。

【功能主治】 滋阴养血。用于高热伤阴，阴虚火旺，心中烦闷，不得眠证。

215. 白茯苓丸 （王肯堂方）

白茯苓、天花粉、黄连、萆薢、人参、玄参、熟地、覆盆子，石斛、蛇床子、鸡内金。

【功能主治】 治肾消。用于胃热下注于肾、肾精消灼、口渴多饮、小便反多、混浊如脂、两脚无力。

216. 地黄饮子 （王觊方）

生地、熟地、人参、黄芪、炙甘草、天冬、麦冬、枇杷叶、石斛、泽泻、枳壳各等份。共为粗粉，每次9克煎服。

【功能主治】 生津补血，润燥止渴。用于阳虚有火，血液枯干，咽干面赤，烦躁等消渴证。

217. 虎潜丸 (1963年版《药典》方)

黄柏、龟板、知母、陈皮、白芍、锁阳、干姜、熟地、虎骨。

【功能主治】 养阴潜阳、强筋壮骨。用于肾阴不足，精血亏损，骨蒸劳热。

十七、养阴润肺剂

218. 青果膏 (1963年版《药典》方)

青果、蔗糖共制清膏，每服15～30克。

【功能主治】 润肺，清咽止渴。用咽喉肿痛、舌燥口干。

219. 铁笛丸 (1977年版《药典》方)

诃子肉、茯苓、麦冬、黄柏、玄参、桔梗、川贝、甘草、青果、栝蒌皮。

【功能主治】 润肺利咽。用于失音声哑。

220. 秦艽鳖甲散 (罗谦甫方)

鳖甲、地骨皮、柴胡各30克，秦艽、当归、知母各15克，共为粗粉，加青蒿乌梅煎服。

【功能主治】 润肺清热，补气固表。治肺痨，用于骨蒸盗汗，肌肉消瘦，唇红颊赤，午后壮热，咳嗽困倦。

221. 紫菀汤 (《汤头歌》方)

紫菀、阿胶、知母、川贝各6克，桔梗、人参、茯苓、甘草、五味子各3克。

【功能主治】 润肺、补肺、消痰止嗽。用于热伤肺阴，久咳不止，咳血，少气胸满。

222. 炙甘草汤 （《伤寒论》方）

炙甘草、生姜、麦冬、麻仁各 9 克，阿胶 6 克，人参、桂枝各 3 克，生地 15 克，枣六枚。

【功能主治】 补益复脉、滋阴和阳。用于阴虚肺燥，咳嗽带血，口干气短，及伤寒证引起的结代脉。

十八、经产之剂

223. 坤顺丹 （1977 年版《药典》方）

熟地、生地、白芍、当归、川芎、人参、白术、茯苓、甘草、益母草、黄芩、牛膝、橘红、沉香、木香、砂仁、虎珀，共制蜜丸。

【功能主治】 调经养血。用于月经不调，经痛，腰腿疲痛，经期浮肿。

224. 八宝坤顺丹 （1990 年版《药典》方）

坤顺丹方加益母草、香附、苏叶、乌药。

【功能主治】 补气养血，解郁调经。用于经血不调，腹痛带下，精神倦怠，饮食减少。

225. 八珍益母丸 （1990 年版《药典》方）

八珍汤方加益母草 10 克。

【功能主治】 补气血，调月经。用于妇女气血两亏，体弱无力，月经不调。

226. 益母丸 (1990年版《药典》方)

益母草48克,当归240克,川芎120克,木香4.5克。制丸,每服10克。

【功能主治】 活血调经,行气止痛。用于气滞血瘀、月经不调、痛经、产后瘀血腹痛。孕妇,月经过多者忌用。

227. 女金丹 (1990年版《药典》方)

八珍益母丸方加肉桂、丹皮、没药、砂仁、鹿角霜等共23味。

【功能主治】 调经养血,理气止痛。用于月经不调,腹痛带下,腰腿痠痛。

228. 乌鸡白凤丸 (1990年版《药典》方)

四物汤方加乌鸡、鹿角胶、人参、香附、鳖甲、桑蛸、黄芪、天冬、甘草、丹参、山药、芡实、银柴胡、鹿角霜。

【功能主治】 补气养血,调经止带。用于气血两虚、身体瘦弱、腰膝痠软、月经不调、崩漏带下。

229. 艾附暖宫丸 (1977年版《药典》方)

四物汤方加艾炭、香附、吴茱萸、肉桂、黄芪、续断。

【功能主治】 理气补血,暖宫调经。用于子宫虚寒,月经不调,经来腹痛,腰痛带下。

230. 归脾丸 (1990年版《药典》方)

四君子汤加黄芪、酸枣仁、远志、龙眼肉、木香、大枣。

【功能主治】 补气养血,健脾安神。用于心脾两虚,气血不足,心悸失眠,食欲不振,崩漏,便血。

231. 兔脑丸 （1963 年版《药典》方）

兔脑髓一个、母丁香 7.5 克、乳香 7.5 克、麝香 3 克，共制成丸，丸重 9 克。

【功能主治】 催生。用于临产困难，每服 1 丸，临产时温黄酒送下。过两小时再服 1 丸。

232. 涌泉散 （1963 年版《药典》方）

当归 20 克、制穿山甲 20 克、川芎 12 克、王不留行 20 克，共为细粉，每服 3 克，日服 3 次，温黄酒冲服。本品不宜常服，气血虚者慎用。

【功能主治】 养血、活血、催乳。用于妇女乳汁不通。

233. 益母草膏 （1990 年版《药典》方）

益母草煎成清膏，加蜜适量。每服 9 克。

【功能主治】 去瘀生新。用于妇女痛经及产后瘀血腹痛。孕妇忌服。

234. 胶艾汤 （张仲景方）

四物汤方加阿胶、甘草、艾叶各 6 克，加酒 100 毫升煎服。

【功能主治】 安胎止血，用于胎动不安，腹痛漏血。

235. 妇宝丹 《汤头歌》方

四物汤方加阿胶、艾叶、香附。

【功能主治】 补血、散寒、调经。用于血虚有寒，月经不调。

236. 当归散 <small>(张仲景方)</small>

当归、芍药、川芎、黄芩各 50 克，白术 25 克，共为细粉，每服 6 克。

【功能主治】 安养胎元。用于孕妇血少有热。胎动不安，以及数次半流产。

237. 黑神散

熟地、当归、芍药、甘草、肉桂、炮姜、黑大豆各等份，共研细粉，每服 6～9 克。

【功能主治】 消散行血、下死胎。用于产后恶露不尽，胸满腹胀，胞衣不下，胎死腹中。产后瘀血。

238. 参术饮 <small>(朱丹溪方)</small>

人参、白术、川芎、白芍、当归、熟地、炙甘草、陈皮、半夏、干姜。

【功能主治】 补气血，转胎位。用于孕妇气血虚痰滞所致胎位压迫胞室，小便频或不通。腹痛。

239. 交加散 <small>(陈自明方)</small>

生姜、生地等份焙干，共研细粉每服 9 克。

【功能主治】 调和气血，用于妇人气血不和，腹痛结瘕，产后血虚。伏热不解。

240. 竹叶汤 <small>(《汤头歌》方)</small>

人参 1.5 克，麦冬 4.5 克，茯苓、黄芩各 3 克，淡竹叶 6 克。

【功能主治】 清子烦。用于妊娠 4、5 月间心悸烦闷证。

241. 独圣散 （《汤头歌》方）

山楂60克，水煎一次服。

【功能主治】 散血消瘀。用于瘀血滞于胞中的儿枕痛。

242. 化生汤 （傅青主方）

当归25克，川芎10克，桃仁二十四粒，炮姜1.5克，炙甘草
1.5克。

【功能主治】 补血消瘀。用于产后恶露不尽。

243. 猪蹄汤 （《汤头歌》方）

猪蹄一只，通草30克，同煎，去通草喝汤吃猪蹄。

【功能主治】 生乳通乳。用于乳少症。

244. 保产无忧方 （《汤头歌》方）

白芍6克，川芎、当归各4.5克，荆芥穗、黄芪、羌活、菟丝
子、甘草、贝母、厚朴、艾叶各3克，枳壳2克，姜三片煎服。

【功能主治】 保产安胎。用于胎动不安，欲小产者，也可用
于临产催生。

245. 泰山磐石饮 （《汤头歌》方）

当归、熟地、川芎、白芍、人参、黄芪、川续断、黄芩各3克，
白术、甘草、砂仁各1.5克糯米15克。

【功能主治】 补气补血，安胎保产。用于预防习惯流产，孕
妇每3～5天服一剂，服致5个月停药。

246. 抵当丸 （张仲景方）

桃仁二十五个、大黄30克、水蛭二十只、虻虫二十只，共制

蜜丸。每服 3～6 克。

【功能主治】 攻下蓄血。用于下焦胞宫蓄血，少腹疼痛。

247. 表虚六合汤 《局方》方

四物汤加地骨皮，桂枝各 10 克。

【功能主治】 除寒热，止自汗。用于妊娠伤风，表虚自汗，头痛项强。身热恶寒。

248. 表实六合汤 《局方》方

四物汤方加麻黄 7 克、细辛 3 克

【功能主治】 养血、安胎、发表。用于妊娠伤寒，表实无汗，头痛身热，恶寒脉浮。

249. 柴胡六合汤 《局方》方

四物汤方加柴胡、黄芩各 10 克。

【功能主治】 和解少阳。用于妊娠寒热往来，心烦喜呕、胸胁满痛、脉弦等少阳证。

250. 石膏六合汤 《局方》方

四物汤方加石膏、知母各 7.5 克。

【功能主治】 清热生津。用于妊娠伤寒。身热不恶寒，有汗口渴，脉大而长的阳明证。

251. 茯苓六合汤 《局方》方

四物汤方加茯苓、泽泻各 7.5 克。

【功能主治】 利水通小便。用于妊娠伤寒、而有小便不利者。

252．栀子六合汤 (《局方》方)

四物汤方加栀子、黄芩各5克

【功能主治】 清三焦虚热。用于妊娠伤寒，发汗或攻下后虚烦不眠证。

253．风湿六合汤 (《局方》方)

四物汤方加防风、制苍术各10克。

【功能主治】 散风除湿。用于妊娠感受风湿，四肢骨节烦痛。

254．升麻六合汤 (《局方》方)

四物汤方加升麻、连翘各7.5克。

【功能主治】 清温解毒。用于妊娠伤寒，下后不愈，转为温毒发斑如锦纹证。

255．胶艾六合汤 (《局方》方)

四物汤方加阿胶、艾叶各7.5克

【功能主治】 养血止血安胎。用于妊娠伤寒，发汗攻下后血漏不止，胎动不安。

256．朴实六合汤 (《局方》方)

四物汤方加厚朴、枳实各7.5克。

【功能主治】 消痞散满。用于妊娠伤寒，发汗或攻下后心下虚痞，腹中胀满。

257．附子六合汤 (《局方》方)

四物汤加附子、肉桂各7.5克。

【功能主治】 散寒回阳。用于妊娠伤寒，四肢拘急，脉浮而迟。

258. 大黄六合汤 （《局方》方）

四物汤方加大黄 7.5 克，桃仁十枚。

【功能主治】 泻结破瘀。用于妊娠伤寒。大便黑而硬，小便赤而不畅，腹胀。

259. 温六合汤 （《局方》方）

四物汤方加黄芩、白术各 15 克。

【功能主治】 清阳凉血。用于气虚血热，月经过多证。

260. 热六合汤 （《局方》方）

四物汤方加黄连、栀子各 7.5 克。

【功能主治】 清热凉血。用于月经妄行，发热心烦、不能睡卧。

261. 寒六合汤 （《局方》方）

四物汤方加干姜附子各 7.5 克。

【功能主治】 温阳散寒。用于月经色淡而少，腹痛气短。

262. 气六合汤 （《局方》方）

四物汤方加厚朴、陈皮各 7.5 克。

【功能主治】 理气开郁，用于月经不畅，腹胁胀痛，气郁经阻。

十九、婴幼之剂

263. 琥珀抱龙丸 （1990 年版《药典》方）

琥珀、山药、朱砂、甘草、天竺黄、檀香、枳壳、茯苓、胆南星、枳实、红参。

【功能主治】　镇静安神，清热化痰。用于发热抽搐、烦躁不安，痰喘气急、惊痫不安。

264. 牛黄镇惊散 （1963 年版《药典》方）

牛黄、天南星、天麻、禹白附、珍珠、琥珀、朱砂、麝香等十八味。

【功能主治】　定惊安神，祛风豁痰。用于小儿惊风，高热抽搐，牙关紧闭，烦躁不安。

265. 盐蛇散 （1977 年版《药典》方）

盐蛇、蛇胆汁、地龙、珍珠、牛黄、麝香、冰片、陈皮、琥珀、朱砂。

【功能主治】　定惊解痉、清热除痰。用于小儿惊风，痰涎壅盛。

266. 化风丹 （《汤头歌》方）

黄连、橘红、枳实、胆南星、黄芩、大黄、僵蚕、沉香、钩藤。

【功能主治】　清热通便，祛风豁痰。用于小儿身热抽搐，痰涎壅盛。

267. 小儿惊风散 （1977 年版《药典》方）

全蝎、僵虫、雄黄、朱砂、甘草。

【功能主治】 清热解毒、熄风、镇静。用于小儿惊风，四肢抽搐。

268. 牛黄千金散 （1990 年版《药典》方）

全蝎、僵蚕、朱砂、牛黄、冰片、黄连、天麻、甘草、胆南星。

【功能主治】 清热解毒、镇惊止痉。用于小儿高热惊风，手足抽搐，痰涎壅盛，神昏谵语。

269. 牛黄抱龙丸 （1990 年版《药典》方）

牛黄、麝香、茯苓、琥珀、胆南星、全蝎、僵蚕、雄黄、朱砂、天竺黄。

【功能主治】 清热镇惊，祛风化痰。用于小儿风痰壅盛，高热神昏，惊风抽搐。

270. 一捻金 （1977 年版《药典》方）

大黄、牵牛子、槟榔、人参各 100 克、朱砂 30 克，共为细粉，一次 0.6 克口服。

【功能主治】 消积导滞，祛痰、通便。用于小儿停乳停食，腹满便秘，痰涎壅盛。

271. 肥儿丸 （1990 年版《药典》方）

肉豆蔻、麦芽、六曲、木香、胡黄连、使君子仁。

【功能主治】 健脾益胃，消疳杀虫。用于小儿脾胃虚弱，面黄肌瘦，腹大露筋，食少便溏，虫积腹痛。

272. 小儿至宝丸 (1977年版《药典》方)

苏叶、藿香、胆星、川贝、天麻、钩藤、全蝎、朱砂、吴茱萸、山楂等26味。

【功能主治】 解表祛风，化痰导滞。用于小儿伤风受凉，发热流涕、咳嗽痰多，停食停乳，呕吐腹泻。

273. 小儿紫草丸 (1977年版《药典》方)

紫草、西河柳、升麻、朱砂、牛黄等20味。

【功能主治】 透疹解表。用于麻疹初起，疹毒内盛不透，发热咳嗽。小便黄少。

274. 小儿四症丸 (1977年版《药典》方)

广藿香、紫苏叶、苍术、白术、天花粉、砂仁、山楂等20味。

【功能主治】 健脾消导，止泻。用于小儿暑湿泄泻、呕吐腹痛、身热尿少。

275. 婴儿保肺散 (1977年版《药典》方)

川贝、橘红、半夏、紫苏梗、竹黄、石膏、桔梗、百部等13味。

【功能主治】 清肺化痰，止嗽降逆。用于肺热、咳嗽痰多。

二十、镇静安神剂

276. 朱砂安神丸 (1990年版《药典》方)

朱砂、黄连、地黄、当归、甘草。

【功能主治】 镇惊安神、清心养血。用于心神不宁，失眠多梦、心悸易惊、胸中烦热。

277. 安神补心丸 (1990 年版《药典》方)

丹参、五味子、石菖蒲、合欢皮、菟丝子、墨旱莲、女贞子、首乌藤、地黄、珍珠。

【功能主治】 养心安神。用于心悸，失眠、头晕耳鸣。

278. 补心丸 (1977 年版《药典》方)

丹参、石菖蒲、党参、茯苓、玄参、远志、桔梗、甘草、当归、五味子、麦冬、天冬、柏子仁、酸枣仁、生地、朱砂。

【功能主治】 补阴、养心、安神。用于心阴不足，心悸失眠，多梦健忘，口舌生疮。

279. 柏子养心丸 (1990 年版《药典》方)

柏子仁、党参、肉桂、远志、五味子、酸枣仁、朱砂、黄芪、川芎、当归、半夏曲、茯苓、甘草。

【功能主治】 补气、养血、安神。用于心气不足，气短畏寒，失眠健忘，心悸易惊。

280. 天王补心丸 (1990 年版《药典》方)

丹参、当归、石菖蒲、党参、茯苓、麦冬、五味子、天冬、地黄、玄参、远志、酸枣仁、伯子仁、桔梗、甘草、朱砂。

【功能主治】 滋阴、养血，补心安神。用于心阴不足，心悸健忘，失眠多梦，大便干燥。

281. 磁朱丸 (1990 年版《药典》方)

磁石 20 克，朱砂 10 克，六曲 40 克，制糊丸。每服 9 克。

【功能主治】 镇心、安神、明目。用于心肾阴虚、心阳偏亢、心悸失眠、耳鸣耳聋、视物昏花。

二十一、熄风定惊开窍剂

282. 苏合香丸 （1990 年版《药典》方）

苏合香、安息香、冰片、水牛角浓缩粉、麝香、檀香、沉香、丁香、香附、木香、乳香、荜茇、白术、诃子肉、朱砂。

【功能主治】 芳香开窍，行气止痛。用于中风、中暑、痰厥昏迷、心胃气痛。孕妇禁用。

283. 医痫丸 （1977 年版《药典》方）

生白附、天南星、半夏、僵蚕、乌蛇、猪牙皂、蜈蚣、雄黄、全蝎、白矾、朱砂。

【功能主治】 祛风化郁、定惊止搐。用于癫痫抽搐，时发时止。孕妇忌用。

284. 玉真散 （1977 年版《药典》方）

生白附子 60 克、生天南星 5 克，防风 5 克，白芷 5 克，天麻 5 克，羌活 5 克，共为细粉，每服 1 克，孕妇慎服。

【功能主治】 祛风解痉，止痛。用于破伤风口服。外用治跌打损伤、刀伤出血。

285. 红灵散 （1977 年版《药典》方）

麝香、雄黄、朱砂、硼砂、金礞石、硝石、冰片。

【功能主治】 祛暑、开窍、辟温、解毒。用于中暑昏厥、头晕胸闷、腹疼下泻。

286. 八宝红灵丹 （1963 年版《药典》方）

红灵散方加金箔。

【功能主治】　开窍解毒，辟秽祛邪。用于瘴气暑毒，头晕胸闷，腹痛吐泻。

287. 资寿解语汤 （《汤头歌》方）

防风、附子、天麻、酸枣仁各 3 克，羚羊角、肉桂各 2.5 克，羌活 1.5 克，竹沥 30 毫升，姜汁数滴。

【功能主治】　扶正祛邪，化痰息风。用于中风脾缓，舌强不语，半身不遂。

288. 羚羊钩藤汤 （俞根初方）

羚羊角 4.5 克，生地 15 克，钩藤、生白芍、滁菊花、茯苓各 10 克，川贝母 12 克，霜桑叶、竹茹各 6 克，生甘草 3 克。

【功能主治】　凉肝熄风，增液舒筋。用于阴虚阳亢、肝风内动、眩晕烦躁、手足抽搐、胸胁胀痛、或高热、舌绛、脉弦证。

289. 降压丸 （1977 年版《药典》方）

珍珠母、槐花米、夏枯草各 20 克，龙胆草 6 克、地黄、牛膝各 10 克、共制水丸，一次 6 克。用于高血压症。

290. 牛黄降压丸 （1970 年版《药典》方）

牛黄、羚羊角、珍珠、冰片、黄芪、白芍等，共制成大蜜丸。每服 3 克。腹泻者忌服。

【功能主治】　清心化痰，镇静降压。用于肝火旺盛，头晕目眩，烦躁不安，痰火壅盛，高血压症。

291. 复方羊角冲剂 _(1977年版《药典》方)

羊角 30 克、川芎、白芷各 10 克，川乌 7.5 克。

【功能主治】 平肝、镇痛。用于偏头痛、血管性头痛、紧张性头痛、神经痛。

二十二、治疮疡剂

292. 蟾酥锭 _(1963年版《药典》方)

蟾酥 60 克、朱砂 240 克、雄黄 240 克、冰片 3 克、麝香 2.5 克、活蜗牛 120 克，制锭块供外用。研化敷，每次 1～3 克。

【功能主治】 清热解毒、止痛。用于疔疮发背、痈疽、乳痛、一切恶疮初起、醋研敷。

293. 生肌散 _(1963年版《药典》方)

制象皮、血竭、赤白石脂、乳香、没药、龙骨、儿茶各 30 克、冰片 9 克，共为细粉，外用调敷患处。不可内服。

【功能主治】 生肌止痛。用于疮毒溃后，久不收口。

294. 九圣散 _(1990年版《药典》方)

苍术、黄柏、紫苏叶、杏仁、薄荷、乳香、轻粉、红粉。共研细粉，植物油调敷或撒于患处。

【功能主治】 解毒消肿，渗湿止痒。用于湿疹，黄水疮，足癣。

295. 紫草膏 _(1990年版《药典》方)

紫草 50 克，当归、防风、地黄、白芷、乳香、没药各 15 克，共制成软膏，外敷患处。每日换药1次。

【功能主治】 化腐生肌、用于疮疡，痈疽已溃。

296. 鹅掌风药水 （1977年版《药典》方）

土槿皮250克、蛇床子、大风子、百部、凤仙透骨草、花椒各125克，蝉蜕75克，当归、柏叶各100克，防风、吴茱萸各50克、斑毛3克，共制药水1000毫升，供外用、严禁入口及粘五官粘模。

【功能主治】 杀菌、祛湿、止痒。用于鹅掌风，灰指甲，湿癣，脚癣。涂洗患处。

297. 六神丸 （雷氏方）

珍珠、牛黄、麝香、雄黄、冰片、蟾酥。

【功能主治】 清热解毒，止痛。用于烂喉痧、乳蛾肿痛，疔毒、疽疖及一切无名肿毒。可内服，每次10粒，外用醋调敷。

298. 四妙勇安汤 《验方新编》方

金银花、玄参、当归各90克，甘草30克。

【功能主治】 活血消炎。用于血管栓塞性脉管炎、红肿热痛。

299. 阳和汤 （王洪编方）

熟地30克、鹿角胶9克、白芥子6克，肉桂、甘草各3克，姜炭、麻黄各1.5克，煎服。

【功能主治】 温阳补阳，散寒通经。用于虚寒性阴疽：淋巴结结核。贴骨疽，鹤膝风，脱疽（血管栓塞性脉管炎）。

300. 如意金黄散 (1990 年版《药典》方)

姜黄、大黄、黄柏、苍术、厚朴、陈皮、甘草、生天南星、白芷、天花粉。共为细粉。

【功能主治】 消肿止痛。用于疮疡肿痛，丹毒流注，跌打损伤。红肿疼痛、烦热者清茶调敷，漫肿无头者醋或酒调敷。

301. 烫伤散 (1977 年版《药物》方)

地榆炭 240 克，黄柏，生石膏各 120 克，大黄、寒水石 60 克，共为细粉，麻油调敷于患处。适量。

【功能主治】 清解火毒。用于烧伤烫伤。

302. 真人活命饮 (陈自明方)

金银花、陈皮各 9 克，防风、白芷、当归、甘草、贝母、天花粉、乳香、没药、穿山甲、皂角刺各 3 克，白酒 30 克水煎服。

【功能主治】 清热解毒，消肿止痛。用于痈疽初起，红肿热痛。

303. 金银花酒 (《汤头歌》方)

金银花 150 克，甘草 30 克，水煎 300 毫升，加白酒 100 毫升，每日 1 剂，分 3～4 次服。

【功能主治】 清热解表。用于痈疽初起。

304. 托里定痛汤 (《汤头歌》方)

四物汤方加乳香，没药、肉桂、罂粟壳各 6 克。

【功能主治】 补血活血止痛。用于疮疡溃后，血虚疼痛。

二十三、杂方

305．八宝眼药 (1977 年版《药典》方)

珍珠、麝香、熊胆各 9 克，海螵蛸，硼砂各 60 克，朱砂 10 克，冰片 20 克，炉甘石 300 克，地粟粉 200 克，共研极细，每用少许点眼。

【功能主治】　消肿、明目。用于目赤肿痛，眼缘溃烂，怕光，眼角涩痒。

306．清凉眼药膏 (1977 年版《药典》方)

熊胆 5 克，冰片、西瓜霜各 20 克，薄荷脑 3 克，硼砂 10 克，炉甘石 50 克，凡士林 620 克，共研极细，制成软膏，点眼。

【功能主治】　消炎、抑菌、收敛，用于结膜炎，睑缘炎，砂眼，麦粒肿。

307．望梅丸 (《汤头歌》方)

乌梅肉 120 克，紫苏叶 15 克，薄荷、柿霜、茶叶、麦冬各 30 克，白糖 120 克，共制成丸。

【功能主治】　生津止渴。用于防止旅行中口渴及疲劳。每服 9 克。

308．软脚散 (《汤头歌》方)

川芎、细辛各 7.5 克，白芷、防风各 1.5 克，共为细粉，撒于鞋袜内少许。

【功能主治】　防止长途走路脚底打泡，解脚臭。

309. 乌梅丸 <small>(张仲景方)</small>

乌梅肉 60 克，细辛、附子、桂枝、人参、黄柏各 18 克，当归、花椒各 18 克，制蜜丸。每服 10 克。

【功能主治】　温胆、安蛔。用于胃痛吐蛔，脾虚久痢。

310. 瓜蒂散 <small>(张仲景方)</small>

甜瓜蒂、赤小豆各等份，共研细粉，每次 1.5 克加豆豉 30 克煎服。

【功能主治】　用于痰饮壅塞隔上和食滞证。

311. 通关散 <small>(《济生》方)</small>

猪牙皂 50 克、鹅不食草 25 克、细辛 25 克共研细粉、每次 0.5～1 克，吹鼻取嚏。孕妇慎用。

【功能主治】　通关开窍。用于突然气闭昏厥，牙关紧闭，不省人事。

附一　常用中药索引

四 画

五　画

七 画

九　画

十一画

附二　常用方剂索引

六　画